Ayuno Intermitente Para Mujeres:

8 Libros en 1:

Coleccion para Principiantes para Perdida Rapida de Peso, Quema De Grasa y un Estilo de Vida Saludable para Las Mujeres

Por

Beatrice Anahata & Heather Trill

Libro 1: Ayuno Intermitente Para Mujeres

Una Guía Simple Para Principiantes De 14 Días Para Perder Peso Rápidamente, Quema Grasa y Tener Una Vida Más Larga Y Saludable

---

Libro 2: Ayuno Intermitente Para Mujeres

Cómo Bajar de Peso Mientras Viajas Sin Afectar Su Horario

Libro 3: Ayuno Intermitente Para Mujeres

Como Quemar Grasa Abdominal y Mantener Niveles Altos de Energia Siendo Madre de Tiempo Completo

---

Libro 4: Ayuno Intermitente Para Mujeres

Cómo Perder Peso Sin Afectar Tu Vida Social

Libro 5: Ayuno Intermitente Para Mujeres

*Cómo Comer Lo Que Quieras y Bajar de Peso
Con Un Presupuesto Limitado*

Libro 6: Ayuno intermitente

*Plan De Comidas De 30 Días Para Desarrollar
Más Músculo, Mantenerse Delgado Y Saludable*

Libro 7: Ayuno Intermitente

*Una Guía Para Principiantes Baje 2 Kilos De
Grasa Por Semana Desarrolle Musculo Mejore Su
Figura Y Sea Mas Saludable*

Libro 8: Ayuno Intermitente

*Como Comer Lo Que Y Aun Así Perder Peso
Rápidamente Y Ganar Musculo Magro Para
Principiantes*

Tabla de Contenidos

ix

Libro 1: Ayuno Intermitente Para Mujeres

Una Guía Simple Para Principiantes De 14 Días Para Perder Peso Rápidamente, Quema Grasa y Tener Una Vida Más Larga Y Saludable

Por

Beatrice Anahata

Introducción

¿Qué es el ayuno intermitente?

El ayuno intermitente se puede describir como intervalos alternos de los períodos de alimentación y no comer (ayunar). Simplemente significa que alternas una ventana de alimentación y una ventana de ayuno. El período de tiempo para cada ventana variará en gran medida dependiendo del protocolo de ayuno que adopte.

Su cuerpo está estructurado para una transición suave entre los estados de ayuno y alimentados. Cuando está en el estado alimentado el nivel de insulina se eleva, lo que indica al cuerpo que almacena todo el exceso de calorías en las células de grasa. La quema de grasa también se detiene, y el cuerpo quema la glucosa de su comida anterior en su lugar. Por otro lado, cuando el cuerpo está en el estado de ayuno los niveles de insulina disminuyen, y las hormonas que se oponen a la insulina (hormonas de crecimiento y glucagón) son elevadas. Esto obliga al cuerpo a quemar la grasa almacenada en las células de grasa para producir energía. Esto simplemente significa que la quema de grasa sólo puede ocurrir cuando el cuerpo está en el estado de ayuno y almacenar más grasa cuando está alimentado.

En el momento en que empiezas a comer tu cuerpo entra en el estado de alimentación, durante las siguientes 3-5 horas el trabajo en los alimentos que consumes. El nivel de insulina en el cuerpo aumenta significativamente, lo que reduce la quema de grasa y el almacenamiento del exceso de calorías. Después de las horas mencionadas, el cuerpo entrará en el estado post-absortivo. En el estado de absorción, el cuerpo sigue circulando los componentes de la última comida que ingirio. El estado postabsortivo dura 8-12 horas después de la última comida tomada. El cuerpo tarda 12 horas en entrar en el estado de ayuno por completo.

La idea detrás del ayuno intermitente es comer ad libitum cuando se abre la ventana de alimentación y cuando la ventana de ayuno comienza a evitar beber o comer cosas con valor calórico, pero se permite el té o el café endulzado con estevia. Lo que esto significa es comer a la saciedad sin comprometer sus niveles diarios de macronutrientes.

Es posible que seas nuevo en el concepto de ayuno intermitente, pero has practicado una forma de ayuno antes. La diferencia es que en la mayoría de los casos se ayuna de forma azarosa, es decir, no se sigue un horario de ayuno estructurado, y por esta razón, termina sin obtener ningún beneficio.

Por ejemplo, dormir se puede describir como una ventana de ayuno. Cuando usted está durmiendo usted practica un período bastante rígido de ayuno que puede durar de 6 a 8 horas por noche antes de tomar su desayuno. Esta es la razón por la que su primera comida para el día se llama desayuno (romper su ayuno nocturno).

Por naturaleza, el ayuno intermitente es intermitente y no es remotamente similar a la anorexia. Esto se debe a que se hace durante períodos controlados que son breves, mientras que la anorexia es una restricción calórica extrema sostenida con el objetivo de perder grasa extremadamente rápido. Uno de los mejores ejemplos de ayuno intermitente es el Ramadán; practicado durante 4 semanas por los musulmanes.

Ayuno intermitente para las mujeres

Para las mujeres que están interesadas en la pérdida de peso, el ayuno intermitente puede parecer una gran opción, pero muchas personas no deberían saberlo, ¿debería ser rápido? ¿Está teniendo en cuenta el rendimiento efectivo para algunas personas? Ha habido algunos estudios críticos sobre el ayuno intermitente que pueden ayudar a arrojar algo de luz sobre esta interesante tendencia de la nueva dieta.

El ayuno intermitente también se conoce como ayuno diario, aunque hay ciertas variaciones en esta dieta. La publicación diaria de Nutrición Clásica se adelantó a un estudio que en un momento reunió a 16 hombres y estuvo en un programa de 10 semanas. En los últimos días, los componentes consumieron del 25% de sus necesidades de energía estimadas. La última vez, recibieron asesoramiento dietético, pero no se les dio una guía específica para seguir durante este tiempo.

Como se ha exprimido, los componentes más pesados se dudaron de este estudio, pero lo que más les pareció interesante fueron algunos cambios importantes. Los sujetos seguían siendo obesos después de solo 10 semanas, pero habían demostrado una mejora en el colesterol, los niveles de LDL, los niveles de triglicéridos y la presión arterial. Lo que hizo de este un hallazgo interesante fue que la mayoría de las personas tienen que perder más peso que estos estudios previos antes de ver los mismos cambios. Fue una distribución fascinante que ha estimulado a un número significativo de personas a intentar festejar.

El ayuno intermitente para algunas personas tiene algunos beneficios benéficos. Lo que hace que sea muy importante para las personas que están tratando de perder peso. Cuando se trata de perder peso, el cuerpo se quema por primera vez a través de tiendas de grasa con las primeras 6 horas y luego comienza a quemar grasa. Las personas que siguen una dieta saludable y un plan de ejercicio pueden estar luchando contra el exceso de grasa, pero el problema es una solución razonable para esto.

Ayuno intermitente para mujeres mayores de 50

Por último, nuestros tipos y nuestro metabolismo cambian cuando llegamos a la concentración. Uno de los cambios más grandes que había entre 50 y 30 veces es que tienen un metabolismo más lento y comienzan a salir a la ligera. El ayuno puede ser una buena manera de recuperar y evitar este peso. Los estudios han demostrado que este ayuno ayuda a regular el acceso y las personas que lo siguen con regularidad no experimentan los mismos antojos que otros. Si tiene más de 50 años y está tratando de adaptarse a su metabolismo más lento, el foso intermitente puede ayudarlo a evitar comer demasiado en una dieta diaria.

Cuando tienes 50 años, tu cuerpo también comienza a desvelar algunas enfermedades crónicas como el colesterol alto y la presión alta de la sangre. El ayuno intermitente se ha demostrado para disminuir tanto la resistencia al ruido como la disminución de la grasa, incluso sin una gran cantidad de menos peso. Si ha comenzado a evitar que su número aumente en el año de la oficina del médico, puede volver a bajarlos con fatiga, incluso sin perder mucho peso.

El ayuno intermitente puede no ser una idea espléndida para siempre. Cualquier persona con una asistencia médica parcial o que tiende a ser hipoglucemiante debería consultar con un médico. Sin embargo, esta nueva tendencia dietética tiene beneficios específicos para las personas que naturalmente almacenan más grasa en sus cuerpos y pueden tener problemas para deshacerse de estas tiendas de grasa.

Como perder grasa rápidamente

Perder algo puede ser muy simple, pero en el momento oportuno, puede ser muy frustrante. Es simplemente debido a que menos no es una cantidad compilada. Como usted está consumiendo menos calorías que lo que quema su cuerpo perderá peso. En el lado opuesto, esto puede ser muy fructífero para aquellos que no saben cómo crear la disculpa que se necesita sin privarlos ni perjudicarlos. Sin embargo, la razón para querer perder peso, estamos en última instancia calculando el tiempo. Por lo tanto, aquí están las mejores maneras de matar rápidamente a alguien.

Ayuno intermitente para perder grasa

El instituto de acondicionamiento físico ha hecho que el ayuno para la pérdida de peso haya sido un mal golpe en los últimos años. Ha habido una gran cantidad de ideas erróneas y muchos problemas que superan la idea de tener alguna idea acerca de la idea. Primero, agreguemos los mitos antes de que podamos avanzar. El ayuno no hace que su cuerpo entre en el infame "modo de parada", ni ralentiza el metabolismo o hace mugre. El gimnasio tiene la certeza de que tenemos que comer regularmente pequeños alimentos durante el día para mantener el metabolismo. Si nos saltamos un paso más rápido o más pequeño, nuestro cuerpo se convierte en un medio de inanición que algunos provoca que el metabolismo se desacelere. Es uno de los mitos más grandes en la industria.

Los Maravillosos Beneficios del Ayuno para Mujeres

La frecuencia de cometer el llamado "ayuno intermitente" por lo general significa lo más rápido posible por un momento y los detalles por un momento. Puede elegir entre un número de 24 horas de ayuno, luego el próximo día, y continúe con este cambio de estilo de vida.

¡PRUEBA se ha hecho en animales para encontrar los beneficios de este tipo de ayuno, y usted será feliz de saber que realmente puede ser beneficioso para su salud!

¡El ayuno intermitente puede agregar 40% -56% más a tu vida! Eso en sí mismo es razón suficiente para hacerlo. Sin embargo, otras ventajas incluyen la reducción de peso y la grasa.

Cuando se apresura, su cuerpo se ve obligado a ahorrar por completo, eliminando así los problemas de edad y daño en los problemas. Limpia el cuerpo de cosas molestas y no deseadas y ayuda a la pérdida de peso y los beneficios de las buenas opciones de salud que se crean y son más beneficiosas para su cuerpo.

Se ha demostrado que se ha logrado una supervivencia a largo plazo y mejoró después de un fracaso cardíaco posterior a un plan de alimentación SI también. Los investigadores también dicen que podría ayudar a los déficits relacionados con la edad en la función de reconocimiento, por lo que eso podría ayudar a prevenir la enfermedad de Alzhéimer y otros tipos de demencia.

Su riesgo de enfermedad cardíaca y otras enfermedades cardíacas también pueden ser eliminadas cuando comienza un régimen de ayuno intermitente saludable. Su riesgo de otras enfermedades crónicas y enfermedades también se reducirá muy probablemente.

¡Una persona más saludable puede comenzar con un ayuno intermitente y tener buenas opciones! Mantenga los carbohidratos hasta 50-100 gramos por día. Muchas mujeres tienen entre 1200-1500 cancelaciones por día, y al limitar sus carbohidratos, todavía están perdiendo peso. Por supuesto, esto es lo mejor, y usted necesita determinar la posibilidad de que se cree en su actividad, ya que trabaja duro y hace ejercicio.

Beber muchos líquidos

Beba muchos líquidos, especialmente agua y ejercítese por las tardes si es posible.

Una vez que comas y bebas mucho, tu reserva no ahorrará tanta (si hay) comida chatarra, por lo que te ayudará a elegir fácilmente y te hará sentir bien.

Independientemente de lo que elija hacer, asegúrese de que le diga a su salud la posibilidad de sus planes, por lo que él o ella es increíble y puede trabajar con usted para llegar a su meta. Si quiere perder peso, sin tener en cuenta lo mejor, ¡entonces el ayuno intermitente podría ser la respuesta para usted!

A fin de cuentas, realmente puede lograr un aspecto femenino, firme, en forma y más joven, independientemente de sus rasgos heredados. Puede superar cualquier inconveniente y tener en cuenta algunas de las siguientes situaciones con una gran o menor resistencia, gran flexibilidad, gran flexibilidad y gran variedad de opciones.

Para ser lo mejor que puedes ser. Un cuerpo delgado y saludable es a la vez razonable y Por qué el ayuno intermitente

En el mundo de hoy, hay muchas maneras que se pueden utilizar para perder peso. Pero ¿por qué elegir el ayuno intermitente sobre todos esos demás?

Este capítulo le va a mostrar por qué el ayuno intermitente se destaca entre otros métodos de pérdida de peso destacando los diversos beneficios que vienen con él, ya que es más que un programa de pérdida de peso. Algunos beneficios que puede obtener al practicar el ayuno intermitente son los siguientes.

Mejor desintoxicación

Esto puede llegar a usted como una sorpresa, pero su cuerpo se limpia y se desintoxica a diario. Millones de procesos celulares continúan en su cuerpo, y por lo general es el deber de su cuerpo identificar las células desgastadas y reemplazarlas. Este proceso se conoce comúnmente como autofagia, y es un proceso normal que ocurre constantemente.

El proceso continuo de autofagia generalmente se ve afectado por dos cosas. La primera es una mala dieta, y la segunda es comer con frecuencia. Por lo general, cuando comes, el proceso de autofagia se ralentiza porque tu cuerpo cambia su enfoque de la limpieza y la desintoxicación a la digestión y absorción.

Si usted come sólo unas pocas horas (5-6 horas) de diferencia entre sí, su proceso de limpieza normalmente se ralentiza haciendo sentir cansado, ya que la falta de reparación será un peaje en sus células.

Una de las ventajas del ayuno intermitente es que le da a su cuerpo tiempo para centrarse en el proceso de reparación celular porque desalienta la alimentación constante y fomenta largas horas de ayuno. Por lo tanto, con el ayuno intermitente, usted tiene la posibilidad de aumentar el proceso de desintoxicación de su cuerpo.

Menos hambre

El ayuno intermitente se considera una de las mejores maneras de perder peso porque se ocupa de la única cosa que hace que sea difícil para las personas seguir una dieta, el hambre.

El ayuno intermitente es conocido por controlar el hambre y el apetito, lo que hace que el proceso de perder peso sea más fácil y divertido. Pero ¿cómo hace esto? El hambre intensa generalmente es causada por fluctuaciones de azúcar en la sangre, especialmente cuando tu dieta es alta en carbohidratos.

Cuando comes una comida alta en carbohidratos, tu cuerpo produce altos niveles de insulina para controlar los niveles de azúcar. La insulina estimula las células del cuerpo a utilizar la energía, y el resto se almacena como grasa, y esto conduce a una caída repentina en los niveles de azúcar en la sangre. Esto envía un mensaje a su cerebro que usted necesita comer para mantener su nivel de azúcar en la sangre y el ciclo continúa.

El ayuno intermitente controla tu apetito controlando tus hormonas del hambre. Cuando practicas el ayuno intermitente, tu cuerpo normalmente depende de la grasa almacenada para obtener energía. Cuando eso sucede, la célula grasa produce una hormona llamada leptina, que regula la hormona del hambre ghrelina. Esto lo hace diciéndole a tu cerebro que apague las señales de hambre de ghrelina, lo que rara vez sientes hambre cuando estás ayunando.

Menor riesgo de diabetes tipo 2

Una de las ventajas del ayuno intermitente es que consume toda la glucosa en su cuerpo y comienza a usar grasa para la energía. Por lo general, ese proceso reduce los niveles de azúcar en sangre del cuerpo, lo que a su vez reduce el riesgo de contraer diabetes tipo 2.

Según un estudio que se hizo sobre el ayuno intermitente, se descubrió que el azúcar en la sangre de una persona que practicaba el ayuno intermitente se redujo entre un 3 y un 6%, mientras que su insulina se redujo entre un 20 y un 31%. Puede encontrar este estudio aquí.

Estrés oxidativo reducido

El estrés oxidativo normalmente ocurre cuando su cuerpo tiene una mayor producción de radicales libres de lo normal: los radicales libres incluyen especies reactivas de oxígeno. Las mitocondrias que funcionan mal normalmente causan estas moléculas inestables. Estas moléculas transportan electrones reactivos, que toman un electrón o renuncian a un electrón cuando se encuentran con otras moléculas.

Cuando eso sucede, el resultado suele ser una reacción en cadena rápida de una molécula a la otra. Eso termina creando más de estos radicales libres que hacen que las conexiones entre los átomos en el ADN, la membrana celular y las proteínas esenciales se rompan y destruyan. Estos daños no sólo estresan su cuerpo, sino que también la edad que ya que sus células están constantemente siendo dañadas.

Lo que hace el ayuno intermitente es que reduce los niveles de azúcar en sangre, lo que obliga automáticamente a las células a recurrir a un proceso de supervivencia. Cuando esto sucede, las células eliminan rápidamente cualquier mitocondria que no sea saludable y sustituya por otras nuevas que estén sanas a medida que pasa el tiempo. Esta actividad es la que reduce la producción de radicales libres, lo que se traduce en una reducción del estrés oxidativo.

Reducción del riesgo de cáncer

La relación entre el ayuno intermitente y el cáncer ha sido muy debatida al día. Algunas personas sugieren que el ayuno intermitente reduce el riesgo de cáncer, mientras que otros creen que hay que investigar más. Pero si esta investigación es algo para pasar, entonces el ayuno intermitente puede ayudarle a reducir el riesgo de cáncer.

El estudio consistió en 10 pacientes con cáncer. La mitad de ellos fueron sometidos a ayuno intermitente antes de ir a una sesión de quimioterapia, mientras que la otra mitad no lo eran. Después de que los dos grupos habían ido a la quimioterapia, se descubrió que los pacientes de cáncer que practicaban el ayuno intermitente experimentaron efectos secundarios reducidos e incluso tenían mejores tasas de curación que sus contrapartes.

El cáncer suele ser causado por el crecimiento incontrolado de las células, que dependen principalmente de la energía que proviene de la glucosa para crecer. Por lo tanto, cuando ayunas, cortas el canal de energía que las células necesitan para crecer. Esto hace que las células anormales dejen de crecer completamente o se desaceleren.

Longevidad

Uno de los beneficios más valiosos del ayuno intermitente es su capacidad para ayudarle a vivir una vida más larga. Numerosos estudios en ratas han demostrado que el ayuno intermitente puede prolongar su vida útil. En uno de los estudios de ratas, se vio que las ratas que ayunaban diariamente vivían un 83% más que las que no ayunaban. Echa un vistazo al estudio en el sitio a continuación.

Ahora que sabe cómo puede beneficiarse del ayuno intermitente, el siguiente paso es que descubra cómo puede empezar a practicar el ayuno intermitente y los métodos que va a utilizar.

Tipos de Ayuno intermitente

El ayuno intermitente se ha vuelto muy de moda en los últimos años, y varios tipos / métodos diferentes se han remontado.

Estas son algunas de las más populares:

- **El MÉTODO 16/8:** por 16 horas, cada día, por ejemplo, solo entre el mediodía y las 8 pm.
- Eat-Stop-Eat: una vez o dos veces por semana, no comas nada de la cena un día, hasta la cena el próximo día (24 horas más rápido).
- La dieta 5: 2: durante los 2 días de la semana, coma solo alrededor de 500-600 calorías.

Luego hay muchas otras variaciones.

Personalmente, soy un fanático del método 16/8 (popularizado por MARTIN BERKHAN de LEANGANINS), ya que creo que es el más simple y el más fácil de usar.

De hecho, casi siempre como esto. Por lo general, no tengo mucha hambre en la mañana, y no me arrepiento hasta las 13:00.

Luego como mi menor cantidad entre 6 y 9 pm, así que termino ayunando de forma ininterrumpida durante 16-19 horas todos los días.

BOMBET LINE: Existen muchos métodos diferentes de ayuno intermitente. La mayoría de las personas son el método 16/8, Eat-Stop-Eat y el 5: 2

Toma mensajes para la casa

Siempre y cuando se adhiera a los alimentos saludables, reprimir su viento al aire y ayunar de vez en cuando puede tener algunos beneficios de salud muy importantes. es una manera efectiva de perder grasa y mejorar la salud metabólica, mientras simplificamos su vida en el mismo tiempo.

Formas populares de hacer ayuno intermitente

1. El 16/8 MÉTODO: por 16 horas cada día

- El 16/8 MÉTODO invita a ayunar cada día durante 14-16 horas, y reprimiendo su diario "ventana" a 8-10 horas. Dentro de la ventana de comer, puede caber en 2, 3 o más comidas.
- Este método también se conoce como el protocolo Leangains, y fue promovido por el experto en fitness Martin Brenk. Hacer este método de encapsular puede ser realmente tan simple como no comer nada después de cenar, y esquiar a toda velocidad.
- Por ejemplo, si termina su última hora a las 8 pm y luego no come hasta las 12 del día siguiente, entonces usted está disfrutando de 16 horas entre comidas.
- Se recomienda generalmente que las mujeres solo pasen de 14 a 15 horas, ya que parecen mejorar con ayunos ligeramente más cortos. Para las personas que tienen hambre en la mañana y les gusta desayunar,

entonces esto puede ser difícil de usar por primera vez. Sin embargo, muchos patrones de desayuno realmente instintivamente así. Usted puede beber agua, café y otras bebidas no descartables durante el ayuno, y esto puede ayudar a reducir el hambre.

- Es muy importante comer alimentos con la mayor cantidad de alimentos durante el viento. Esto no funcionará si tiene un montón de basura o cantidades excesivas de calorías.

- Creo que esto es lo más "natural" que hay que hacer para festejar. Así lo digo yo y encuentro que es 100% diferente.

- Tengo una dieta baja en carbohidratos, por lo que mi apetito es contundente. Simplemente no tengo hambre hasta alrededor de la 1 pm de la tarde. Luego como mi última comida alrededor de las 6-9 pm, así que termino de comer por 16-19 horas.

- El método de 16/8 implica ayunos diarios de 16 horas para hombres, y 14-15 horas para mujeres. En cada día, restringe su capacidad de comer a 8-10 horas de "viento eólico" donde pueda caber en 2-3 o más comidas.

2. la dieta 5:2: ayuno para 2 días por semana..

- La dieta 5: 2 invita a comer en general 5 días de la semana, mientras que reduce las cantidades a 500-600 en dos días de la semana. Esta dieta también se llama la dieta más rápida, y fue supervisada por el periodista británico y el médico Michael Mosley. En los últimos días, se recomendó que había alrededor de 500 cancelaciones, y los hombres 600 cancelaciones.
- Por ejemplo, usted puede comer normalmente en todos los días y los jueves, cuando tenga dos comidas pequeñas (250 calorías por día y 300 por día). Como lo explica correctamente, no hay problemas que prueben el 5: 2 por sí mismo, pero hay muchos estudios sobre las ventajas de los entretenimientos interesantes.
- la dieta 5: 2, o la dieta más rápida, implica eliminar 500-600 calorías durante dos días de la semana, pero comer normalmente los otros 5 días.

3. Eat-Stop-Eat: en un ayuno de 24 horas, una o dos veces por semana.

Al ayunar desde la cena un día, hasta la cena siguiente, esto representa un ayuno de 24 horas.

Por ejemplo, si termina de cenar a las 7 de la tarde y no come hasta la cena del día siguiente a las 7 de la noche, entonces solo tiene un máximo de 24 horas. También puede pasar de lo más rápido a lo más rápido, o almorzar. El resultado final es el mismo. Más aún, el café y otras bebidas no permitidas están permitidas durante el ayuno, pero no se mantiene libre.

Si está haciendo esto para perder peso, entonces es muy importante que normalmente lo haga durante los períodos de alimentación. Como en, la misma cantidad de comida como si no hubieras estado festejando en absoluto.

El problema con este método es que un total de 24 horas puede ser muy difícil para muchas personas.

Sin embargo, no necesita ir de inmediato, comenzando con 14-16 horas y luego avanzando desde allí está bien. Por lo general, esto lo hago algunas veces. Encontré la primera parte de lo más rápido posible, pero en las últimas pocas horas me volví hambriento.

Necesitaba dar algunas seguridades serias para terminar las 24 horas completas y, a menudo, pasar un buen rato cenando y cenando un poco antes.

 Eat-Stop-Eat es un programa de ayuno intermitente con uno o dos pases de 24 horas por semana.

4. Alternar días de ayuno

El ayuno alternativo significa el ayuno de todos los demás días. Hay varias versiones diferentes de esto. Algunos de ellos alrededor de 500 calorías durante los días de ayuno. Muchos de los estudios de laboratorio que muestran beneficios para la salud de la velocidad del fuselaje usado en alguna parte de este. Un día completo cada vez que parece más extremo, por lo que no recuerdo esto para los principiantes. Con este método, irá a tener mucha hambre varias veces por semana, lo que no es muy probable y posiblemente no sea posible a largo plazo.

el ayuno alternativo significa ayunar cada dos días, ya sea sin comer nada o solo con unas pocas cientos de calorías.

5. La Dieta del Guerrero: ayuno durante el dia, una gran comida en la noche.

La dieta del guerrero fue promovida por el experto Ori Hofmekler. Invita a comer pequeñas cantidades de frutas y verduras crudas durante el día, y luego comer una gran cantidad de comida por la noche.

Básicamente, usted "pasa" todo el día y "sale" por la noche dentro de una ventana de 4 horas para comer. La dieta de la Guerra fue una de las primeras "dietas" populares para incluir una forma de festejo interemitiente. Esto también hace hincapié en las opciones de alimentos que son similares a una dieta paleo: alimentos enteros y sin procesar que parecían lo que les gustaba en la naturaleza.

es sobre comer solo pequeñas cantidades de verduras y frutas durante el día, luego comiendo una gran comida en la noche.

6. Espontáneo de la estación de esquí: Omita las comidas cuando sea conveniente.

No es necesario seguir un plan estructurado e inteligible para obtener algunos de los beneficios. Otra opción es simplemente omitir muchas veces de vez en cuando, cuando no tienes hambre o estás comprando para cocinar y comer. Es un mes que la gente necesita comer cada poca hora, o llegarán al "modo de detención" o no a muchos. El cuerpo humano está bien preparado para soportar los problemas de la hambruna, no faltan ni dos veces de vez en cuando.

Por lo tanto, si no tienes hambre algún día, toma el desayuno y simplemente disfruta de un almuerzo y cena. O si está viajando de alguna manera y no puede encontrar nada que quiera hacer, haga un breve descanso.

Omitir 1 o 2 cantidades cuando se siente tan inclinado es, básicamente, una gran cantidad de ayuno intermitente. Solo asegúrate de tener buena salud en los demás.

: Otra forma "natural" de ayunar es simplemente comer 1 o 2 comidas cuando no tienes hambre o no tienes tiempo para hacerlo.

Toma el mensaje

Hay muchas personas que obtienen grandes resultados con algunos de estos métodos.

Dicho esto, si ya está contento con su salud y no ve muchas cosas por mejorar, entonces no dude en ignorar todo esto de manera segura. El empaste ayuno no es para siempre. No es algo Para cualquier necesidad, es más importante que el tóxico que puede ser útil para algunas personas. Algunos también creen que no puede ser tan beneficioso para una persona como eso, y también puede ser una opción popular para las personas que están acostumbradas a comer. Si decide probar esto, tenga en cuenta que necesita comer saludablemente. No es probable que se atraviese un montón de basura durante los períodos de consumo y espere perder peso y mejorar la salud.

Cálculos aún siguen contando, y lo más probable es que todavía sea absolutamente real.

Consideraciones específicas al implementar el ayuno intermitente

Ahora tiene una comprensión completa de los antecedentes del ayuno intermitente, la evidencia científicamente basada de sus beneficios, cómo hacerlo y cómo trabajar este ciclo de comer en su vida.

Hay algunas consideraciones en cuanto a quién puede o no beneficiarse del ayuno intermitente. Hay un montón de mujeres (y hombres) que han obtenido grandes resultados de pérdida de peso utilizando alguna forma de ayuno y comer en bicicleta. Sin embargo, al igual que cualquier programa o régimen de dieta y ejercicio, el ayuno intermitente no es para todos, y es importante que practiques el plan de pérdida de peso adecuado para tu cuerpo y tus metas específicas. El ayuno intermitente ciertamente no es algo que todo el mundo necesita hacer, pero es una herramienta útil en la batalla de pérdida de peso con la que tantas mujeres luchan. Se puede implementar fácilmente en la vida diaria de muchas mujeres y se utiliza para promover una mayor salud y bienestar general, pero en algunos casos puede ser mal utilizado también.

Hay algunos requisitos previos que, si se siguen, harán que su viaje intermitente de pérdida de peso de ayuno sea más fácil y exitoso, y lo convertirá en un buen candidato para obtener la mayor cantidad de beneficios de este programa. Estos incluyen lo siguiente:

•Duerme lo suficiente regularmente.

•Minimice el estrés en su vida diaria.

•Asegúrese de que la actividad del estilo de vida esté dentro de un rango normal, no demasiado o demasiado poco movimiento diario y/o ejercicio.

•Estar adaptado a la grasa. Esto significa que su cuerpo puede acceder fácilmente y quemar la grasa almacenada durante todo el día cuando se necesita para proporcionar energía.

Entonces, ¿cómo puedes saber si ya te consideran grasa adaptada? Ningún análisis de sangre puede darle esta respuesta, pero hay algunas preguntas simples que puede hacerse que deben ser capaces de proporcionarle una indicación de su nivel de adaptabilidad de la grasa:

• ¿Puedes pasar 3 horas o más sin comer? ¿Saltarse una comida sería una lucha física y mental increíblemente difícil para ti?

•En un día normal, ¿siente que su nivel de energía se mantiene constante durante todo el día? ¿Necesitas tomar una siesta por la tarde o es algo que disfrutas haciendo de vez en cuando?

• ¿Eres capaz de realizar una actividad física bastante vigorosa como caminar, trotar o hacer ejercicio ligero sin consumir primero carbohidratos para obtener energía?

• ¿Sufre con frecuencia de dolores de cabeza, agotamiento mental y niebla mental?

Alguien cuyo cuerpo está adaptado a la grasa generalmente puede saltarse las comidas con poco esfuerzo de su parte. Tienen energía consistente y no requieren una siesta por la tarde para pasar la segunda porción de su día. Son capaces de ser moderadamente activos y realizar actividades físicas como caminar rápido, trotar, caminar, andar en bicicleta y nadar sin necesidad de alimentar su cuerpo de antemano con carbohidratos, y no sufren de la niebla mental, dolores de cabeza, y el agotamiento que una persona cuyo cuerpo es más dependiente del azúcar puede.

¡Algunos de ustedes tienen suerte y están genéticamente predispuestos a ser una máquina de quemar grasa! Otros de ustedes pueden no serlo, y su genética puede requerir más esfuerzo que el primer grupo para alcanzar este estado de quema de grasa y la libertad de azúcar y dependencia de carbohidratos. Por suerte para todos nosotros, ¡sus genes no son definitivos! ¡No te definen, y pueden ser alterados! A través de tu comportamiento y tus opciones de estilo de vida, tienes la capacidad de activar y desactivar varios genes en tu código genético que pueden conducir a los resultados físicos que deseas. Hay numerosas versiones de la futura persona en la que puedes llegar a ser, y siempre depende de ti tomar las decisiones que en última instancia conducirán a quién serás. Usted es responsable de tomar decisiones y vivir un estilo de vida que promoverá y dirigirá sus genes hacia la pérdida de grasa, la construcción de músculo, y el bienestar general. Siguiendo un estilo intermitente de ayuno de comer le pondrá en el camino para lograr esta longevidad de la vida y el bienestar general del cuerpo.

Si usted siente que puede estar faltando en el departamento de adaptabilidad de grasa y desea darse el mejor comienzo a su protocolo de ayuno intermitente, puede beneficiarle para tratar de comer la dieta de estilo paleo durante 3 semanas antes de comenzar sus ciclos de ayuno y comer. Esto básicamente significa que eliminarás el azúcar, los granos, las legumbres y los aceites vegetales de tu dieta durante 3 semanas antes de comenzar el ayuno intermitente. Este debe ser el empuje que su cuerpo necesita para ser más eficiente en el dibujo de las reservas de grasa para la energía en lugar de depender de azúcar dietético para el combustible. Una vez más, este paso no es necesario para su búsqueda de la pérdida de peso a través del ayuno intermitente, pero puede configurarlo para el mayor éxito en el menor tiempo.

¿Hay algún indicador de alguien para quien el ayuno intermitente no sea beneficioso?

El ayuno intermitente puede no ser un gran protocolo a seguir para alguien que es susceptible a los trastornos de la alimentación. Si has tenido un problema con comer desordenado en cualquier momento de tu vida, podría ser beneficioso para ti explorar múltiples planes de pérdida de peso antes de decidir qué funciona mejor para ti. Si el ayuno intermitente parece la mejor opción para tu estilo de vida, tómate el tiempo para prestar especial atención a la cantidad de comida que consumes cuando no estás en tus períodos de ayuno, solo para asegurarte de no negarte continuamente a ti mismo la nutrición.

El ayuno intermitente se considera un factor de estrés en los sistemas del cuerpo. Estás usando el ayuno planificado y el hambre para encender los procesos metabólicos dentro de tu cuerpo que responden a estos factores estresantes. Por esta razón, alguien con una multitud de otros factores estresantes puede no ir tan bien mientras sigue un protocolo de ayuno intermitente. Estrés mental, estrés físico, y el estrés emocional pueden obstaculizar su capacidad mental para completar correctamente sus ciclos de ayuno, así como la capacidad física de su cuerpo para bajar de peso. Agregar este nuevo factor de estrés puede agravar cualquier otro factor de estrés existente, que no será la forma más eficaz de comenzar su viaje de pérdida de peso.

El ayuno intermitente puede no ser beneficioso para alguien con un trastorno de regulación del cortisol. Si estás monitoreando activamente tus niveles de cortisol con tu médico o si crees que puedes tener un problema con la regulación del cortisol, lo mejor sería buscar una opinión profesional antes de implementar un ayuno en tu régimen de pérdida de peso. El ayuno aumenta los niveles de cortisol en el cuerpo, y en un individuo sano, esto no representa ninguna amenaza o problema de salud. Alguien con una desregulación de cortisol puede tener efectos secundarios graves si sus niveles se vuelven excesivos, y una actividad que aumenta la producción de cortisol puede no ser adecuado para estas personas. Si crees que puedes tener un problema con la regulación del cortisol, visita a tu médico antes de comenzar un programa y averígualo con seguridad. Usted puede tener un problema con la regulación del cortisol si retiene el exceso de grasa del vientre, constantemente carece de suficiente sueño, persistentemente sufre de estrés de bajo grado, y confía en la cafeína para mantenerlo despierto y energizado cada día.

¿Debería una mujer embarazada practicar el ayuno intermitente?

No se han realizado muchos estudios sobre los efectos del ayuno en las mujeres embarazadas en su feto en crecimiento. Un estudio17 que siguió a las mujeres embarazadas que ayunaban durante el Ramadán mostraron que estas mujeres tenían una disminución en el desarrollo y crecimiento de sus placentas, pero el crecimiento más lento fue más eficiente. El feto en desarrollo creció como normal, pero las mujeres tenían reservas mucho más pequeñas de nutrientes en sus cuerpos. Aunque este (y algunos otros) estudios muestran que el ayuno a corto plazo es probablemente seguro durante el embarazo, lo más probable es que sea una mejor idea esperar hasta después de dar a luz. El ayuno durante el embarazo no es necesario (excepto en estos casos de ayunos religiosamente requeridos) y probablemente no sea beneficioso para la mujer o su bebé en crecimiento.

¿Debo ayunar si soy diabético?

Esta es una zona gris y debe revisarse con su médico antes de comenzar. Las mujeres tienen más dificultades para regular su azúcar en la sangre que los hombres y pueden verse más gravemente afectadas por una caída en el azúcar en la sangre. Ha habido relatos de hombres que fueron clasificados como diabéticos usando ayuno intermitente para controlar sus niveles de azúcar en la sangre, perder peso, y efectivamente vencer a la diabetes tipo 2, pero no ha habido tales cuentas para las mujeres.

¿El ayuno intermitente afectará mi ciclo menstrual y fertilidad?

Los seres humanos son altamente biológicamente eficaces para adaptarse a sus entornos. Cuando no se dispone de una nutrición adecuada, es más trabajo para el cuerpo de una mujer crear una nueva vida y proporcionar nutrición para el bebé una vez que nace. Por esta razón, las mujeres están diseñadas biológicamente para responder a la presencia o escasez de alimentos disponibles alterando algunos aspectos de la fertilidad. No ha habido estudios clínicos que comparen directamente los efectos del ayuno intermitente en la fertilidad femenina. Estos estudios tienen que examinar, principalmente, y comparar los cambios en la fertilidad debido a circunstancias extremas de ayuno como la hambruna o la anorexia, que no son realmente comparables al ayuno intermitente planificado y con propósito. Estos estudios muestran un vínculo entre la disminución de la fertilidad, la pérdida de un ciclo menstrual y el ayuno, pero se deben considerar las diferencias entre estos escenarios y el ayuno intermitente. Actualmente hay muy poca información clínica basada en la evidencia sobre la relación entre el ayuno intermitente y la salud reproductiva femenina para decir definitivamente si es beneficiosa, neutral o dañina.

¿Necesito cambiar mi dieta si uso ayuno intermitente?

Comenzaré diciendo de nuevo que usted debe comer tan saludablemente como sea posible - basura menos procesada, alimentos enteros y un montón de verduras verdes y agua. Sin embargo, usted puede ser menos que perfecto con la nutrición y todavía lograr resultados mientras ayuna. Puede ser especialmente útil atragantarse un poco para mantenerse cuerdo, especialmente cuando se intenta algo tan exigente como el ayuno. Simplemente no consumas más calorías de las que quemas.

Sin embargo, en el punto - el ayuno intermitente en sí mismo nunca requiere un cambio de dieta por definición. Sólo es necesario un cambio en los tiempos que te dejas comer. Si usted elige o no cambiar su dieta depende de usted. Algunas personas utilizan IF puramente para sus beneficios para la salud. Otros lo utilizan para prevenir enfermedades cardíacas y diabetes. Sin embargo, si planeas bajar de peso y quemar grasa, tendrás que cambiar tu dieta junto con IF.

La fórmula para bajar de peso es increíblemente simple - tan simple que suena casi demasiado bueno para ser verdad. Todo lo que necesitas hacer es tomar menos energía (calorías) de la que gastas. Eso es todo. Puede sonar fácil, pero en realidad, puede ser difícil. Cualquier gurú de la salud o dios del fitness que te diga que hay una manera más fácil es simplemente mentir y tratar de venderte algo. Claro, macros de grasa y nutrientes son necesarios si usted está buscando para maximizar los resultados y quiere un porcentaje específico de grasa corporal o tal vez incluso si usted es un culturista. Pero si todo lo que quieres hacer es perder peso, la energía (calorías) es lo único que importa. Aquí es donde entra IF. Pensemos en esto matemáticamente.

Para calcular la cantidad de energía (calorías) que gastas naturalmente sin ningún ejercicio, puedes usar esta fórmula:

655 + (4,35 o peso en libras) + (4,7 o de altura en pulgadas) − (4,7 á edad)

Si usted es una mujer de 200 libras, 5'5", 27 años y utiliza el ayuno del día alterno (ADF)...

Gasta 1.703 calorías al día de forma natural, o 11.925 a la semana.

Usted toma 400 calorías en sus días de no alimentación.

Usted toma 2.000 calorías en sus días de alimentación.

Usted toma 9,200 calorías por semana en total.

Eso deja un déficit de energía (calorías) de 2,725 calorías. Una libra de grasa es de aproximadamente 3,500 calorías. Eso es casi una libra de grasa perdida por semana sin hacer ejercicio, y probablemente sin siquiera cambiar sus hábitos alimenticios tanto en los días de alimentación. Puedes imaginar cuánto más perdería comiendo un poco más saludable y haciendo ejercicio en sus días de no alimentación.

Si usted está utilizando IF sin un cambio de dieta, usted todavía cosechará beneficios significativos para la salud, pero los resultados no serán los mejores absolutos. Sin embargo, eso no significa que se puede comer pizza y pastel en todos los días de alimentación. Si eres una Sally normal y comes sensatamente, para empezar, tu dieta no tiene que cambiar drásticamente. Las dietas altas en grasas y bajas en grasas no tienen ningún efecto sobre los beneficios para la salud de IF. Esta es una de las muchas razones por las que IF es tan popular en estos días. Es un método simple y probado para mejorar su salud y extender su vida útil.

Las lecciones que aprendes mientras estás en ayunos intermitentes

Los más rápidos intermitentes han reportado una mayor resistencia y figuras más magras. La mejor parte de esto es que no renunciaron a sus alimentos favoritos y se sienten malhumorados como lo harían de otra manera. Mientras ayunan, estas mismas personas han aprendido todo tipo de lecciones sobre el proceso de ayuno. Podrían proporcionar una guía útil para cualquier persona que esté comenzando en el viaje del ayuno intermitente.

El mayor bloqueo de carreteras es tu mente.

Esta dieta, en comparación con todas las otras por ahí, es bastante simple de implementar en su vida. Dependiendo de cómo hayas configurado tu ayuno, te saltas ciertas comidas y las compensas en otras comidas. El mayor obstáculo en esto es decirle a su mente que acepte los cambios. La gente cree que, si no están comiendo en momentos particulares, se van a desmayar o enfermar o tener algunos otros efectos adversos. La gente también cree que estos tiempos en particular son aproximadamente un par de horas de diferencia. También creen que saltarse el desayuno arruinará su día o que una cena ligera les dará hambre durante la noche.

Comenzar el ayuno te ayudará a darte cuenta de lo simple que es la dieta. Las personas se sienten mucho más saludables por dentro y por fuera cuando practican el ayuno. Muchas personas encuentran que es mejor facilitar la alimentación en la dieta en lugar de saltar en todos a la vez. El estilo de vida puede ir en contra de todo lo que se te enseñó cuando eras niño. Usted puede incluso sentir que está afectando negativamente su salud para hacer algo como esto. Sin embargo, verá lo equivocado que estaba una vez que vea el ayuno intermitente en acción.

Con el tiempo, descubrirá que sus temores no tienen ninguna base en la realidad de la situación. Estarás más sano y más enérgico que antes de comenzar el ayuno intermitente. Lo único que tienes que hacer es empezar este viaje.

Usted puede perder peso fácilmente y mantenerlo apagado.

Cuando consumes menos calorías de las que quemas, pierdes peso. Así es como funciona la pérdida de peso. El ayuno intermitente es un método fácil para esto porque también evita perder masa muscular. Aquellos que necesitan bajar de peso por razones de salud pueden recurrir al ayuno intermitente porque no significa mucho cambio en la dieta que tenían antes del ayuno intermitente. El único cambio es cuando ocurre comer. El ayuno intermitente funciona porque cuando eliminas las comidas y comes durante el tiempo de alimentación, hay un déficit de calorías, suponiendo que no te atragantas por completo.

Construir músculo mientras que el ayuno es extremadamente posible.

Mientras que el uso de ayuno intermitente, personas reportan ser capaz de ganar músculo magro y cortar la grasa por cinco por ciento. Durante el período de ayuno, es probable que el cuerpo pierda peso. Debido a que no hay un flujo constante de alimentos y energía, su cuerpo aprenderá a recurrir a sus reservas de grasa y extraer energía de allí en su lugar.

Debido a que los ayunos son lo suficientemente cortos, su cuerpo no se convertirá en canibalizar los músculos en busca de energía. Esto significa que hay poco riesgo de perder masa muscular mientras se practica el ayuno intermitente. Con comer, siempre y cuando estés consumiendo suficientes calorías para construir músculo, a tu cuerpo no le importa cuándo ocurre ese consumo de alimentos. Si sucede durante un período de 8 horas, las calorías te afectarán más o menos lo mismo que si hubieras comido esas calorías durante un período de 16 horas o un período de 24 horas.

El ayuno intermitente puede ayudar a su productividad.

Mientras practican el ayuno intermitente, muchas personas reportan haber mejorado la claridad del metal. Esto es especialmente cierto durante los períodos de ayuno. Mientras que se nos dice que el ayuno drena el cuerpo y la mente de la energía, esto simplemente cierto. Cuando la mente no se centra tanto en la comida, puede liberar tiempo para que pienses en tus otros intereses y pasatiempos.

En lugar de pensar en la cena, puedes pensar en un proyecto en el que has querido trabajar durante un tiempo. Hay menos tiempo perdido cuando estás haciendo una comida menos al día. No tienes que ir de compras, cocinar, lavar o pasar tiempo comiendo para esa comida extra. Tampoco tienes que preocuparte por todo lo que implica. El tiempo liberado, y la energía mental es ideal para seguir adelante con los proyectos y las cosas en las que desea involucrarse.

Cambie sus alimentos de forma regular.

Cuando usas ayuno intermitente, quieres rotar tus alimentos y calorías de acuerdo con tu horario. Los días que estás entrenando, querrás comer un poco más. En los días que estés descansando, querrás reducir las calorías que estás consumiendo. Esto ayudará a equilibrar las calorías para que estés construyendo músculos cuando estás entrenando y quemando grasa mientras no estás haciendo ejercicio. Reducir un poco los días de descanso debería ser fácil ya que no necesitarás las calorías adicionales. Será un entrenamiento mental en lugar de uno físico. Durante esos días de descanso, estarás pasando por más de tus reservas de grasa que de otra manera.

Sin embargo, además de los recuentos de calorías, debes asegurarte de que también estás mirando los nutrientes que estás comiendo. Más proteínas en los días que estás haciendo ejercicio te ayudará mucho. Cuando lo tomes con calma, necesitarás un conjunto de nutrientes ligeramente diferente. Si sigues cambiando tus carbohidratos y proteínas cuando estás entrenando y descansando, entonces te encontrarás convirtiéndose en una persona más magra y en forma muy rápidamente.

No hay atajos cuando se trata de dieta y ayuno.

Cuando las personas escuchan historias sobre la pérdida de toneladas de peso en un corto período de tiempo, se excitan con la dieta. Cuando lo intentan, y no funciona en una semana, se sienten decepcionados y a menudo se dan por vencidas. La visión a corto plazo de la dieta y el ayuno se pone en el camino de perder peso. En lugar de pensar en los siete días de una semana individualmente, harías mejor en enfocarte en el largo plazo y pensar en lo que estás comiendo en el transcurso de una semana. En lugar de microgestionar sus horas, concéntrese en el día como un todo y obtener los nutrientes en algún momento durante el día.

A tu cuerpo no le importará cuando los nutrientes entren en tu cuerpo. Ya sea un batido de proteínas una hora o doce horas después, tu cuerpo seguirá recibiendo la proteína. Sólo tiene que asegurarse de que está recibiendo las calorías y nutrientes necesarios para su salud y estado físico. Estás cambiando cuando exactamente esos alcanzan tu cuerpo en un horario intermitente de ayuno. Si te centras en el largo plazo, te darás cuenta de que, en última instancia, el ayuno te hará bien.

Al ayunar, querrá menos comida.

En un ayuno, lentamente te alejas de las restricciones de tus adicciones alimentarias y de tu dieta. Estarás comiendo porque quieres, no porque estés en un horario que dicta cuándo vas a comer. Este cambio no será obvio al principio. Puede tomar semanas o meses o tal vez incluso un año antes de que estés libre de esos antojos que solías tener. A medida que pase el tiempo, te sentirás más cómodo ayunando. No anhelará comida como antes. Incluso puede desarrollar una mejor apreciación de los alimentos cuando come. Tu mente pensará en comer como algo distinto de la tarea que es cuando no estás en un ayuno intermitente. Será un momento muy agradable, en lugar de algo que tienes que hacer.

Perder grasa y construir músculo no ocurre al mismo tiempo.

Si usted está buscando no sólo perder grasa, sino también ganar músculo, entonces usted tendrá que hacer algunas cosas específicas con su ayuno intermitente para conseguir que funcione con usted.

Usted tendrá que utilizar el ciclismo de calorías, así para ayudarle a llegar a las ganancias y pérdidas que desea en su cuerpo. Para bajar de peso, tendrás que tomar menos calorías de las que estás quemando. Pero para ganar músculo, necesitarás tener suficientes calorías y nutrientes para ayudar a tus músculos a lo largo. Así que los dos procesos ya están en desacuerdo porque no se puede tener un déficit de calorías para la pérdida de peso y un excedente de calorías para la ganancia muscular al mismo tiempo.

Si consideras plazos más largos, es posible que comiences a ver cómo los dos trabajando juntos pueden hacerte un mejor tú.

Obtendrás un mejor resultado si entrenas un poco menos mientras ayunas.

Cuando estás ayunando, debes considerar un largo plazo cuando miras tu entrenamiento. En lugar de objetivos diarios, elige metas para las sesiones de entrenamiento de la semana. Una vez que hayas decidido eso, asegúrate de que estás haciendo los ejercicios más importantes y eficaces primero. Hacer ejercicios compuestos temprano te ayudará a sacar el máximo provecho de tu ayuno. Usted puede decidir sobre la manera de dividir el entrenamiento a lo largo del día. Podrías usar la parte superior del cuerpo por la mañana y la parte inferior del cuerpo por la tarde. Podría parecerse más a flexiones por la mañana y sentadillas por la tarde.

Tus entrenamientos serán mucho más efectivos durante un ayuno debido a los cambios que suceden en tu cuerpo. Se están produciendo cambios hormonales y metabólicos. Estos cambios significarán que necesitarás menos entrenamiento para obtener la misma cantidad de cambio. El ayuno intermitente le permitirá a su cuerpo cambiar más rápidamente y de manera más eficiente. Menos tiempo significará que tienes más tiempo para perseguir otros objetivos. Es una victoria para ti en todos los sentidos.

Beber mucha agua le ayudará durante el ayuno.

Una de las cosas más importantes a recordar al usar el ayuno intermitente es que necesitas mantenerte hidratado. Sus necesidades pueden ser diferentes a las de otra persona, pero la regla general es beber alrededor de dos litros de agua cada día. Puede que no sientas que quieres o lo necesites, pero deberías hacerlo de todos modos. Tu cuerpo sólo te dirá que tiene treinta años cuando está deshidratado. Esto es algo que hay que evitar.

Los humanos obtienen parte de nuestra agua de los alimentos que consumimos. Hay algunos alimentos, como las verduras, que son más eficientes para proporcionar contenido de agua. Debido a que va a comer menos, no recibirá un aumento de agua adicional durante todo el día. Beber agua a menudo ayudará a contrarrestar la pérdida.

El agua también puede ayudarte a combatir los dolores de hambre durante el día. Te ayudará a conquistar la batalla mental para no comer todo el tiempo. No hay muchos problemas que pueden provenir de agua potable, por lo que debe consumir una gran cantidad de ella para ayudar con el rápido intermitente que está en. Se permiten otros líquidos, pero el agua será la más beneficiosa para todos ellos.

La mejor dieta es la que funciona para tu cuerpo.

Todo el mundo quiere el camino fácil hacia la mejor vida posible. Quieren que sea algo que los cambie drásticamente rápido. Los libros de dieta se venden como locos porque la gente siempre está buscando esa cosa que mejorará sus vidas tanto. Una solución rápida es lo que están buscando. Sin embargo, la solución rápida rara vez funciona. Todos son ligeramente diferentes, y las dietas les afectarán de manera diferente. No todas las dietas tendrán en cuenta cada cosa, como el género, la edad, el tipo de cuerpo, los niveles de acondicionamiento físico, las condiciones médicas o las alergias. Todas estas cosas, y más contribuyen a cómo funciona su cuerpo. Usted no será capaz de seguir una solución rápida probablemente debido a estas razones. Para encontrar lo que funciona para tu cuerpo, vas a necesitar un poco de tiempo y paciencia para experimentar y ver qué funciona mejor.

El ayuno intermitente funciona bien en este sentido. Durante el uso de este método para bajar de peso, puede experimentar con cómo se configuran su horario de alimentación y patrones. Esta experimentación no causará daño a su cuerpo y salud. A medida que experimentes, habrá alimentos y horarios de alimentación que te harán sentir lleno de energía y que te hagan sentir letárgico o insalubre. A medida que descubras lo que está funcionando y lo que no, estarás reajustando lentamente tu vida para convertirla en una mejor. Esta es una de las razones por las que el ayuno intermitente es mucho mejor que la mayoría de las otras dietas. No estás restringido a los alimentos que comes, solo la cantidad de tiempo que tienes que comer.

Ejercicio y ayuno intermitente

Una pregunta común que la gente tiene al hacer ayuno intermitente es si es seguro o no hacer ejercicio aeróbica mente o anaeróbicamente mientras están, digamos, ¡"corriendo en vacío" asustar a los Jackson Browne! Pero, si se hace correctamente, la combinación puede ayudarle a quemar lotes de reservas de grasa de su cuerpo rápidamente. Mantener alguna rutina de ejercicios es vital para tu salud mental y física, eso es un hecho. Por lo tanto, de hecho, hacer ejercicio y correr en un estado de ayuno es una excelente manera de adaptarse a la grasa y mejorar su estado mental al mismo tiempo.

Ya has escuchado el adagio, 80% dieta, 20% ejercicio – para combinar la dieta con el ejercicio. ¡Esto es verdad! Imagínese si pudiéramos hacer que nuestro cuerpo queme más grasa para combustible mientras está en reposo, y luego también quemar grasa más eficientemente durante el ejercicio. La mayoría de nosotros tenemos 40.000 calorías de grasa en nuestro cuerpo en un momento dado y alrededor de 1.200 calorías de glucógeno muscular o azúcar. Imagínese lo lejos o cuánto podríamos hacer ejercicio si tuviéramos acceso a ese tanque de combustible de 40.000 calorías. ¡Eso es 33 veces la cantidad de combustible! Por lo tanto, tal vez la próxima vez que te quedes sin energía en medio de una rutina de ejercicios, desearás que tu cuerpo estuviera en modo de quema de grasa en lugar de en modo de quema de calorías.

El primer paso para quemar más grasa durante el ejercicio es: necesitas tener lo que se llama una "base aeróbica". La manera de construir esta base es a través del entrenamiento aeróbico de frecuencia cardíaca, que elevará lo que se conoce como su "capacidad aeróbica". La capacidad aeróbica se define como la cantidad máxima de oxígeno en mililitros (ml) que un atleta utiliza en un minuto, por kilogramo de peso corporal. En términos laicos, cuanto mayor sea la "base aeróbica" o "capacidad", más trabajo corporal se puede hacer en un minuto. El mejor método que he encontrado para el entrenamiento de frecuencia cardíaca es el entrenamiento "MAF" de Phil Maffetone.

¿Qué significa esto para el ejercicio? Técnicamente, al tener una base aeróbica más alta, aumentamos el tamaño y la fuerza de nuestro corazón, la concentración de hemoglobina en nuestra sangre, la densidad de nuestros capilares y el número de mitocondrias en nuestros músculos. Los beneficios se expanden más allá del alcance de este libro, pero esencialmente mediante el desarrollo de una base aeróbica, nos volvemos más saludables por dentro y por fuera.

Lo que esto significa para el ayuno intermitente es que cuando usted está entrenando en un estado de ayuno, su cuerpo se vuelve magníficamente eficiente en la quema de grasa para combustible. Desde un aspecto aeróbico, su cuerpo puede utilizar más eficientemente el oxígeno y esto, a su vez, le hace más eficiente en el ejercicio aeróbica o anaeróbicamente. Primero debe desarrollar su base aeróbica para mejorar el ejercicio anaeróbico.

Si usted está buscando para agregar músculo, ayunar puede ayudar aumentando la producción de ciertas hormonas en su cuerpo. Aparte de entrenamiento con pesas y conseguir la cantidad adecuada de sueño regularmente, ayunar ha demostrado ser uno de los métodos más eficaces de aumentar la hormona de crecimiento humano, o "HGH." Los estudios también han sugerido que el ayuno en combinación con ejercicio regular puede aumentar los niveles de testosterona en hombres y mujeres, que es otra hormona que puede disminuir la grasa corporal y aumentar la masa muscular. Aquí están mis recomendaciones para agregar músculo:

• No te esfuerce demasiado. Si usted está haciendo ejercicio "cardio", como una prueba, asegúrese de que puede continuar una conversación al mismo tiempo; de lo contrario, es posible que te estés esforzando demasiado. Cuando estás haciendo el ejercicio lentamente, pero durante mucho tiempo, es cuando tu cuerpo se está volviendo más "adaptado a la grasa". Ahí es cuando está entrando en un estado cetogénico. Escucha siempre a tu cuerpo, y detente si empiezas a sentirte mareado o aturdido.

• El método 16/8, en particular, recomienda programar sus comidas para cuando planea terminar de hacer cualquier ejercicio de moderado a intenso. Planifica tus entrenamientos de alta intensidad para alrededor de una época en la que te estés preparando para romper tu ayuno para que puedas comer poco después. Programado correctamente, si tu entrenamiento es muy intenso, puedes seguirlo con un tentempié rico en carbohidratos.

- Si está levantando pesas, asegúrese de que está recibiendo una proteína adecuada o suplementando con BCAA adecuados. "Fiesta" en las comidas que son altas en proteínas. Comer proteína de forma regular es vital para el crecimiento muscular.
- Cuando planifiques tus comidas con los entrenamientos en mente, prueba a combinar carbohidratos simples de acción rápida con una proteína que servirá para estabilizar tu azúcar en sangre después de tu entrenamiento. Un plátano y un poco de mantequilla de maní es un buen ejemplo.

Estas son algunas rutinas de muestra para la nutrición mientras se hace ejercicio cuando se usa el ayuno intermitente:

Ejercicio matutino:

- Ejercicio ayunado en la madrugada: aeróbico o anaeróbico. Ejemplos: correr o ponderar
- Tome BCAAs después - hasta 30 gramos antes del almuerzo.
- Alrededor del mediodía: Coma el almuerzo. Apunta a alrededor del 20-25% de tu ingesta diaria de calorías.

- Alrededor de las 3 PM: Aperitivo de alimentos con alto contenido de grasa, nueces y semillas.
- Entre 4-5 PM: Coma la cena. Esta debería ser tu comida más grande del día.
- Rápido desde las 8 pm hasta el mediodía del día siguiente.

Ejercicio a la hora del almuerzo:

- Justo antes del mediodía: Tomar hasta 30 gramos de BCAA.
- Ejercicio ayunado en el almuerzo: aeróbico o anaeróbico. Otra vez como ejemplos: correr o ponderar
- Después de hacer ejercicio alrededor de 1-2pm: Comer el almuerzo. Apunta a 20-25% de tu ingesta diaria de calorías.
- Alrededor de 3-4 PM: Snack en alimentos ricos en grasas, nueces y semillas
- Alrededor de las 6 PM: Coma la cena. Las calorías de esta comida deben aproximarse a las de su almuerzo.
- Alrededor de las 8-9 PM: Coma algo ligero. Snack si es necesario.
- Rápido desde las 9 pm o las 10 pm hasta la 1-2pm del día siguiente.

Es probable que no esté haciendo ejercicio todos los días. Así que, en los días de descanso, tu comida más grande del día debe ser la primera en lugar de la última. En los días de descanso, apunta a consumir aproximadamente 35-40% de tus calorías en tu primera comida, y come mucha proteína y grasa como parte de esta comida.

Errores comunes al ayunar

Todavía comes alimentos poco saludables

Si usted está comiendo McDonalds todos los días como parte de su comida diaria o comidas – dependiendo del plan que elija – entonces usted tiene su trabajo hecho para usted. Es necesario cambiar a alimentos saludables sin procesar para obtener el máximo impacto. Trate de consumir una gran comida de carne silvestre o verduras orgánicas y vea la diferencia.

Este principio también se extiende a las bebidas. Apégate al agua, café o té sin azúcar y recorta todos los jugos procesados y bebidas carbonatadas de tu dieta.

No te quedes ocupado

Cada vez que alguien te dice "oye aquí es un secreto para que guardes" tu instinto básico es ir y decírselo a todo el mundo. Del mismo modo, cuando se le dice, ¡"no coma comida" su impulso inconsciente es ir y comer todo lo que pueda!

Así que, cuando estés ayunando, ve y encuentra algo que hacer. Ir a jugar al golf o darse un baño. Lee un libro o mira tú programa favorito en Netflix (¡no Master Chef!) cualquier cosa para mantenerte distraído y ocupado. Evite ir a lugares donde haya comida.

Tienes demasiados estimulantes

El ayuno intermitente le permite cambiar su desayuno por una taza o dos de café sin endulzar. La cafeína te mantiene alerta, y el café te llena un poco, ayudándote a sentirte lleno por un tiempo. Unas tazas de café antes del almuerzo están bien, pero no te vuelvas adicto a él en la medida en que comienza a reemplazar la comida.

Empiezas de nuevo ambicioso

No comience su viaje de ayuno intermitente saltando directamente con el ayuno las 24 horas; te estás preparando para el fracaso. Cuando cambias de comer con frecuencia a no comer en absoluto (o comer una sola comida), es un cambio demasiado severo para que tu cuerpo se ajuste. Comience con la dieta 16/8 inicialmente, luego agregue lentamente en un día de Eat Stop Eat una vez a la semana y luego cambie a una comida al día. La progresión lenta ayudará a su cuerpo a adaptarse al cambio, y será más fácil para usted.

Tienes miedo de sentir hambre

Sentir hambre es una reacción corporal normal. No significa que te estés muriendo de hambre o que tus funciones corporales se detengan, o morirás. Su cuerpo está hecho de un montón de cosas más difíciles y puede manejar fácilmente períodos de ayuno de 16 o 20 horas. Así que no te sientas asustado, es sólo una reacción, y si lo ignoras, los dolores desaparecerán.

Más no es mejor

¡Wow! Después de ayunar durante 24 horas me sentí tan bien, ¿por qué no ayuno durante 481 horas? ¿O incluso por 72 horas? Bueno, los beneficios del ayuno comienzan a reducirse después de un período de ayuno de 20 horas. Hay una línea delgada pero firme que separa el ayuno de morir de hambre, ¡no lo cruces!

No estás aceptando el caos

el cuerpo absorbe inmediatamente todos los nutrientes necesarios, ya que no está seguro de cuándo será la próxima alimentación. Por lo tanto, el ayuno intermitente proporciona a su cuerpo con el estrés que necesita aprender a hacer frente lentamente y esta privación a corto plazo sólo hace que su cuerpo más eficiente. Por lo tanto, cuando aceptas este caos, haces que tu cuerpo funcione de una manera más eficiente.

Usted está mirando continuamente el reloj

Eres un humano y no una máquina. No es necesario hacer las cosas con el reloj las manos. Come cuando estés listo para comer, no cuando el reloj te lo diga. Si tienes mucha hambre y no es el momento de comer, come algunas frutas o verduras crudas. No mires el reloj, pero sólo di que no es hora de cenar y sigue. Su ventana de alimentación es un marco de tiempo áspero, no una compulsión absoluta.

Consejos para mantenerse motivado

¿Has logrado bajar algo de peso? ¿Y luego recuperar lo que has logrado desechar? Bueno, no es una ciencia de cohetes para descubrir que tenías poca motivación. ¿Pero entonces unas semanas en él su motivación comienza a flaquear? Bueno, no te preocupes. Esto es normal. Le pasa a los mejores de nosotros. Tener las mismas comidas aburridas de siempre puede dejarte sentir frustrado y molesto. Podrías terminar atragantándote con cosas que has estado evitando durante tanto tiempo. Unos cuantos errores y te sientes emocionalmente y físicamente descarrilado. No dejes que esto te atraviese. Tener la motivación adecuada puede ayudarte a seguir una dieta sin tener que preocuparte por distracciones. La actitud importa tanto como vigilar lo que comes y cuánto haces ejercicio. Todos tus esfuerzos se esforzarán si no te mantienes motivado. Pasar por el proceso de pérdida de peso llevará tiempo, y se vuelve difícil especialmente con todas las tentaciones que estamos rodeados de.

Establecer metas realistas

Lo primero que debes hacer mientras quieres hacer dieta es establecer metas. Usted necesita ser capaz de mantener su mojo durante todo el proceso y no sólo durante las primeras semanas. Uno de los factores que tienen un impacto importante en si tu dieta resultará o no ser un éxito son los objetivos que te has fijado. Si usted está estableciendo metas que son simplemente inalcanzables, entonces usted está simplemente preparando para el fracaso. Si usted se fija la meta de perder 30 libras en un mes, entonces eso es físicamente imposible y peligroso, así. Establezca metas que sean alcanzables. Puede establecer metas a largo plazo y a corto plazo. Su meta a corto plazo puede ser derramar 5 libras en un mes. Eso es perfectamente alcanzable, y cuando logras el objetivo que te has fijado, las posibilidades de que vuelvas a tener éxito son altas.

Esperar contratiempos

Usted necesita entender que está bien experimentar contratiempos. Un contratiempo no es un error, simplemente significa un retraso. Y cada uno de nosotros no puede resistir la tentación cada vez.

Habrá momentos en los que no serás capaz de resistir la tentación, y podrías ceder. El peligro no es comer algo una vez, pero no debería convertirse en una excusa para que te atragantes cada vez. No pienses que sólo porque te has desviado una vez, lo harás de nuevo. Sólo acepta tu error y asegúrate de no repetirlo nunca más.

No trates de ser perfeccionista

Entonces, ¿has conseguido engullir una pinta de helado o haber comido una hamburguesa con queso para el almuerzo? No trates de ser perfeccionista aquí. El pensamiento perfeccionista dificulta el éxito. Si te entregas a una delicia de 200 calorías, entonces está bien y perfectamente normal. Después de todo, eres humano. Pero esta no puede ser la razón para dar en una indulgencia de 1000 calorías sólo porque usted ha roto su dieta una vez. Si te resbalas, tienes que recordar que está perfectamente bien. Cada uno tiene sus momentos de vez en cuando. Tienes que recordar que debes seguir adelante y no rendirte.

El sistema Buddy es útil

Es difícil cuando estás nadando río arriba, especialmente cuando estás haciendo todo por ti mismo. Podría ser muy útil si tienes a otra persona que tiene metas similares. Su amigo le proporcionará el sistema de soporte que necesita y también le mantendrá en control cada vez que vaya fuera de curso. Puede ser muy difícil resistir la tentación, y cuando tienes a alguien más a tu lado que está en la misma posición que tú, entonces hará maravillas para ti mismo la confianza. Hay varios grupos de apoyo por ahí que pueden ayudarle con esto.

Tendrá que ser paciente

No espere que los resultados ocurran de la noche a la mañana. El viaje de perder peso llevará algún tiempo. Tendrás que ser paciente. No puedes esperar milagros. Usted tendrá que seguir su dieta de cerca. Usted tendrá que hacer ejercicio regularmente y comer bien. Tomará un tiempo para que sus esfuerzos para dar sus frutos. Pero van a pagar, y cuando lo hagan, usted será gratamente sorprendido. Está bien, incluso si los resultados no se muestran después de una semana. Tendrás que mantenerte en el buen camino. Puedes hacer cambios en tu plan de dieta si crees que una dieta en particular no funciona. Sólo asegúrate de que no vuelvas a tus maneras insalubres.

Recuerda recompensarte a ti mismo

Tienes que recordar recompensarte cada vez que hagas algo bien. Puedes criticarte a ti mismo cuando haces algo malo, pero también debes recompensarte a ti mismo cada vez que hagas algo bien. No tiene que ser nada caro. Tal vez usted puede darse un día en un spa o probablemente comprarse ese par de zapatos que ha querido para siempre. Pero no te recompense con esos alimentos que se supone que no debes comer. Puede establecer metas a corto plazo y a largo plazo y recompensarse a sí mismo cada vez que logre cualquiera de sus metas.

Necesitará un plan de mantenimiento

Es un logro que has logrado alcanzar tu objetivo. Pero tu trabajo aún no ha terminado. Tendrá que desarrollar un plan de mantenimiento que le ayude a asegurarse de que el peso que ha logrado eliminar se mantiene alejado. No se trata sólo de alcanzar su metafísica, sino también de mantenerla. Tendrá, sin embargo, un plan que le ayudará a mantenerse en el buen camino incluso a largo plazo. Pero no tiene por qué ser tan estricto como tu plan de dieta. Para hacer un plan, siempre puede consultar a un experto para que obtenga la orientación que necesita.

Por lo tanto, tendrá que hacer todo lo posible por mantenerse motivado. Tus esfuerzos darán sus frutos. Recuerde siempre mantener una perspectiva positiva. No dejes que ninguna negatividad te haga dudar de ti mismo.

Conclusión

Si usted quiere atenerse al ayuno intermitente de por vida, entonces usted no debe verlo como una dieta, sino como un estilo de vida. Esto requerirá que vuelvas a evaluar tus opciones de alimentación incluso antes de comenzar el ayuno para que cuando comiences, estés seguro de que no volverás. Por ejemplo, si usa aceite vegetal regular, entonces es el momento de reemplazarlo con aceites saludables como el aceite de coco y el aceite de oliva. Si usted tiende a comer carbohidratos procesados, entonces es el momento de reemplazarlos con carbohidratos enteros sanos, sin procesar, por ejemplo, fideos de calabacín en lugar de pasta.

La idea aquí es abrazar la dieta y el hecho de que su cuerpo estará lleno en la quema de grasa significa que no se requieren carbohidratos nuevos para el combustible corporal. Por lo general, tomará unas semanas para que esto suceda, pero una vez que lo haga, los antojos de carbohidratos no saludables estarán fuera de la imagen e incorporar esta dieta en su vida será tan fácil como ABC.

Si vas a vivir el último estilo de vida de ayuno intermitente, entonces:

La mejor manera de incluir el ayuno intermitente en su estilo de vida es retrasando su desayuno lentamente por- retrasar lentamente por una hora y luego otra hora al día siguiente y así sucesivamente. Tómese una hora para ducharse, una hora para hacer sus tareas, una hora para llegar al trabajo, simplemente tome una hora de cualquier actividad que participe en la mañana que vea el mejor ajuste hasta llegar a un momento con el que pueda vivir.

No utilice el ayuno como excusa para comer chatarra, las calorías son diferentes. 100 calorías de brócoli no son lo mismo que 100 calorías de una barra de snicker. Cuando te encuentres haciendo trampa, entonces hazte real contigo mismo. Mantenga los carbohidratos antes de los entrenamientos y llénese de carnes y verduras.

Apéguese al método con el que se sienta más cómodo, como se ha discutido; hay algunas maneras de hacer ayuno intermitente. Juega con todos ellos y consigue lo que más te convenga. Asegúrese de probar todos los métodos- es posible que se sorprenda que será más fácil de seguir. Para hacer algo parte de tu estilo de vida, necesitas estar completamente cómodo con él. El ayuno intermitente no es diferente.

Libro 2: Ayuno Intermitente Para Mujeres

Cómo Bajar de Peso Mientras Viajas Sin Afectar Su Horario

Por

Beatrice Anahata

Introducción

Felicitaciones por tomar su copia de *Ayuno Intermitente para Mujeres: Cómo perder peso mientras viaja-sin afectar su horario* y gracias por hacerlo.

En los capítulos siguientes se analizará qué es el ayuno intermitente y cómo funciona. Aprenderás los diferentes métodos para el ayuno intermitente y cómo puedes aplicarlos mientras viajas. El ayuno intermitente puede ser de gran ayuda para las personas que están tratando de perder peso mientras están en movimiento.

Cuando viajas, es mucho menos probable que comas una dieta saludable y equilibrada. La mayoría de los alimentos que son fácilmente accesibles mientras están en movimiento están llenos de ingredientes procesados, grasa y carbohidratos. Esta es la razón por la que muchas personas aumentan de peso mientras viajan. El ayuno intermitente puede ayudarte a equilibrar el número de calorías que tomas cada día empleando un plan dietético rápido y festivo.

Cuando vas a comer mientras viajas, puede ser difícil tomar decisiones saludables. Ya sea que asistan a un banquete o coman con amigos o familiares, le va a costar que se apegue a una dieta saludable. Esta es la razón por la que varios capítulos de este libro están dedicados a enseñarle cómo tomar decisiones de alimentos saludables mientras está fuera de casa. El libro discutirá maneras de comer más saludable en los restaurantes de comida rápida mientras está de viaje, aperitivos rápidos y comidas que puede tomar mientras está en su hotel, y alimentos que se pueden comer sobre la marcha entre citas o actividades.

El objetivo general de este libro no es ponerte a dieta, sino cambiar la forma en que piensas sobre los hábitos alimenticios y alimenticios. El ayuno intermitente no es un plan de dieta tanto como una forma de comer. Es un patrón que usas para consumir tus calorías para el día. Combinar el ayuno intermitente con opciones de alimentos más saludables garantizará que pierdas peso en lugar de ganarlo mientras estás de vacaciones, vas a eventos o viajas por trabajo.

¡Hay un montón de libros sobre este tema en el mercado, gracias de nuevo por elegir este! ¡Se hizo todo lo posible para asegurarse de que está lleno de tanta información útil como sea posible, por favor, disfrute!

Capítulo 1: Cómo funciona el ayuno intermitente

El ayuno intermitente es una manera de reducir la cantidad de calorías que tomas cada día o semana. Al eliminar varias comidas por semana, obtendrá menos calorías. Cuantas menos calorías tomes, más tu cuerpo debe depender de sus reservas de grasa actuales para obtener energía, lo que hace que quemes grasa y pierdas peso.

Mientras que el ayuno intermitente se utiliza a menudo para iniciar la pérdida de peso, también se puede utilizar para mantener su peso después de alcanzar sus metas. Este no es un plan de dieta para hacer cuando usted necesita perder unas cuantas libras. Se trata de hacer un cambio duradero en la forma en que abordas la ingesta de alimentos.

Preocupaciones de salud

Al igual que con cualquier plan dietético que implemente, hay algunos problemas de salud a considerar antes de comenzar el ayuno intermitente. Siempre debe considerar cualquier problema de salud que tenga actualmente que pueda verse afectado por su ingesta de alimentos. En caso de duda, póngase en contacto con su médico para ver si es adecuado para usted.

Si tienes problemas para controlar el azúcar en sangre, es posible que debas comer varias veces al día para tu salud. Eliminar las comidas por completo puede no ser una opción. Sin embargo, puedes eliminar las comidas completas y comer alimentos ricos en carbohidratos complejos, como naranjas o jugos, que te ayudarán a mantener el azúcar en la sangre sin comer una comida completa.

Algunas personas toman medicamentos que deben tomarse con alimentos. Si usted tiene un medicamento que debe tomar con alimentos más de una vez al día, esto puede afectar su capacidad para ayunar intermitentemente. Investigue y determine el número mínimo absoluto de calorías que debe consumir para que el medicamento funcione. En muchos casos, esto será alrededor de 200 calorías. Usted puede comer el número mínimo de calorías para su medicamento en lugar de una comida completa, y todavía ser un poco de ayuno.

Métodos de ayuno intermitente

Hay dos métodos principales de ayuno intermitente. En el primer y más común método, pasas un número determinado de horas en ayunas y consumes tus calorías durante un corto período de tiempo cada día. Una regla común es 16/8: 16 horas de ayuno y 8 horas para comer sus calorías para el día. Si desea limitar aún más su ingesta de calorías, podría emplear una regla de 18/6 o 20/4.

El otro método para el ayuno intermitente es ayunar durante un período completo de 24 horas hasta dos o tres veces por semana. Por ejemplo, podría decidir comer solo cada dos días. Este método de ayuno intermitente puede funcionar bien si usted es capaz de pasar muchas horas sin comer. Sin embargo, si usted tiene problemas de salud a considerar, puede que no sea factible. Es mucho más saludable en general utilizar el primer método de ayuno intermitente.

Uso de la Regla 16/8

La mayoría de las personas que usan la regla 16/8 ayunan de 8:00 p.m. a 12:00 p.m. del día siguiente, creando una ventana para comida entre las 12:00

p.m. y las 8:00 p.m. Esto le permite saltarse el desayuno y comer el almuerzo y la cena, así como algunos aperitivos. Algunas personas prefieren el desayuno para comenzar su día y pueden ayunar de 4:00 p.m. a 8:00 a.m., con una ventana de comida entre las 8:00 a.m. y las 4:00 p.m., cubriendo el desayuno y el almuerzo.

Depende de usted cuando su ventana de comida será. Lo importante aquí es que tienes un tiempo establecido cuando vas a comer, y un tiempo establecido cuando ayunarás. Usted no quiere desayunar, almorzar rápido, luego cenar.

Si decides ir con una regla de 18/6 o 20/4, usarás la misma filosofía. Con una regla de 18/6, comerás una comida y un aperitivo o dos cada día. Con la regla 20/4, usted comerá una comida y tal vez un aperitivo cada día.

Usted puede comer en cualquier momento durante su ventana de comida. No tiene que ser la hora de comer. Puede comer varias comidas pequeñas durante la ventana, o una o dos comidas grandes. Podrías tomar un aperitivo o dos y luego una comida promedio. Depende completamente de usted cómo desea planificar su ventana de ayuno y comida.

Usando el Fast de 24 horas

Si prefieres no saltarte las comidas todos los días, podrías considerar un ayuno de 24 horas dos o tres veces por semana. Por ejemplo, comerías normalmente el primer día, y luego ayunaría de 12:00 a.m. a 12:00 a.m. en el segundo día. Día tres que comerías normalmente. Entonces podrías comer normalmente en el cuarto día y ayunar el día cinco, o ayunar en el día cuatro y alternar los días de ayuno y fiesta.

Una vez más, depende de usted cómo desea planificar su horario dietético y con qué frecuencia desea ayunar. Si utiliza este método, querrá ayunar al menos dos días a la semana para ver un beneficio de él.

Ayuno ocasional

El ayuno ocasional es el tipo más fácil de ayuno intermitente. Básicamente, no hay plan, no hay reglas. Simplemente te saltas una comida cuando te parezca apropiado. Si tienes una gran comida para el almuerzo, olvídate de la cena. Si tienes un día en el que realmente soplas tu dieta y consumes un poco de calorías, ayuna hasta la cena del día siguiente.

Con este método, no hay absolutamente ninguna regla para cuándo y cómo ayunar. Sólo ten en cuenta que nunca quieres ayunar por más de 24 horas seguidas. El ayuno durante períodos más largos puede conducir a riesgos para la salud, incluido el agotamiento de la glucosa.

Por qué funciona

Tu cuerpo se comporta de manera diferente cuando está ayunando que cuando se está deleitando. Cuando comes, tu sistema digestivo convierte los alimentos que estás comiendo en energía. Se necesita energía para digerir los alimentos también, por lo que dependiendo de lo que usted está comiendo, es posible que no obtenga una gran cantidad de energía de la comida. Esta es una de las razones por las que te sientes cansado después de una gran comida.

Durante varias horas después de comer, su cuerpo continúa haciendo uso de la energía que proporcionó la comida. Cuando comes tres comidas normales al día, para cuando consumes tu próxima comida, tu cuerpo está empezando a entrar en sus tiendas en busca de energía. Esta es la razón por la que es difícil perder peso.

Cuando estás ayunando, tu cuerpo no tiene comida para usar para crear energía. En su lugar, debe recurrir a sus propias tiendas para crear esta energía. La primera fuente que el cuerpo golpea para obtener energía es la grasa almacenada en las células. Por lo tanto, quemas grasa cuando ayunas. Tu cuerpo todavía necesita energía para funcionar, y la grasa es donde obtiene esa energía.

El cuerpo no comienza a utilizar las reservas de grasa para producir energía hasta cuatro a seis horas después de terminar una comida. Por lo tanto, si usted está utilizando el método 16/8, su cuerpo estará quemando grasa durante diez a doce horas. Si usted está durmiendo durante esas horas, su cuerpo no quemará tanta grasa porque se necesita menos energía. Pero, si usted está despierto durante una buena porción de esas horas, puede quemar una gran cantidad de grasa muy rápidamente.

El ayuno intermitente también enseña a su cuerpo a utilizar los alimentos de manera más eficiente. Todo tiene que ver con la producción y sensibilidad de insulina. La insulina es lo que permite a su cuerpo transformar ese alimento en energía. Cuando usted ayuna, la producción de insulina se detiene. La próxima vez que comas después de un ayuno, tu cuerpo es más sensible y está listo para la insulina.

El resultado final de este proceso es que su cuerpo hace un mejor uso de los alimentos que come. Mucho más de los alimentos se convertirán en energía y menos en grasa. De esta manera no sólo estás quemando grasa durante tus ayunos, sino que estás impidiendo que se acumule nueva grasa durante tus períodos de ayuno.

Los efectos del ayuno intermitente se pueden realizar más plenamente cuando se ayuna a través de una sesión de entrenamiento y romper el ayuno poco después. Su cuerpo estará listo y listo para la insulina producida por la ingesta de alimentos, y el alimento será mucho mejor utilizado por el cuerpo.

Cómo ayunar

Saber ayunar parece bastante simple. Después de todo, significa que no comes, ¿verdad? En realidad, el ayuno significa que no tomas calorías durante ese período de tiempo. Esto es más fácil decirlo que hacerlo, dependiendo de sus preferencias de bebidas.

Algunas bebidas gratuitas que puede tomar sin romper su rapidez son sodas dietéticas, café negro, té verde, té negro sin azúcar y agua. Cualquiera de estas bebidas no tiene calorías, y por lo tanto no estás rompiendo tu ayuno si las tienes. La soda dietética está en la cerca realmente, porque si bien no estás tomando calorías, estás recibiendo un poco de sodio y otras macros.

Ahora depende totalmente de usted si decide agregar bebidas llenas de calorías a su lista de bebidas aceptables durante sus períodos de ayuno. Sin embargo, tenga en cuenta que las calorías realmente pueden sumar. Definitivamente debe mantenerse alejado del té dulce y los refrescos mientras está ayunando, ya que los azúcares en estas bebidas pueden sumar cientos de calorías al día muy rápidamente.

Sin embargo, si estás acostumbrado a poner un poco de crema en tu café, es posible que estés de acuerdo en hacerlo durante tus períodos de ayuno. Una buena regla general es evitar tomar más de 100 calorías durante la ventana de ayuno. Si solo estás agregando una cucharada de crema saborizada a tres o cuatro tazas de café por la mañana, realmente no vas a repasar esas 100 calorías.

Una buena clave para ayunar es beber mucha agua. A menudo, nos sentiremos hambrientos cuando realmente el cuerpo sólo necesita más hidratación. Beber mucha agua te mantendrá hidratado y te ayudará a evitar que te rompas el ayuno temprano. También mantendrá el estómago lleno de líquidos, lo que le evitará sentir hambre.

Si encuentras que estás pasando un mal rato con el ayuno y realmente quieres comer, probablemente te estés concentrando demasiado en el hecho de que estás ayunando. Encuentra algo que haga que te quite la mente de en ello. Lea un buen libro, recoja un pasatiempo como tejer o ganchillo, rebaje su itinerario de viaje para incluir más visitas al sitio y viajes de compras por ventanas. Haz lo que tengas que hacer para mantenerte ocupado.

Los suplementos también están bien mientras usted está ayunando. Estos no tienen calorías, solo nutrientes que te ayudarán durante todo el día. No hay absolutamente nada de malo en tomar suplementos y nutrientes mientras usted está ayunando. Lo que más intentas evitar son las calorías, la grasa y los carbohidratos. Sin embargo, vitaminas y minerales como una multivitamina o hierro deben tomarse durante su ventana de ayuno, ya que son solubles en grasa y serán mejor utilizados por su cuerpo después de haber comido.

Cómo festejar

Durante sus períodos de ayuno, querrá tener en cuenta algunos puntos clave. En primer lugar, recuerde que el punto de este ejercicio es reducir el número de calorías que está consumiendo. Si consumes 2.000 calorías durante tu ventana de ayuno, no verás los beneficios del ayuno intermitente.

Es importante que elija refrigerios y alimentos saludables durante sus períodos de ayuno. Quieres sentirte lleno, pero los tipos de alimentos que elijas podrían hacer una enorme diferencia en tus resultados. Si eliges alimentos sabiamente, podrás comer tu relleno sin ir por la borda con calorías.

El número máximo de calorías que puedes comer y aún así pierdes peso dependerá de varios factores. Tendrás que tener en cuenta cuánto pesas ahora y cuáles son tus objetivos de pérdida de peso. ¿Cuántas libras quieres perder por semana?

Una tasa saludable de pérdida de peso es entre dos y cinco libras por semana. Cálculo basado en tres libras por semana, la persona promedio debe tomar en no más de 1,350 calorías por día para perder peso. Si quieres perder peso más rápido, querrás reducir esa cantidad considerablemente.

Ten en cuenta que tu cuerpo necesita alimentos para obtener energía y sustento. Si ya estás ayunando y luego comes menos de 1.000 calorías al día durante tu ventana de ayuno, vas a descubrir que no tienes la energía para hacer las cosas que necesitas para cada día.

Una vez que cumplas tus metas de pérdida de peso, o si tu objetivo es simplemente mantener tu peso, puedes comer alrededor de 1,800 a 2,000 calorías por día. El USDA recomienda que usted no exceda las 2.000 calorías, incluso si usted está en su peso objetivo. Consumir más de 2.000 calorías conducirá a un aumento de peso.

Es una buena idea realizar un seguimiento de la ingesta de alimentos durante todo el día para asegurarse de que no se apodera de las calorías. También puede ayudarte a rastrear la ingesta de grasa y carbohidratos, para que puedas ver dónde podrías necesitar tomar decisiones de alimentos más saludables. Puede obtener una de cualquier número de aplicaciones para su teléfono inteligente que le permitirá realizar un seguimiento fácil de sus métricas.

Preocupaciones comunes

Muchas personas tienen algunas preocupaciones acerca del ayuno durante cualquier período de tiempo. Siempre hay preguntas sobre el hambre, la fatiga y los posibles efectos negativos. Aquí hay algunas respuestas rápidas para tranquilizar su mente.

Al principio te sentirás muy hambriento mientras estás ayunando. Su cuerpo ha sido entrenado para comer de vez en cuando, y por lo tanto su cerebro le dirá que es hora de comer. Después de la primera semana de ayuno intermitente, este inmenso hambre desaparecerá. Su cuerpo se acostumbrará a obtener comida sólo un par de veces al día, y se ajustará en consecuencia.

En cuanto a la fatiga, realmente no sentirás ninguna diferencia en los niveles de energía al ayunar. Su cuerpo encontrará la energía que necesita para funcionar. Esta es la razón por la que funciona el ayuno intermitente. Su cuerpo crea energía de las reservas de grasa cuando no se consume comida. La energía es necesaria para la vida, y el cuerpo encontrará una manera de crear lo que se necesita.

Otra preocupación que la gente tiene es que su cuerpo entrará en modo de inanición y comenzará a almacenar calorías adicionales en lugar de quemarlos. Esto simplemente no va a suceder con el ayuno intermitente. Si bien es cierto que su cuerpo puede entrar en modo de inanición después de ayunar prolongado y hacer que usted gane reservas de grasa, Esto no sucede con ayunos cortos como el ayuno intermitente. Con entre dieciséis y 24 horas de ayuno, tu cuerpo no entrará en modo de inanición.

Capítulo 2: Decidir cuándo ayunar mientras viajas

Después del primer capítulo, usted debe tener una idea básica de cómo desea hacer su ayuno intermitente sobre una base regular. Desafortunadamente, cuando viajas, no siempre eres capaz de mantener tus hábitos alimenticios normales. Puede ser una gran tarea seguir un plan dietético o un horario mientras estás en movimiento.

La clave aquí es estar preparado. Considera los desafíos a los que te enfrentarás a pegarte a tu horario de ayuno intermitente y a tu dieta mientras viajas. Cuando sepas con qué estás lidiando, puedes planear lo que rodea. Está perfectamente bien cambiar su agenda de ayuno y fiesta para satisfacer las necesidades de su ajetreada vida.

Si estás planeando probar el ayuno intermitente por primera vez mientras viajas, ten en cuenta que sentirás hambre durante tu ayuno durante los primeros días. Trate de mantener sus tiempos de ayuno a veces que usted estará en un avión o coche, o momentos en los que estará extremadamente ocupado para que no pueda pensar en el hecho de que no está comiendo.

Itinerario

Eche un vistazo de cerca a su itinerario. ¿Durante qué hora del día estarás en la carretera la mayor parte del tiempo? ¿Qué eventos tienes planeado que van a incluir comida? Todas estas cosas van a necesitar ser consideradas cuidadosamente para determinar cuándo debe ayunar durante sus vacaciones o viaje de negocios.

Si vas a estar principalmente en la carretera durante la mañana y temprano por la tarde, podrías considerar que tu período de ayuno incluye esas horas. Es extremadamente difícil tomar decisiones saludables sobre alimentos mientras está de viaje. Los alimentos de conveniencia a menudo se procesan y se llenan con carbohidratos y grasas poco saludables y tienden a ser más altos en calorías.

Si va a asistir a eventos que incluirán comida, asegúrese de que su período de ayuno cubra esos horarios. Por ejemplo, no desea que su período de ayuno sea de 8:00 p.m. a 12:00 p.m. si sabe que va a asistir a un brunch a las 11:00 a.m. Es posible que tenga que ajustar sus períodos normales de fiesta y ayuno para dar cuenta de estos eventos.

Por otro lado, no te preocupes demasiado si debes romper tu ayuno un poco antes. Romper el ayuno de media hora a una hora antes no va a tener un efecto perjudicial en los beneficios del ayuno intermitente. Si es demasiado difícil ajustar su horario de alimentación, o es sólo por un día, realmente no es un gran problema para romper rápido un poco antes de lo planeado originalmente.

Es importante que planee su ayuno en torno a los eventos que tendrán comida. Especialmente si estás empezando con el ayuno intermitente, estar alrededor de la comida durante tu período de ayuno será insoportablemente difícil. En lugar de torturarse y arriesgarse a arruinar su racha dietética, planifique con anticipación para estar de fiesta durante estos tiempos.

Si va a asistir a eventos durante todo el día que incluyen comida, es posible que tenga que despedir el ayuno completo. Sin embargo, todavía puede limitar su ingesta de calorías. Si su itinerario le permite desayunar a las 9:00 a.m., almorzar a las 12:00 p.m., y un banquete para cenar a las 6:00

p.m., es posible que le resulte difícil ayunar por completo.

En lugar de torturarse con estar cerca de la comida mientras ayuna, considere el pastoreo. Si normalmente estaría ayunando durante el desayuno, trate de tomar un solo café y tal vez un solo huevo o un poco de fruta. Si estás comiendo algo ligero sin muchas calorías, todavía te va a dar menos calorías que si no estuvieras ayunando en absoluto. De esta manera usted puede estar comiendo con sus invitados o anfitriones, pero no completamente sabotear sus esfuerzos.

Otra buena idea es planificar su itinerario alrededor de sus períodos de ayuno tanto como sea posible. Por ejemplo, si sus colegas van a almorzar antes de un seminario, omita el brunch y haga alguna sesión de sitio, llegando de vuelta al centro de conferencias a tiempo para el seminario. De esta manera usted puede ayunar cómodamente sin afectar su horario general.

Entrenamientos

Recuerda que quieres romper tu ayuno poco después de un entrenamiento. A veces, cuando viajas, puede ser difícil, si no imposible, hacer ejercicio. Pero todavía puedes usar esta filosofía hasta el punto.

¿Vas a ver el sitio? ¿Vas a caminar por un parque de diversiones? ¿Estarás de compras? Cualquiera de estas cosas se puede considerar ejercicio. Si estos son parte de su itinerario, debe planear romperlo rápido poco después de detener el ejercicio para el día, o después de una larga sesión.

Si vas a un parque de diversiones, esto podría significar ayunar durante todo el día, y romper rápido alrededor de las 4:00 p.m. cuando te detengas por la noche. Realmente depende de cuánto te moverás y en qué momento durante el día el movimiento se ralentizará. Recuerda que esto depende totalmente de ti cuando ayunas y cuando rompes tan rápido.

Si estás pasando una gran parte de tu viaje en la carretera o en un avión, no vas a hacer mucho ejercicio. Cuando eso suceda, basa tus períodos de ayuno y fiesta en otros factores. Está bien perder un entrenamiento unos días mientras viajas.

Alimentos disponibles

Puede tomar un poco de excavación para este siguiente paso de preparación para sus vacaciones o viaje de negocios. Cuando viaja, a menudo está a merced de sus anfitriones, el hotel y los restaurantes locales en cuanto a lo que exactamente va a comer. Lo que va a comer debe desempeñar un papel en la determinación de cuándo y cuánto tiempo para ayunar durante el viaje.

Recuerde que uno de los objetivos principales del ayuno intermitente es tomar menos calorías dentro de cada período de 24 horas. Si vas a consumir muchas calorías en un corto período de tiempo, es posible que debas ayunar durante un período más largo antes de la fiesta. De esta manera usted todavía redundará menos calorías, pero será capaz de disfrutar de su experiencia de vacaciones.

Investigación

Usted querrá comenzar por conseguir el menú para el hotel en el que se alojará. ¿Qué opciones de alimentos saludables están disponibles en el comedor o servicio de habitaciones? Si todo en el menú parece ser alto en grasas, carbohidratos y calorías, es posible que desee considerar la planificación con anticipación y evitar la comida del hotel. Sin embargo, la mayoría de los hoteles hoy en día reconocen que las personas tienen preocupaciones dietéticas y tienen opciones de alimentos más saludables disponibles.

También es una buena idea echar un vistazo a qué restaurantes están en la zona a la que viajará, y planificar con antelación a cuáles irá. Echa un vistazo a lo que sus menús están en línea y elegir los mejores restaurantes con la comida más saludable. A veces su itinerario no le permitirá el lujo de detenerse en un restaurante en particular, así que asegúrese de tenerlo en cuenta.

También debe obtener los menús para cualquier brunch, almuerzo o banquete de cena que asistirá mientras viaja. Usted tiene poca o ninguna opción acerca de lo que come en estos eventos, pero saber con anticipación lo que estará disponible podría hacer una diferencia en cuándo y cuánto tiempo ayunar.

Si se va a quedar con un anfitrión, o va a una cena privada, transmita sus necesidades dietéticas al anfitrión. Si bien es posible que no puedan acomodarte completamente, deben ser capaces de hacer algunas asignaciones para evitar que los alimentos estén demasiado llenos de calorías, como dejar las salsas de tu comida. También querrá tener en cuenta lo que están sirviendo, y cuánto comerá de él.

No se olvide al hacer esta investigación y planificación, para considerar también los bocadillos y postres que se le van a ofrecer. Si bien ciertamente no necesitas comer todo lo que te ofrecen, puede ser descortés rechazar algo como pastel de bodas, pastel de cumpleaños o un pastel galardonado.

Planificación

Una vez que tenga una idea sólida de qué alimentos estarán disponibles para usted, puede trabajar en la planificación de cuándo y cuánto tiempo va a ayunar mientras viaja. Usted querrá considerar cuidadosamente la calidad y el contenido calórico de los alimentos que va a comer.

Por ejemplo, si vas a una boda y habrá un banquete después, deberías haber conseguido el menú para el banquete. Digamos que el menú incluye sólo alimentos ricos en calorías y grasas que realmente van a sumar rápidamente. Usted no quiere limitarse en el banquete y tener hambre más tarde mientras usted debe estar ayunando, pero también no quiere consumir demasiadas calorías durante su período de fiesta.

En este caso, le gustaría planificar el ayuno durante un período de tiempo más largo en ese día en particular. Si sabes que vas a consumir tus 1.300 calorías en ese evento, ayuna desde después de la cena la noche anterior hasta el evento en sí. De esta manera usted todavía está redando menos calorías en general y usted no va a sabotear sus objetivos de pérdida de peso.

Para ayudarte a controlar el apetito y la ingesta de alimentos durante esas comidas que son altas en calorías, puedes hacer uso del resto de tu período de fiesta para que el día coma pequeños bocadillos saludables. Tome un poco de fruta para romper su ayuno, y aperitivo en fruta o galletas durante todo el período. Tal vez usted podría tener una barra de proteínas, así, un par de horas antes de la comida más grande. Esto le evitará sentirse demasiado hambriento y consumir demasiadas calorías durante la gran fiesta.

Apegarse al Plan

Cuando pones tanto tiempo y esfuerzo en hacer un plan para tu ayuno y fiesta, es mucho más fácil apegarte a él cuando llegue el momento. Después de todo, si no te apegas a tu plan, eso es mucho tiempo y esfuerzo perdidos. Sin embargo, los planes pueden cambiar, y usted debe estar listo y dispuesto a rodar con los golpes.

Por ejemplo, puede llegar al centro de conferencias en un viaje de negocios y descubrir que el itinerario ha cambiado completamente de lo que se le dijo con antelación. Ahora pueden estar ofreciendo comida durante sus períodos de ayuno. Usa tu fuerza de voluntad para evitar romper tu ayuno demasiado pronto. Encuentre otras actividades para eliminar la comida ofrecida si es posible, o simplemente rechace educadamente.

Es posible que llegues a un restaurante y descubras que el menú que encontraste en línea no es preciso y que no puedes apegarte a tus restricciones calóricas. Cuando esto sucede, es posible que no tenga tiempo para encontrar otro restaurante con un menú más saludable. En su lugar, siga adelante y obtenga el artículo más saludable posible que usted disfrutará. Si usted va significativamente sobre su ingesta de calorías planeada, simplemente comience su ayuno inmediatamente después de la comida en lugar de un par de horas más tarde. Por ejemplo, si estás festejando de 12:00 p.m. a 8:00 p.m. y vas a cenar a las 6:00 p.m., comienza tu ayuno a las 7:00 p.m. en lugar de 8:00 p.m. También podrías agregar una o dos horas al otro extremo de tu ayuno.

Esté preparado para que las cosas cambien, pero apéguese a su plan general independientemente de los cambios en su horario y menú. Esto le ayudará a tener más éxito con su ayuno intermitente para que pueda seguir trabajando en sus objetivos de pérdida de peso mientras viaja.

Capítulo 3: Comida rápida en el camino

Uno de los mayores escollos para tratar de perder peso mientras viaja es la calidad de la comida disponible para usted mientras está en la carretera. Los viajes largos por carretera por necesidad requieren comodidad o comida rápida, especialmente si usted está en un horario apretado. La mayoría de los lugares en los que podrás conseguir comida durante tus períodos de fiesta mientras estás en la carretera no van a ser de la mejor calidad.

Hay, sin embargo, algunas maneras fáciles de que usted puede comer esta comida rápida y comida de conveniencia y no aumentar de peso. Sólo tienes que tomar decisiones más saludables. Puede ser difícil si se detiene en restaurantes de comida rápida, pero se puede hacer con una determinación cuidadosa.

Comida rápida

Los mayores problemas con la comida rápida son salsas, panes, papas y alimentos fritos. Si puedes evitarlos, todavía podrás bajar de peso mientras viajas. Usted puede estar pensando, "¿Qué más hay para comer en un restaurante de comida rápida?" La respuesta es, usted tiene que hacer su propio menú pidiendo comidas de pedido especial.

Muchos restaurantes de comida rápida hoy en día ofrecen ensaladas laterales en su menú. Estas no son ensaladas de la mejor calidad, pero son comestibles, y son un buen artículo secundario pequeño. Si usted no es el que conduce, o si tiene tiempo para detenerse y comer dentro del restaurante, sustituir una ensalada para papas fritas o anillos de cebolla puede ayudar a mantenerlo bajo sus necesidades calóricas. Solo recuerda que el aderezo para ensaladas añade un poco de calorías, así que siempre pide lo que sea aderezo ligero que tengan.

Burger Joints

En cuanto al plato principal, evitar sándwiches de cualquier tipo. Usted podría pensar que usted está haciendo bien para pedir un sándwich de pollo a la parrilla porque no está frito y no tiene empanado. Sin embargo, para cuando agregas el bollo y las salsas, tienes muchas calorías.

La mayoría de los restaurantes de comida rápida solo ofrecen sándwiches. Entonces, ¿qué vas a hacer? Pide el sándwich sin el pan o la salsa. Esencialmente, usted está recibiendo sólo un pedazo de pollo a la parrilla con una rebanada de tomate y un poco de lechuga. El cajero podría darle un aspecto divertido, pero cumplirá nado con su solicitud. Puedes hacer lo mismo con las hamburguesas. Sin embargo, usted no debe conseguir ningún pollo frito o pescado.

Si usted está preocupado por ser capaz de comer su comida sin bollo en el coche, asegúrese de obtener el pedazo de pollo a la parrilla y secarlo con servilletas antes de salir de la unidad a través. Esto hará que el pollo se seque lo suficiente como para que no tengas los dedos desordenados sólo recogerlo y comerlo como lo harías con un sándwich.

Lugares de Taco

Si te detienes en un restaurante de comida rápida como un Taco Bell u otro lugar mexicano, tendrás que tomar un enfoque ligeramente diferente. Es una buena idea apegarse a los tacos cuando vas a un restaurante como este. Los tacos son básicamente carne sazonada, queso, lechuga, tal vez tomate y una cáscara de tortilla. Es el elemento de calorías más baja en el menú en la mayoría de los casos.

Evite burritos y artículos especiales. Estos artículos suelen tener más carbohidratos de una tortilla más grande o varias capas de tortilla, así como de salsas. Evita las salsas de queso, ya que son muy altas en calorías y grasas.

Lugares de mariscos

Lo mejor es evitar los lugares de comida rápida de mariscos tanto como sea posible. Te va a resultar muy difícil encontrar algo en el menú que no esté frito. Definitivamente no vas a encontrar nada que no esté frito que se pueda comer en el auto.

Si usted absolutamente debe comer en un lugar de mariscos, hacerlo sólo si usted tiene el tiempo para sentarse en el interior y comer en lugar de en el ir. La mayoría de estos lugares tienen una opción de pescado al horno que podría venir con arroz o verduras. Sólo asegúrate de saltarte los cachorritos, papas fritas y okra frito.

Paradas de camiones y comensales

¡Hay una razón por la que estos se llaman pozos de grasa! Todo lo que obtienes de la mayoría de las paradas de camiones y los comensales está cubierto de grasa. Evita estos restaurantes si puedes, pero si te salen votados o es lo único que te pasa, tienes algunas opciones.

Una vez más, desea evitar los panes y los alimentos fritos tanto como sea posible. ¡No te pongas la hamburguesa grasienta y las papas fritas! En su lugar, querrá centrarse en otras opciones de menú. Algunos comensales y paradas de camiones tienen un menú parcial en la mesa, y usted tiene que pedir para obtener un menú completo. Si no ves una opción saludable en el menú que te dan o que está en la mesa, pregúntale a la camarera si hay otro menú disponible.

Por suerte, la mayoría de las paradas de camiones y los comensales ofrecen el desayuno durante todo el día. Esta es una buena noticia porque la comida para el desayuno va a tener la menor cantidad de grasa y carbohidratos   si tienes cuidado. Siempre pida huevos y pida que se cocinen con aceite ligero o grasa. No tienes que limitarte a las claras de huevo a menos que realmente estés contando tus calorías para esa comida.

Para acompañar tus huevos, comprueba si tienen la opción de sustituir la fruta por los marrones de hachís que casi siempre vienen con huevos en estos restaurantes. Si no tienen una opción de fruta, omita el costado por completo. Usted puede conseguir una guarnición de salchichas, ya que estos pueden ser fácilmente acariciados seco de exceso de grasa y tiene menos grasa que tocino. Evite las tostadas, las galletas y la salsa.

Algunos comensales y paradas de camiones también pueden ofrecer pollo al horno o a la parrilla o pescado al horno o a la parrilla. Si esta es una opción para usted, asegúrese de que no obtenga salsas en su carne, y elija sólo verduras para los lados. Evite las papas que estén llenas de almidón y cargadas con coberturas llenas de calorías.

Otra opción es conseguir la hamburguesa, pero sin el bollo y los ingredientes. Si sigues esta ruta, querrás pedir servilletas extra. Patea la hamburguesa seca de toda la grasa para reducir la cantidad de grasa que estás consumiendo. Asegúrate de tener verduras como guarnición y no papas fritas u otras papas.

Una cosa que una gran cantidad de paradas de camiones y pequeños comensales son conocidos por es pastel. Sin duda se le preguntará si desea postre o una rebanada de pastel. ¡Sólo di que no! Si realmente sientes que debes tener un bocado de pastel, mira si puedes dividir una pieza con la persona con la que estás viajando.

Alimentos de conveniencia

Puede haber momentos durante sus viajes cuando no hay restaurantes alrededor cuando necesita comer, y termina detenerse en una tienda de conveniencia. La comida de conveniencia es lo peor para su dieta y salud. Las papas fritas, las rosquillas, los dulces y los objetos de la parrilla de rodillos están llenos de carbohidratos y grasa.

Por lo general, hay algunas opciones más saludables en las tiendas de conveniencia si usted está dispuesto a pagar por ellos. Desafortunadamente, los alimentos más saludables en estas tiendas son casi siempre más caros que la comida chatarra. Pero, seguir con tu dieta y promover tus metas de pérdida de peso vale la pena, ¿verdad?

Mira primero para ver si tienen barras de proteínas. Las barras de proteínas son a menudo más bajas en carbohidratos que gran parte de los otros alimentos que estarán disponibles en estas tiendas. También tienen una gran cantidad de proteína y algunas grasas saludables, que te harán un largo camino para llenarte más, para que comas menos.

Otra buena de las dedos es la fruta. No todas las tiendas de conveniencia tienen fruta, pero la mayoría de ellos al menos tendrán plátanos. Coge un plátano o dos, o una manzana para llegar a tu próxima parada disponible con una comida real.

Otra buena comida de la tienda de conveniencia que se puede probar es hot dogs o salchichas sin el bollo. El bollo y los ingredientes son realmente lo que te va a conseguir en estos artículos de la parrilla de rodillos. Algunas tiendas de conveniencia también tienen otros artículos disponibles, como rollos de hamburguesa con queso o rollos de pollo de búfalo, que son aún más saludables para usted, de nuevo, sin el bollo y los ingredientes.

Trail mix es otro excelente alimento para ir que siempre podrás encontrar en las tiendas de conveniencia. Sólo tiene que tomar nota de lo que está en la mezcla de senderos y mirar los hechos nutricionales antes de elegir uno. Algunas mezclas de senderos tienen una gran cantidad de dulces mezclados o está hecho con ingredientes artificiales. La mezcla de frutas secas, pasas, frutos secos y semillas de girasol son realmente las mejores. Una buena mezcla de senderos es baja en calorías, baja grasa, bajo contenido de carbohidratos y relleno.

Mientras estés en la tienda de conveniencia asegúrate de abastecerte de agua, agua vitamínico, jugo y tal vez leche. Las bebidas te mantendrán hidratado, y el jugo y la leche te darán vitaminas y nutrientes adicionales que te ayudarán a mantenerte en marcha hasta que puedas comer una comida real en otra parada.

Asegúrese de que está evitando los artículos llenos de carbohidratos y azúcar, como barras de caramelo, papas fritas y refrescos. Las bebidas dietéticas están bien si realmente necesitas algo con cafeína para mantenerte despierto en la carretera, pero el café negro es mucho mejor para ti. Hemos detectado un problema desconocido.

Capítulo 4: Restaurantes y banquetes de eventos

Habrá ocasiones en las que viaje y que no tenga mucho control sobre dónde toma sus comidas. Cuando estás a merced de las decisiones de los demás, puede ser difícil tomar decisiones saludables que apoyen tu pérdida de peso. Cuando no puedas elegir el restaurante, o asistes a un banquete, tendrás que ser un poco más creativo a la hora de ver lo que comes.

Los banquetes son un poco más fáciles de tratar que salir a cenar en restaurantes porque a menudo se le dará una opción en lo que desea comer en un banquete con antelación. Si eres capaz de RSVP con tu elección de cena, asegúrate de elegir la opción más saludable, con las calorías, carbohidratos y grasas más bajas. Si el banquete se sirve estilo buffet esto es aún mejor porque usted tendrá un control total sobre lo que pone en su plato.

Cuando comas en restaurantes, no tengas miedo de pedir tu comida con instrucciones especiales. No se sienta obligado a tomar la comida exactamente como se prepara normalmente. Si todo en el menú está cubierto de salsas grasas, solicite su comida sin salsa. Si algo viene con una patata, pida sustituir las verduras o la fruta. La mayoría de los restaurantes son extremadamente serviciales.

Porciones

Una de las mejores cosas que puede hacer para cuidar su peso mientras viaja es monitorear su tamaño de porción. Los estadounidenses tienen los tamaños de porción más grandes de cualquier país cuando se trata de restaurantes y banquetes. En ningún otro lugar del mundo sirve tanta comida a la vez como los estadounidenses. Esta es una de las razones por las que la obesidad es tan frecuente en Estados Unidos.

Siempre nos decían cuando éramos niños que comiéramos todo en nuestros platos. Esta regla ha estado tan arraigada en nosotros que tendemos a comer cualquier cantidad que se nos haya dado, o hasta que estemos tan llenos simplemente no podemos tomar otro bocado. Usted debe romper este hábito al comer en restaurantes y banquetes, o no será capaz de apegarse a sus restricciones calóricas.

Debes convencerte de que está perfectamente bien dejar comida atrás. No sientas que debes terminar toda tu comida para ser cortés. Especialmente para comidas ricas en carbohidratos o altas en calorías, es importante que solo comas la porción de la comida que tienes que cumple con tus metas de ingesta de calorías. Está perfectamente bien dejar el resto atrás.

Como regla general, usted querrá comer aproximadamente la mitad de la comida que se le da en un restaurante o banquete a menos que el tamaño de las porciones sea muy razonable. Esto es particularmente cierto en los restaurantes y asadores italianos. La cantidad de comida que se le da en estos restaurantes es a menudo el doble de lo que debe comer.

Una opción que usted puede tener dependiendo del restaurante, es pedir del menú de niños o personas de la tercera edad. Estos menús a menudo tienen tamaños de porción más pequeños. La mayoría de los restaurantes ofrecen las mismas comidas en el menú senior que el menú regular, solo en tamaños más pequeños. Mientras que el restaurante puede no permitirle pagar el precio de la tercera edad si usted no es de la edad correcta, a menudo puede ofrecer pagar el precio completo, pero solicitar el tamaño de la porción de la tercera edad.

Si te sirven en un banquete y se le sirve estilo buffet, no tengas miedo de hablar y decirle a los servidores exactamente lo que quieres. Pide el trozo más pequeño de carne. Pida una cucharada extra de verduras. Pide que corten una patata grande por la mitad. Los servidores están ahí para ayudarle, y no hay nada de malo en asegurarse de obtener las porciones que usted será capaz de comer en su dieta.

Una comida típica debe consistir en tres a cuatro onzas de carne, una taza de verduras y un almidón pequeño, como un rollo de cena o una patata pequeña. Para cosas como la pasta, una porción debe consistir en aproximadamente una taza. Puede ser difícil mirar estas medidas sin práctica, pero tener esto en cuenta ayudará mucho a ayudarte a mantener el control de tu dieta.

Alimentos a evitar

Hay algunos alimentos que querrás evitar tanto como sea posible al comer en un restaurante o banquete. Estos alimentos son ricos en grasa y añaden toneladas de calorías innecesarias a su comida. Cuando sea posible, pida su comida para excluir estos artículos.

Salsas

Los alimentos más saludables se pueden hacer poco saludables simplemente agregando salsas y otros ingredientes. Las salsas de queso son muy altas en grasa y pueden agregar 100 calorías o más a su comida. Las salsas ricas en salsas ricas en salsas y mantequilla también son culpables de vigilar.

Si va a cenar en un restaurante, pida su carne, verduras y patatas para servir sin salsa ni salsa. Evite los platos que no se pueden preparar fácilmente alterando la receta para omitir la salsa. Esto incluye cosas como pasta.

Si usted está comiendo en un banquete, la salsa ya puede estar en la comida que está recibiendo, y es posible que no sea capaz de conseguirlo sin. Cuando esto suceda, acepte una porción más pequeña de los alimentos. Si puedes, como con las carnes, raspa la salsa después de sentarte con el plato.

papas

A los estadounidenses les encantan las comidas de carne y patatas. Las papas son un alimento de alto almidón y no contienen casi nada más que carbohidratos. Tienen muy poco valor nutricional, especialmente si no estás comiendo la piel.

Lo que realmente hace que las patatas sean malas para ti en un restaurante o banquete es que casi nunca se sirven como una patata vieja. Las papas al horno pueden estar cargadas con cebollino, mantequilla y crema agria, lo que las hace aún más altas en calorías y poco saludables. El puré de papas a menudo se carga con leche o crema, mucha mantequilla y potencialmente salsa.

Otros platos de patata están cubiertos de queso, como papas festoneadas. Todas estas variaciones de papa son altas en calorías y grasas y deben dejarse fuera de su plato siempre que sea posible. Si tienes opciones limitadas de comida y te sientes obligado a tomar una porción de papas en un banquete, asegúrate de que solo aceptes media porción, o come solo la mitad de lo que te sirven.

Verduras

¿Por qué querrías evitar las verduras? Se supone que están sanos, ¿verdad? El problema es que a menudo en los banquetes las verduras se cocinan con una cantidad insana de mantequilla. Esto añade una gran cantidad de calorías no deseadas y grasa a su comida. Las verduras cremosas hechas con toda la crema también son muy malas para ti y funcionarán en contra de tus objetivos de pérdida de peso.

Siempre que sea posible en un restaurante, solicite verduras al vapor que no estén cocinadas con mantequilla o grasas añadidas. Cuando esto no sea posible, o si las verduras se sirven en un banquete donde no hay ninguna opción al vapor disponible, considere ir sin las verduras u obtener un tamaño de porción más pequeño.

Todos los restaurantes y la mayoría de los banquetes ofrecerán ensalada. Esta es una opción mucho más saludable si las verduras están hechas con mucha grasa. Sin embargo, ten en cuenta que tu ensalada también puede ser poco saludable si la cubres con queso, trozos de tocino, carnes y aderezos. Elige vinagre y aceite o un aderezo italiano ligero sobre aderezos grasos como rancho o queso azul.

Pastas

La pasta es un alimento rico en carbohidratos con poco valor nutricional por sí solo, pero lo que realmente hace que la pasta sea mala para usted son las salsas que se le agregan. Evite cosas como macarrones y queso u otros pasteles de pasta en banquetes.

Si te encuentras en un restaurante italiano, considera pedir sopa en lugar de platos de pasta. Algunos restaurantes italianos también tienen una opción de bistec, pero de nuevo, usted necesita tener cuidado de qué lados que pide con él. Si decides ir con sopa, mira cuidadosamente las descripciones de las sopas disponibles y elige una que no use crema pesada u otras grasas.

Panes

Casi todas las comidas que se sirven en un restaurante vendrán con algún tipo de pan. Algunos restaurantes sirven una hogaza de pan de estilo familiar, otros ofrecen una cesta llena de panecillos ilimitados para la cena o palitos de pan, y otros sirven la comida con un rollo de cena. Dondequiera que mires un restaurante o banquete habrá pan de algún tipo.

El pan es muy alto en carbohidratos y proporciona poco valor nutricional a menos que sea de grano entero. Una gran cantidad de panes servidos por restaurantes y banquetes más elegantes se hacen con crema entera u otras grasas, miel y otros azúcares. A continuación, los cocineros cargan el pan con mantequilla o miel en la parte superior y lo sirven con más mantequilla.

Cuando estés en un restaurante, baja el pan. Dígale al servidor que omita el pan de su comida o ignore la pila de pan en la mesa. En los banquetes, simplemente se puede ignorar el pan o rechazarlo en la línea de buffet.

Postres

Cuando otros en su mesa en un restaurante están recibiendo postre, puede ser muy tentador conseguir algunos usted mismo. Los postres en los restaurantes suelen ser muy ricos y pueden consistir en tantas calorías como la comida en sí en algunos casos. Lo mejor es saltarse el postre por completo la mayor parte del tiempo.

Algunos restaurantes ofrecen postres sin azúcar, y estos a menudo pueden ser mucho mejores para usted. Tenga cuidado, sin embargo, que usted no elige un postre sin azúcar hecho con crema pesada porque esto también tendrá una gran cantidad de calorías. Pastel de fruta sin azúcar es una buena opción si usted debe tener postre.

Cuando en un banquete, como para una boda u otra celebración, sin duda habrá pastel, y se espera que todo el mundo tenga una pieza. Si sientes que debes por cortesía, adelante y toma un pequeño pedazo de pastel. Haga que la pieza se corte pequeña, luego raspe el exceso de glaseado o glaseado y caramelos que la decoran.

Capítulo 5: Comidas rápidas y snacks para el hotel

Mientras que algunos hoteles ofrecen servicios de comidas, a menudo son costosos y limitados en opciones. Cuando se aloja en un hotel que no ofrece servicios de comidas, o las opciones no son saludables, es posible que tenga que planificar algunas comidas rápidas y aperitivos que puede tomar al principio o al final de su período de fiesta.

Las opciones de comidas y aperitivos enumeradas en este capítulo se encuentran fácilmente en la tienda de comestibles local, incluso si se encuentra en una pequeña ciudad o ciudad turística. Dependiendo de la época del año, es posible que incluso pueda obtener algunos alimentos en un mercado de agricultores locales y hacerlo parte de su experiencia de búsqueda y visión de sitio.

Si sabes que vas a tomar esta opción para comer mientras viajas, planifica con anticipación mirando hacia arriba dónde están las tiendas de comestibles locales en relación con tu hotel para que puedas ahorrar tiempo cuando estés realmente en la ciudad a la que estás viajando. De esta manera no estás pasando tiempo innecesario buscando lo que necesitas cuando llegues allí.

Si el hotel ofrece servicios de comidas y tiene algunas opciones, elija cuidadosamente para asegurarse de que se adhieren a sus restricciones dietéticas y calóricas. Los hoteles a menudo no están tan ansiosos de hacer cambios en las comidas, por lo que pedir algo especial puede estar fuera de la cuestión. Sin embargo, todavía hay algunas opciones saludables, dependiendo de las ofertas de la cocina del hotel.

Hágase usted mismo comidas y aperitivos

Cuando un hotel ofrece una mini nevera o microondas en la habitación, hace las cosas mucho más fáciles en este sentido. Aunque no todos los hoteles ofrecen una mini nevera, la mayoría de los hoteles de hoy en día ofrecen un microondas en la habitación. Si no hay un microondas disponible en la habitación en sí, puede haber uno disponible en el salón o en la zona de comedor.

Si no hay una mini nevera en la habitación, sus opciones para comidas rápidas y aperitivos serán más limitadas. Sin embargo, también puede planificar con anticipación trayendo un refrigerador para mantener algunos artículos pequeños para su uso posterior. También hay bolsas de mano aisladas que funcionan bien para esto. Al usar estos artículos, es mejor obtener compresas frías del congelador en lugar de hielo real para reducir el desorden a medida que se derrite. También duran más que el hielo embolsado en la mayoría de los casos.

Frutas y verduras

Hay una gran cantidad de frutas y verduras que no tienen que mantenerse refrigerados. Manzanas, naranjas y plátanos son buenas opciones para llevar con usted, o comprar para comer en el hotel para el desayuno o un almuerzo ligero o un aperitivo. Si tienes una mini nevera o un bolso más fresco, también puedes hacer uso de cosas como uvas, bayas y melones.

Muchas verduras tampoco tienen que ser refrigeradas. Los hoteles a menudo se mantienen lo suficientemente frescos como para que cosas como zanahorias, brócoli y coliflor no salgan mal hasta 24 horas si se mantienen en un lugar fresco y seco. No necesariamente tienen que mantenerse refrigerados.

Si quieres preparar tus verduras, prueba a darte un chapuzón vegetariano. Evite el rancho, ya que es alto en calorías. Sin embargo, un buen chapuzón de aguacate o hummus es bueno con verduras y se mantiene bastante bien en una mini nevera o bolsa de mano aislada.

Queso y galletas

Queso y galletas es un buen almuerzo ligero para romper su ayuno si comienza su período de fiesta por la mañana, o antes de salir del hotel. El queso se puede guardar en una mini nevera o en un bolso más fresco. Algunos quesos están bien para dejar sin refrigeración, siempre y cuando no se calienten, pero esto no es ideal.

Dado que se encuentra en un hotel y no tendrá uso de una cocina y utensilios, es una buena idea comprar pequeñas bandejas de queso en lugar de un bloque de queso. Las bandejas de queso a menudo están disponibles en un pequeño paquete de variedad de una libra, ya en rodajas perfectamente para su uso con galletas. Otras opciones son palitos de queso y rodajas de queso.

Mantequilla de cacahuete y jalea

La mantequilla de maní y la jalea hechas con pan bajo en carbohidratos o pan plano es una buena opción para un almuerzo ligero o un aperitivo antes de acostarse. La mantequilla de maní y la mayoría de las gelatinas no tienen que mantenerse refrigeradas, y es muy fácil de preparar. También puede usar mantequilla de maní en las manzanas o un poco de apio, que tampoco tiene que mantenerse muy frío.

Comidas instantáneas

Hay una gran cantidad de alimentos instantáneos nutritivos por ahí que no requieren refrigeración, pero se pueden preparar con agua caliente de la cafetera en su habitación, o con un microondas. La avena instantánea es una gran manera de romper su ayuno por la mañana o temprano por la tarde y no requiere mucho en el camino de la preparación.

También hay una variedad de sopas que están diseñadas para ser cocinadas en el microondas.

Campbell's es una excelente línea de tazas de sopa microondas que son deliciosas y nutritivas. Estos pueden hacer una excelente cena ligera, o un refrigerio al final de su período de fiesta al final de su largo día.

Deli carnes

Si tienes una mini nevera en tu habitación o estás haciendo uso de un tote aislado, puedes conseguir algunas carnes de delicatessen para almorzar o cenar en tu habitación de hotel. Puede enrollar la carne con un poco de lechuga y tomate para una comida baja en carbohidratos, o puede usar pan bajo en carbohidratos o tortillas para hacer un sándwich o envoltura.

Ten en cuenta al hacer sándwiches de delicatessen que es tan saludable como lo que pones en él. Usar mucha mayonesa o aderezo de ensalada batida podría agregar calorías que no quieras preocuparte por contar. Tenga cuidado también, qué panes elige para los sándwiches, ya que muchos panes servidos en delis son altos en carbohidratos y grasa.

Comer en la cocina del hotel

Comer en el comedor o con servicio de habitaciones en el hotel es siempre una opción. Si tiene un itinerario muy concurrido, y no tiene la oportunidad de comer su comida principal hasta que regrese al hotel por la noche, la cocina del hotel puede ser una buena opción. Solo tienes que comprobar con anticipación y asegurarte de qué horas está abierta la cocina y servicio de habitaciones.

Por suerte, la cena en el hotel suele ser de tamaños de porciones más pequeños que el restaurante típico, por lo que no tendrás que preocuparte por comer demasiado cuando pidas en la cocina del hotel. Aun así, usted tendrá que asegurarse de que está tomando decisiones de alimentos saludables. Esto puede ser más fácil decirlo que hacerlo porque a menudo los hoteles no harán modificaciones en la presentación de los alimentos. Debes ordenarlo de la forma en que viene, o no en absoluto.

El truco aquí es elegir artículos que no van a ser altos en grasa o carbohidratos. Evite los alimentos fritos y las patatas, sobre todo. También debe tener cuidado de que al pedir platos de carne, no vienen con salsas hechas con cremas pesadas u otras grasas.

Una de las comidas más fáciles de pedir y saludables que se pueden obtener de la cocina de un hotel es una cena de carne. Sus filetes son generalmente más pequeños que en un asador, por lo que no se arriesgará a comer en exceso. A menudo vienen con verduras al vapor y una patata, pero siempre se puede simplemente no comer la patata. Otra buena opción es pollo al horno o a la parrilla con verduras.

Una forma de ahorrarse algunas calorías al comer en la cocina del hotel es pedir la tarifa del desayuno. Con frecuencia, los hoteles servirán su menú completo todo el día, atendiendo a aquellos con un horario diferente al de la persona promedio. Si el desayuno es una opción a cualquier hora del día, estás de suerte. Una buena comida es un pedido de huevos con salchichas y una guarnición de fruta, con tal vez un muffin inglés.

Otra buena opción para las cocinas del hotel es una ensalada. A menudo tienen una variedad de ensaladas para elegir, incluyendo atún y ensalada de huevo. Si usted está comiendo como una comida pesada para el almuerzo o la cena, puede obtener una ensalada de chef con jamón y huevos duros, o podría obtener una ensalada de pollo a la parrilla. Siempre ten en cuenta que el aderezo es lo que te mata en una ensalada y pide la opción más ligera disponible.

Por supuesto, si has sido bueno a la hora de adelantarte y no has consumido demasiadas calorías, los tamaños más pequeños de las cocinas del hotel lo hacen para que puedas derrochar un poco en una cena tardía. Si los datos nutricionales no aparecen en el menú, prueba a usar una aplicación de contador de calorías en tu teléfono inteligente o tableta para determinar cuántas calorías hay en la comida que realmente quieres. Está perfectamente bien derrochar un poco por la noche si has sido muy bueno con tu ingesta de calorías todo el día.

Capítulo 6: snacks rapidos

Si viaja largas distancias en un vuelo o en un coche, puede ser útil para picar su camino a través de sus períodos de fiesta. De esta manera usted no está teniendo que preocuparse por las opciones de alta calorías en restaurantes de comida rápida, comensales, y tiendas de conveniencia a lo largo del camino.

Snacking su camino a través de su período de Ayuno también es una buena opción si usted está en una ciudad mientras viaja y tiene un horario apretado. Si usted está tratando de abarrotar tanto como sea posible en unas vacaciones cortas, o si usted está en un viaje de negocios con un montón de reuniones, aperitivos rápidos son una gran manera de conseguir en sus calorías para el día. Puede tomar un aperitivo mientras está en el autobús, en el taxi, en el tren o entre reuniones.

Los siguientes bocadillos son muy saludables y no se suman demasiado rápido en el frente de calorías. Son fáciles de transportar y no requieren refrigeración en absoluto. Si sabes que vas a estar muy ocupado o en un viaje largo, podrías considerar empacar un tote con algunos o todos estos alimentos para que te desnudes durante tus viajes.

Alimentos para la energía

Los carbohidratos complejos son una gran fuente de energía y pueden mantenerte alerta en viajes largos en coche. Estos aperitivos rápidos son una gran alternativa a los carbohidratos y azúcares simples, pero le dará la energía que necesita para mantenerse enfocado y navegar su camino a su destino. O, le darán energía para ver el sitio, compras y otras actividades.

La fruta fresca es siempre una buena opción para carbohidratos complejos. Hay una gran cantidad de fruta que se puede obtener que no tiene que ser refrigerado, incluyendo manzanas, naranjas, y plátanos. Si estás empacando un bolso pesado, las manzanas pueden ser mejores porque no serán aplastadas por otros artículos en tu bolso o auto.

Si prefieres algo que no tengas que preocuparte por ir mal o calentarte, puedes ir con un poco de fruta seca. Obtenga bolsas de fruta seca de su tienda local de alimentos saludables o haga las suyas con anticipación a su viaje. Los arándanos secos, los arándanos, los albaricoques y las dátiles son un gran súper alimento que te mantendrá energizado y en movimiento.

La mezcla de senderos es otra gran opción. Usted puede obtener la mezcla de senderos con frutas secas, frutos secos, semillas y pasas. La mezcla de senderos es una buena opción porque te proporciona carbohidratos complejos, así como proteínas.

Las tazas de salsa de manzana son otra buena fuente de carbohidratos complejos y son bastante fáciles de comer sobre la marcha. Sólo asegúrese de recordar empacar algunas cucharas de plástico para su uso con cualquier cosa como esta que decida tomar en sus viajes.

Alimentos para proteínas

Las proteínas son importantes porque te dan energía de la misma manera que los carbohidratos complejos, pero las proteínas también te harán sentir más lleno. Las proteínas son una gran manera de asegurarse de que usted está recibiendo suficientes calorías y buenas grasas, así, ya que la mayoría de las fuentes de proteína también son fuentes de estos nutrientes.

Jerky es la mejor fuente de proteína que puedes llevar contigo en tus viajes. Se mantiene bien en cualquier clima, se puede volver a sellar fácilmente en una bolsa Ziploc, y se puede deslizar y se puede relanzar en cuestión de minutos. Jerky también viene en tantos sabores, formas y tamaños diferentes que nunca te aburrirás de comerlo.

Otra buena fuente de proteína son las barras de proteínas. Las barras de proteínas son diferentes a las barras básicas de granola. Las barras de proteínas generalmente se componen de una proteína de suero de leche en polvo como parte de su base y contienen nueces y mantequilla de maní con mayor frecuencia. Algunas también contienen frutos secos. Estas barras de proteína son extremadamente llenas y le dan energía duradera.

Las nueces y las semillas son otra buena fuente de proteínas y grasas buenas, y son un gran aperitivo. A veces, cuando cstás dc viaje durante mucho tiempo o en un vuelo, te aburres y quieres comer. Las nueces y las semillas son geniales para esto porque tienes que comer una gran cantidad de ellas antes de que las calorías comiencen a apilarse. Y la proteína le dará una sensación completa más rápido que con bocadillos azucarados o rellenos de carbohidratos como patatas fritas.

Los batidos de proteínas son otra gran manera de obtener su proteína y también pueden conseguir un poco de calcio y hierro también. Usted puede obtener batidos de proteínas que no tienen que ser refrigerados y están pre-hechos. También puede obtener proteína en polvo y simplemente añadir agua o leche cuando llegue a un stand o tienda que vende tales artículos. Un batido de proteínas es una buena opción si vas a algún lugar donde se permiten bebidas, pero los alimentos no.

Los palitos de queso son otra fuente de proteína y calcio que te ayudará a mantenerte en marcha durante todo el ajetreado día. La mayoría de los palitos de queso están bien para estar fuera de la refrigeración durante unas horas antes de que deban ser comidos de forma segura, siempre y cuando el clima no esté demasiado caliente. Por ejemplo, si tiene salines en el tote, no debe dejarlo junto a una ventilación térmica.

Bocadillos

Hemos detectado un problema desconocido. Es mejor evitar las virutas tanto como sea posible, pero usted tiene algunas otras alternativas.

Palomitas de maíz es una gran alternativa a las patatas fritas de merienda y galletas. Las palomitas de maíz, incluso con mantequilla, es un aperitivo muy bajo en calorías que se puede disfrutar mientras está en movimiento. Ponlo en una bolsa Ziploc para que puedas disfrutarlo durante todo el día y comer cuando tengas tiempo. Las palomitas de maíz no te llenarán ni te darán energía, pero te dará algo de comer si realmente sientes que tienes que tener algo en este momento.

Los pretzels son otra buena alternativa a las patatas fritas que son bastante bajas en calorías. Los pretzels de snack son una gran opción si quieres algo muy salado pero estás tratando de contar tus calorías y carbohidratos. También puede obtener bocados de pretzel de refrigerios que tienen mantequilla de maní para una combinación de un bocadillo y proteína.

Cuando realmente tienes hambre y no es hora de comer una comida completa, o si estás cerca de tus límites calóricos para el día, los pasteles de arroz pueden ser un gran aperitivo ligero. Los pasteles de arroz vienen en una variedad de sabores y no tienen que saber a espuma de poliestireno. Se llenan un poco debido al arroz hinchado, que se expande aún más en el estómago. Las tortas de arroz son una buena manera de evitar calorías sin dejar de privarte de comida cuando lo deseas.

Sándwiches

Si usted está buscando más de una comida sobre la marcha que un aperitivo rápido, un sándwich es una buena opción. Puede viajar fácilmente con un sándwich durante largos períodos. Los sándwiches de carne Deli son buenos fuera de la refrigeración durante un máximo de cuatro horas, mientras que los sándwiches de mantequilla de maní y jalea son buenos por un período de tiempo más largo.

Recuerda que cuando estés haciendo tus sándwiches de carne de delicatessen para el camino que no quieres poner ningún tomate en el sándwich, ya que esto se pudrirá con el tiempo si no comes dentro de la primera hora de sacar el sándwich de la refrigeración. Tampoco quieres poner ningún aderezo para ensaladas, mayonesa o mostaza en el sándwich hasta que estés listo para comerlo o el pan se empapará. Añadir queso a tu sándwich está bien, siempre y cuando el sándwich no esté en el calor.

Las galletas de mantequilla de maní van a ser un alimento para refrigerios un poco más alto en calorías, pero son una buena opción si quieres combinar salado con proteína. Evite los alimentos procesados y en su lugar haga sus propias galletas de mantequilla de maní usando salinas y sin azúcar agregada de mantequilla de maní. Encierralos en una bolsa y estarás listo para un largo viaje. Esta es una opción mucho mejor que la mantequilla de maní y los sándwiches de jalea, porque la jalea puede hacer que el pan se empaque en el transcurso de varias horas.

Evite los sándwiches de ensalada de huevo porque los huevos se ponen en mal muy rápidamente una vez sacados de la refrigeración. Sin embargo, la ensalada de atún, si no contiene huevos, se puede mantener sin refrigerar durante varias horas. Sin embargo, la mayonesa en la ensalada de atún puede hacer que el pan se empape. Asegúrese de hacer el sándwich de un pan de grano entero rígido o llevar la ensalada por separado del pan y llevar a lo largo de una cuchara de plástico para esparcirlo con.

Libro 3: Ayuno Intermitente Para Mujeres

Como Quemar Grasa Abdominal y Mantener Niveles Altos de Energia Siendo Madre de Tiempo Completo

Por

Beatrice Anahata

Introducción

Felicidades por tomar su copia de este libro y gracias por hacerlo.

Este libro discutirá cómo puede incorporar el ayuno intermitente en su estilo de vida. Le dirá las ventajas de hacerlo y también los planes correctos. Este libro se centra en los planes de ayuno intermitente para las madres de tiempo completo. Ampliará su perspectiva sobre el ayuno intermitente y los cambios positivos que puede en su vida.

Ser mamá de tiempo completo es un trabajo exigente. Es una corona de tronos. Demasiadas expectativas, demandas y muy poco tiempo. Desde el sol hasta la caída del sol, se produce una carrera sin fin. La carrera por cumplir con las responsabilidades requiere una atención completa e indivisa. Luego, están los azules de las expectativas incumplidas. Responsabilidades que salieron de la lista. La culpa se jadea de no poder hacer todo. Resentimiento por no poder mantener a todos felices. La frustración de que los miembros de la familia no comprendan o cooperen plenamente con usted.

En medio de todo esto, su propia salud sigue siendo ignorada. Lo más fácil de sacrificar en medio de todo esto es el tiempo personal. Lenta y gradualmente, te afecta. Esa pequeña cantidad diaria de aeróbicos, yoga, meditación o caminata puede mantenerte rejuvenecido. Pero no encuentras tiempo para ello todo el tiempo. Te comprometes en ese momento. Te sientes bajo y lo compensas con comida. Esto comienza un círculo vicioso. La acumulación de grasa se acelera. Este es el comienzo de la espiral descendente. Una vez que esto comienza, volver se pone difícil.

Grandes historias de transformación, discursos de motivaciones, todos se ven bien e inspiradores. Pero, hay poco tiempo, energía y motivación para ponerlos en acción. Si dejas pasar el tiempo así, pronto se acumularían oles de grasa. Aquellos que piensan que cruzarán el puente cuando lo alcancen están equivocados. Una vez que cruces el umbral, volver es difícil. Régimen de ejercicio estricto requiere tiempo. Nunca lo tuviste en primer lugar. La dieta estricta requiere tiempo; nunca fue tu lujo. Desde el entrenamiento con pesas hasta la vida saludable, todo empezaría a salirse de los límites. Usted se compromete lenta y gradualmente con el peso. Desencadenaría el siguiente conjunto de problemas en forma de enfermedades relacionadas con la obesidad.

Todo este tiempo, hay un aspecto que siempre te molestó, pero siguió siendo ignorado. Es el impacto negativo de la grasa del vientre en su apariencia. Ser una madre de tiempo completo no significa que seas menos mujer. Te hace más de eso. Es su derecho a verse hermosa y atractiva. El vientre de los neumáticos no es sólo un problema cosmético, sino también un peligro para la salud. Empiezas a sentirte cansado más a menudo. Pierde resistencia y libido. Siéntase más estresado y fatigado.

Eres consciente de ello todo el tiempo. Presionas el botón de pánico en la desesperación. Como dicen, los tiempos desesperados exigen medidas desesperadas. Buscas internet; hablar con tus amigos y consultar a los expertos. Usted recibe sano aconseja reducir la grasa del vientre y poner su peso bajo control. Decides ser firme y apegarte al horario. Los entrenamientos son duros y la familia sigue exigiendo. La presión se vuelve insoportable. Los niños tienen escuela. El hogar necesita atención. La familia necesita tiempo. Necesitas relajación, y el régimen actual no encaja correctamente en la imagen. Empiezas a hacer compromisos, y la resolución sale de la ventana.

Esta es la historia en general de todas las madres de tiempo completo que están luchando con su peso. La mayoría sucumbe a la presión y hace compromisos. Se está accediendo a la derrota, pero la mayoría no tenía opción. Seamos realistas aquí por un momento. Ser mamá de tiempo completo es una responsabilidad a tiempo completo. La carga es inmensa. Las expectativas son altas. No es un paseo por el jardín, incluso para los más acomodados. Requiere dedicación, tiempo y determinación. Te pide que sacrifiques algunas cosas e ignores muchas. Siendo una madre responsable, ambas son cosas difíciles.

Puedes perder algo de peso con un estricto régimen de ejercicio y un control estricto de tu dieta. Pero, tanto demandan tiempo como energía, dos cosas en las que ya te estás quedando sin nada. Cada vez que empieces a ponerte laxo en ellos, ganarás peso mucho más rápido de lo que perdiste. Estas no son formas prácticas para las madres de tiempo completo que tienen a la familia como su primera prioridad. Este no es un modelo sostenible. Sostenibilidad es el nombre del juego cuando se trata de la programación de una madre de tiempo completo. No permanecerás motivado para siempre. Un niño o familiar se enferma, los compromisos familiares y otras cosas que requieren su atención cambiarán su enfoque. Tu vida se convertirá en una montaña rusa de dolores de culpa, fracasos y decepciones. Necesitas un método que te facilite controlar tu peso. Un método que no requiere que te salgas de la pista. Eso no requiere un esfuerzo extraordinario. Un método que no interrumpe tu curso normal de vida.

El ayuno intermitente es así el que abre las puertas de las oportunidades para ello. Es fácil, sostenible y eficaz. Cada actividad adicional que hagas como ejercicio, yoga, aeróbicos y trotar aumentará tus esfuerzos. Sin embargo, si usted no es capaz de dedicar tiempo a ellos, usted todavía estará en el camino. Usted no tendrá que tomar tiempo extra para preparar comidas largas y planes de dieta. Su dieta actual también servirá. Elegir adoptar una dieta saludable seguramente complementará sus esfuerzos de pérdida de peso. Es el modelo sostenible para las madres de tiempo completo, ya que pueden ser su yo habitual mientras traen el cambio.

El ayuno intermitente no es un truco de magia. Pero.está trayendo armonía dentro de tu cuerpo. Le da a su cuerpo para darse cuenta de todo su potencial. Desencadena las hormonas adecuadas que ayudan a perder peso. Hace tu vida más disciplinada y ordenada.

El problema con la palabra ayuno es que la gente lo malinterpreta. No es hacer dieta ni morirdes de hambre. Está condicionando su cuerpo a canalizar correctamente la energía. Envía las señales correctas a varias glándulas que necesitan para funcionar correctamente. Sus rutinas de ayuno corto les ayudarán en el trabajo.

Si usted es decidido a recortar esa grasa del vientre y quiere hacerse a sí mismo, más enérgico, entonces el ayuno intermitente es el camino a seguir para usted. Comenzará sin un cambio visible en sus niveles de energía en un corto lapso de pocas semanas. Puedes acelerar las cosas con ejercicio y dieta saludable. Cada esfuerzo que hagas complementará la pérdida de peso.

Este libro explicará la manera correcta de hacer el ayuno intermitente. Explicará-

- ✓ El enfoque científico basado en hechos hacia el ayuno

- ✓ La diferencia en los resultados entre la alimentación frecuente y el ayuno intermitente

- ✓ Las ventajas del ayuno intermitente

- ✓ Los resultados que puede esperar

- ✓ Los diversos métodos que se pueden utilizar sin interrumpir su vida normal

Hay un montón de libros sobre este tema en el mercado, gracias de nuevo por elegir este! Se hizo todo lo posible para asegurarse de que está lleno de tanta información útil como sea posible, por favor, disfrute!

Capítulo 1: Comprender el ayuno intermitente y algunos conceptos erróneos relacionados

Análisis de comidas de alta frecuencia

Formar ideas basadas en la práctica común no es infrecuente. De hecho, es natural adoptar métodos que sean convenientes y luego protegerlos como la verdad de Dios. Esto ha sucedido con la idea de comer con frecuencia también. Pregunte a las personas en general, y apoyarían unánimemente la idea de que comer comidas más pequeñas a intervalos regulares. Ellos responderán por su eficacia con argumentos sólidos. Van a ir a decir que ayuda en la pérdida de peso y mantiene el cuerpo energizado. Usted puede encontrar decenas de personas que desecharían vehementemente la idea de ayunar y hacer dieta. Pero, ¿alguna vez has tratado de encontrar la base científica de ambas ideas?

En general, los nutricionistas aconsejan que comer 6 comidas al día mantiene su metabolismo alto. Evita que golpees la meseta metabólica conocida como el modo de inanición. Pero, en realidad, no ha habido un solo estudio para fundamentar estas afirmaciones. Estas son las reivindicaciones que se originan en la lealtad profesional. El trabajo de un nutricionista es mantenerte bien alimentado y nutrido. Este consejo se adapta a su descripción del trabajo que es para mantenerlo bien alimentado y nutrido. Pero, hacerque perder la grasa del vientre y ponerla en forma no es necesariamente su responsabilidad. Varios conceptos erróneos también nublan el pensamiento de los profesionales médicos. El engaño de seis comidas pequeñas en un día es uno de ellos.

Sin embargo, hay dos tipos de problemas en esta teoría. El primero es un problema práctico. Supongamos que empiezas a implementar seis comidas al día. Usted tiene el objetivo de reducir, controlar o mantener su peso si no todos. Esto significa que-

- ✓ Usted tendrá que restringir su ingesta de calorías a 2000
- ✓ Coma 6 veces al día sin comer más de 2000 calorías
- ✓ Usted tendrá tipos limitados de alimentos que puede comer

- ✓ La mayoría de los alimentos aumentarán la ingesta calórica
- ✓ Las comidas serán frugales e insípidas
- ✓ El tiempo de preparación de alimentos aumentaría mucho
- ✓ Los alimentos comprados y envasados en la tienda quedarían fuera del límite. (No son aconsejables de todos modos)

Ahora, el problema práctico es que no es una solución sostenible para las madres de tiempo completo. Como madre de tiempo completo, tienes responsabilidades. Un trabajo que no puedes delegar a nadie más. Deberes que necesita completar a tiempo, todos los días. No es como llegar tarde a una presentación en la oficina. Su falta de responsabilidad puede significar que sus hijos faltan a la escuela o que tienen un mal desempeño en la escuela. Incluso puede resultar en amargura en el ambiente familiar. Así que el tiempo y la rutina no están a tu favor aquí. Esto requerirá una preparación elaborada. Preparar 6 comidas al día en lugar de 3 es más exigente. Seguirlo regularmente puede ser difícil. Usted no sólo tiene que preparar más comidas ahora, sino que también tiene que asegurarse de que no cruzan la barrera calórica.

También hay problemas técnicos. Hay una falta de estudios que corroboren el éxito de este método. La mayor parte de este mito urbano proviene de fuentes no certificadas. En gran parte de los anuncios de comercialización de cereales y desayunos y escamas. Las comidas frecuentes serán muy difíciles de regular. De hecho, un estudio realizado para averiguar los ' Efectos del aumento de la frecuencia de las *comidas en la oxidación* de grasa, y el hambre percibida 'encontró todo lo contrario. Afirma que aumentar la frecuencia de las comidas de tres a seis al día no tiene ningún efecto sobre la oxidación de grasa. Nuestro cuerpo quemaría la misma cantidad de calorías en el procesamiento de los alimentos. Sin embargo, se encontró que ha habido un aumento significativo en el hambre y el deseo de comer en comidas de alta frecuencia. Terminarás consumiendo más calorías. Incluso su resistencia a la insulina puede aumentar. Por lo tanto, si usted tiene la intención de controlar su peso, entonces esta metodología definitivamente no va a funcionar para usted.

Efecto del ayuno intermitente en la pérdida de peso

El mayor argumento dado contra el ayuno intermitente es que envía señales incorrectas al cuerpo. La gente dice que el ayuno envía el cuerpo al modo de hambre. El cuerpo ralentizaría las actividades metabólicas. En principio, esto es cierto. Si el cuerpo se da cuenta de que se está muriendo de hambre comenzaría a conservar la energía y bajar la tasa metabólica. Pero la verdad termina aquí. El modo de hambre tarda alrededor de 72-96 horas en establecerse después de la última comida. El ayuno intermitente es un intervalo de alimentos de 14-24 horas como máximo. No puede enviar su cuerpo a un modo de inanición en ningún caso. Por el contrario, los estudios han demostrado que la tasa metabólica realmente aumenta entre 3.6%-14% después del ayuno a corto plazo. Esto sucede cuando nuestro cuerpo busca frenéticamente fuentes de energía y comienza a descomponer la grasa almacenada. La oxidación de grasa se acelera durante este período. Nuestro cuerpo lo ha aprendido de la práctica evolutiva. Ha sido el truco de supervivencia a lo largo de la historia evolutiva.

Nuestro cuerpo, al igual que otros sistemas, sigue un sistema jerárquico cuando se trata de consumo de energía. Trata de quemar la forma más fácil de energía disponible al principio, es decir, azúcar en la sangre y glucógeno. Cuando se agota esa energía, cambia a formas difíciles de energía como los depósitos de grasa. Ahora, cuando comemos a intervalos frecuentes, hay mucha energía fácil en forma de azúcar en la sangre y glucógeno. El cuerpo nunca necesita usar los depósitos de grasa. Lenta y gradualmente la formación de enzimas que ayudan a quemar grasa corporal disminuye. Los niveles de azúcar en la sangre y glucógeno sólo bajan cuando nuestro cuerpo ha estado en un estado de ayuno durante 8-12 horas. Sólo entonces nuestro cuerpo empezaría a quemar la grasa corporal. Si desea reducir su grasa corporal y recortar su vientre, entonces el ayuno intermitente durante al menos 14 horas es la mejor manera de hacerlo. Este libro le dirá las maneras en que puede hacerlo fácilmente. También conocerás las ventajas de hacerlo y la base científica para ellos.

Capítulo 2: Ayuno intermitente- El trato real

La obesidad ha surgido como una epidemia. Lo alarmante es que ha habido un fuerte aumento de las tasas de obesidad entre las mujeres. Un estudio publicado en *Times health* afirma que la tasa de obesidad era del 40% entre las mujeres en los Estados Unidos en comparación con el 35% en los hombres. El hecho preocupante es que se ha vuelto constante entre los hombres, pero sigue aumentando entre las mujeres año tras año. El estudio observó un aumento del 3% en un lapso de dos años entre 2014 y 2016.

Los efectos nocivos de la obesidad son bien conocidos por todos y no es necesario estresarse. La obesidad se ha convertido en la principal causa de enfermedades que causan muertes en los Estados Unidos. Las enfermedades cardíacas, la hipertensión, la osteoartritis y los problemas metabólicos son algunos de los principales problemas. El hecho más sorprendente es que la mayoría de la gente en los Estados Unidos lo sabe. Sin embargo, todavía hay una escasez de pasos efectivos.

Medidas populares de pérdida de peso y las razones de su ineficacia

Dieta

Los experimentos con la dieta han sido el paso de tiempo nacional favorito. La dieta ha sido una industria de miles de millones de dólares. Demasiadas variaciones y trucos y, sin embargo, los resultados no han sido impresionantes. La razón principal es la falta de metodologías establecidas. La dieta es difícil de seguir, tomar tiempo y necesita una disciplina muy estricta. Francamente hablando, es difícil seguir en la vida acelerada actual. Afirmando una investigación de UCLA, profesor asociado de psicología en UCLA, Tracl Mann dijo que las personas que perdieron 5-10% de su peso a través de la dieta lo recuperaron rápidamente. Dijo que mantener la pérdida de peso era muy difícil a través de la dieta. También dijo que entre un tercio y dos tercios de las personas que están a dieta recuperan más peso que realmente perdieron.

Ejercicio

El ejercicio, el yoga y un régimen de acondicionamiento físico similar pueden sin duda traer buenos resultados. Pero, en la instancia en que te caigas fuera de la rutina, empezarás a subir de peso a un ritmo aún más rápido. Por todas las razones prácticas, esto hace que el ejercicio sea desfavorable como primera opción.

Cirugía

Cuando todo falla, la gente se vuelve hacia la medicina. La ciencia médica ha hecho progresos significativos. Varios procedimientos bariátricos se jactan de controlar el peso. Uno de esos procedimientos fue la banda gástrica. Sin embargo, poco a poco la gente se dio cuenta de que mantener el peso perdido es realmente difícil. La gente ganó el peso perdido muy pronto, y todo el ejercicio fue en vano. Otros procedimientos también han mostrado resultados algo similares. El costo es alto, el riesgo es grande, pero la ganancia es inconsistente. Esto hace que incluso las cirugías bariátricas sean una opción menos favorecida. Para empeorar las cosas, la mayoría de la gente no aceptaría ir bajo el cuchillo para reducir el peso. Para añadir sal a la miseria, no sólo es muy caro, pero conseguir la aprobación de los médicos y las compañías de seguros también es complicado.

Ayuno intermitente: la solución probada en el tiempo

Cuando todo lo demás falla, tendemos a mirar hacia la naturaleza. La respuesta siempre ha estado ahí. Siempre supimos la respuesta, ya que nuestros antepasados la han estado practicando durante siglos. Estaba en su práctica de comer. Nuestros ancestros eran nómadas. La probabilidad de encontrar comida era baja para ellos. Por lo tanto, los períodos de ayuno eran frecuentes. Esta es la clave para quemar grasa. Aunque es cierto que nuestro cuerpo ralentiza la tasa metabólica después de que comienza a temer el hambre, pero eso no sucede muy pronto. Antes del modo de hambre, nuestro cuerpo está buscando frenéticamente fuentes de energía para alimentar los esfuerzos de supervivencia. Nuestro cuerpo extrae esta energía de los depósitos de grasa en nuestro cuerpo. Esta es la clave de nuestra búsqueda. Si podemos hacer que nuestro cuerpo busque fuentes de energía más a menudo entonces comenzará a quemar depósitos de grasa y ayudar a recortar esa grasa del vientre.

Algunas de las características llamativas del ayuno intermitente son:

- ✓ Es una manera fácil y sostenible de mantener el peso de las madres a tiempo completo
- ✓ No requiere una preparación extensiva
- ✓ No tendrías que tomar tiempo de vez en cuando para comer
- ✓ Puedes seguir con tu rutina normal la mayor parte del día
- ✓ La mayor parte del ayuno tendría lugar por la noche cuando no estás activo.

La razón por la que el ayuno intermitente es altamente eficaz a largo plazo:

- ✓ Es fácil adherirse al ayuno intermitente a largo plazo- Sostenibilidad
- ✓ No interfiere con lo que comes
- ✓ Usted obtiene sus necesidades nutricionales

✓ Acelera la pérdida de grasa, pero no la pérdida de masa corporal magra
✓ Es fácil de aplicar y monitorear
✓ Es seguro para la práctica a largo plazo y tiene resultados probados
✓ Puedes hacerlo sin ninguna ayuda externa
✓ Complementarlo con ejercicio y cambios en la dieta ayudará en la pérdida de peso rápida

Lo más importante

Reduce la resistencia a la insulina. Es el factor más importante para reducir el riesgo de la mayoría de las enfermedades crónicas. Puede reducir el riesgo de problemas como diabetes tipo 2, enfermedades cardiovasculares, accidentes cerebrovasculares y cáncer.

Lo mejor del ayuno intermitente es que es muy fácil de implementar. Naturalmente pasas 7-8 horas sin comer nada por la noche. Este es el tiempo que duermes. Extender este tiempo por unas pocas horas más no sólo aumentará sus esfuerzos de pérdida de peso, sino que también dará beneficios adicionales.

Los estudios han demostrado que el ayuno intermitente puede ayudar a equilibrar sus niveles de colesterol. Reduce significativamente el riesgo de enfermedades cardíacas. Su perfil de coagulación sanguínea también mejora enormemente. Esto ayuda a reducir el riesgo de coágulos sanguíneos y accidentes cerebrovasculares. El riesgo de inflamación crónica también disminuye significativamente.

Esto es importante para dejar claro desde el principio que el ayuno es diferente de la dieta. La dieta es ser selectiva sobre el tipo de comida que se puede comer. Sigues una dieta restrictiva de calorías. Te vuelves exigente con las cosas para comer y la cantidad en la que las comerás.

El ayuno intermitente se trata de traer un cambio en el patrón de alimentación. No repartes tus comidas durante todo el día. Tienes una ventana de alimentación limitada. Para los hombres, el período de ayuno intermitente ideal dura 16 horas. Para las mujeres, un período de ayuno de 14 horas es suficiente. Una vez que termine tu ayuno, puedes comer. Usted puede comer la misma cantidad de comida en dos o tres comidas dentro de las 8-10 horas restantes del día.

No tendrá que hacer ningún cambio en su horario diario. No es necesario hacer largos preparativos para las comidas. Una rutina de ejercicios por la mañana antes de terminar el ayuno diario ayudaría inmensamente. Sin embargo, su ausencia no causaría ningún impacto negativo.

Usted puede aumentar sus esfuerzos de pérdida de peso por ser selectivo acerca de las cosas que come. Si no comes demasiados exceso sor calorías en un día, te ayudará. Somos lo que comemos, y siempre será verdad. Puedes recorrer un largo camino al permanecer consciente de las cosas que comes. Sin embargo, no hay restricciones.

El período de ayuno no restringe la ingesta de líquidos. Se puede beber agua o bebidas sin azúcar. El énfasis principal es dar a su cuerpo tiempo para comenzar a quemar los depósitos de grasa en su cuerpo en lugar de glucosa.

Los beneficios para la salud del ayuno intermitente son:

- Quema rápida de grasa y pérdida de peso
- Aumento de la producción de HGH
- Mejora de bacterias intestinales beneficiosas
- Sensibilidad mejorada de la leptina

- Normalización de la hormona ghrelina
- Tolerancia mejorada de la glucosa
- Aumento del metabolismo
- Una mejor apreciación de los alimentos
- Una rutina fija
- Función cerebral mejorada
- Mejor sistema inmunológico
- Piel brillante
- Conciencia espiritual mejorada
- Menor estrés oxidativo

Lo mejor del ayuno intermitente es que es posible seguir la rutina incluso para las madres de tiempo completo. Puedes hacerlo sin sacrificar ninguno de tus roles. Le da total flexibilidad. Permanecería libre de los dolores de culpa de la dieta. Tendrás tus días de trucos. Podrás disfrutar mejor de tu vida. Te verías mejor sin tener que depender de fuentes externas. Esta es la mejor medida para mejorar su salud. Si esos neumáticos de barriga te están haciendo consciente, empieza. Si quieres hacer que tu cuerpo sea delgado y recortado, inícielo. Da un paso hacia una vida saludable y date a ti y a tu familia una razón más para sonreír. Porque puedes sentirlo o no, pero eres el motor de este tren.

El ayuno intermitente te mantendrá en forma y te ayudará a mantenerte en forma incluso sin hacer esfuerzos desesperados.

Los capítulos siguientes explicarían la base científica de las ventajas mencionadas anteriormente.

Capítulo 3: Quema de grasa y pérdida de peso

El ayuno intermitente es un concepto natural para muchas comunidades de todo el mundo. Comen antes de la puesta del sol y no comen durante muchas horas después del amanecer. Esto promueve la buena salud. Sin embargo, esta práctica les llega en forma de prácticas y rituales religiosos. Pero, esto no socava el impacto positivo de la práctica. Una religión llamada Jainismo en la India promueve fuertemente esta práctica.

Es importante mirar un poco más profundo en las raíces para entender la necesidad de esta práctica.

Jain es una comunidad comercial. La mayoría de los seguidores de esta religión han sido comerciantes, comerciantes y empresarios. Más horas de estilo de vida sentado y sedentario facilitaron la acumulación de grasa. Siendo una comunidad rica, no tenían escasez de comida rica y eso también se sumió en el peso. Esto ha estado sucediendo durante siglos. Los ancianos de la comunidad deben haberse dado cuenta de esto y haber entendido la raíz del problema. Por eso, como ritual, los seguidores de esta religión no comen después de la puesta del sol. Sólo pueden comer horas después del amanecer, y esto significa un espacio de más de 16 horas. Esta rutina de ayuno intermitente les ayuda a consumir la grasa.

Esta práctica milenario es un testimonio del éxito de este principio. Muestra los resultados probados y probados y la eficacia de la rutina.

Ahora, vamos a entender su funcionamiento y el impacto en la quema de grasa y la pérdida de peso.

Como se explicó anteriormente, nuestro cuerpo quemará fuentes fáciles de energía primero. La glucosa y el glucógeno vienen en esta categoría. Hubiera estado bien si hubieras estado consumiendo la misma cantidad de calorías que quemaste. Pero, eso no es posible en principio. Te convertirás en deficiente de energía. Su cuerpo sigue almacenando algo de energía en forma de depósitos de grasa para los días de lluvia. Por lo tanto, cuando usted come, el alimento consumido da glucosa y glucógeno. La glucosa se disuelve directamente en la sangre. Al cuerpo le encanta usar esta energía. Es el azúcar en la sangre, y es muy fácil de romper. Entonces nuestro cuerpo utiliza el glucógeno, que permanece depositado en nuestro hígado. Cada comida puede seguir liberando esta glucosa hasta 8 horas. Esto significa que si usted está comiendo seis comidas al día, su cuerpo nunca tendrá la oportunidad de poner las manos sobre los depósitos de grasa. Porque está consiguiendo un suministro de energía fácil en abundancia. Usted está reponiendo los depósitos mucho más rápido de lo que se necesitan. Esta es la causa del problema.

Cuando comienzas el ayuno intermitente, tu cuerpo deja de recibir la glucosa fácilmente disponible. En ese caso, tiene que empezar a quemar los depósitos de grasa. Los depósitos de grasa son difíciles de quemar. Pero, proporcionan una gran cantidad de energía. La energía así producida es sostenible. Usted puede comenzar a sentir menos apetito. Su consumo de energía también puede reducirse. Esto acelera sus esfuerzos de pérdida de peso.

Los estudios también han demostrado que una vez que comienzas el ayuno intermitente tu necesidad de comer continuamente desaparece. Te sientes más satinado. Usted no se sentirá privado de energía o débil porque todavía está recibiendo la cantidad suficiente de calorías por día. Usted está privando a su cuerpo de combustible fácil durante un cierto período. Tiene un impacto muy positivo en sus esfuerzos de pérdida de peso. Esto conduce a la quema de grasa más rápida y pérdida de peso. Como madre de tiempo completo, no puedes pedir cosas para mejorar.

Puede elegir el horario de ayuno de su elección. Sólo necesita ser de 14 horas de duración. Usted puede optar por comenzar su ayuno a las 6 de la noche. Levántate a las 6 o 7 de la mañana según tu comodidad y haz tu rutina de ejercicios. Desayuna a las 8 y ocho cosas. Esta no es una rutina difícil de seguir, ya que después de comer a los 6 es poco probable que sienta hambre por 9 o 10. Si duermes temprano, entonces puede ser ideal para ti. Sin embargo, si sigue otra programación, puede realizar los ajustes en consecuencia.

Seguir un horario fijo sería fácil. Es posible que sientas hambre al principio, pero te acostumbrarás muy rápidamente. Esto hará que el ayuno intermitente sea parte de su vida normal. Usted puede perder peso y dejar de ganar sin esfuerzos adicionales.

Varios experimentos realizados en ratas y ratones muestran que el ayuno intermitente fue mejor en pérdida de peso. Incluso con la misma cantidad de ingesta de calorías, las ratas en ayuno intermitente perdieron peso significativo.

Lo bueno es que puedes continuar con tu ayuno intermitente durante toda la semana y tomar los fines de semana como días de trucos. Esto evita que el horario se descomaifique en el camino de su vida regular. Usted puede disfrutar de las vistas de su familia sin dolores de culpa.

Aumenta los beneficios del ejercicio

Si usted está tratando de obtener resultados más rápidos, ejercicio durante el período de ayuno es el mejor. Hay una sencilla razón detrás de esto. En el estado de ayuno de 14-16 horas no hay azúcar en la sangre o glucógeno como la fuente de energía fácil. Cuando quemas energía tu cuerpo tendrá que derivar eso de tus depósitos de grasa.

Usted puede perder 3-8% de su peso corporal dentro de 3-24 semanas. También puede conducir a una reducción de la circunferencia de la cintura a la melodía de 4-7%.

Capítulo 4: Reducir la circunferencia de la cintura mejorando la sensibilidad a la insulina

La insulina es una de las hormonas más importantes liberadas por nuestro cuerpo. Desempeña un papel vital en nuestras vidas, y casi la mitad de todos los problemas metabólicos y de estilo de vida en el mundo moderno se deben al desequilibrio de la insulina. En palabras simples, la insulina es la hormona del corredor de energía. Su trabajo principal es unirse con las células y ayudarles a absorber la glucosa en sangre y otras fuentes de energía. La secreción baja de insulina puede causar una grave crisis energética en el cuerpo, y el sistema puede comenzar a apagarse. El desequilibrio de la insulina también puede causar diabetes y otros problemas metabólicos.

Nuestro cuerpo tiene un sistema muy rápido y sofisticado de absorción de energía. La glucosa de todo tipo de alimentos comienza a disolverse en la sangre cada vez que comemos. Nuestro cuerpo detecta el aumento de la glucosa en sangre y da instrucciones a nuestro páncreas para liberar insulina. Puede unirse a las células y ayudarles a absorber esta glucosa. Entonces podrán usarlo como una fuente de energía directa. Sin insulina, los niveles de azúcar en la sangre seguirán aumentando alarmantemente, pero nuestro cuerpo no recibirá ninguna energía. La insulina no sólo ayuda a quemar la energía en forma de glucosa, sino que también ayuda a nuestro cuerpo a almacenar el exceso de azúcar en forma de grasa. Regula constantemente la cantidad de azúcar presente en la sangre. Hasta este punto todo está bien. El problema está en exceso.

Antes, nuestros antepasados luchaban por cada comida. Eran deficientes en energía y, por lo tanto, cada vez que consumían alimentos rápidamente se dividen en energía. Hoy en día, es la edad de conveniencia y exceso. En el mundo moderno, una abundancia de fuentes de alimentos es común. Puedes comer cuando quieras. La merienda frecuente y comer se ha convertido en una norma. Esto mantiene los niveles de azúcar en la sangre aumentados durante la mayor parte del día. Es el punto donde comienza el verdadero problema.

Las comidas frecuentes mantienen los niveles de azúcar en la sangre altos y, a su vez, conducen a la liberación constante de insulina. La gran cantidad de energía convertida no es necesaria para su uso instantáneo. Conduce a la acumulación de grasa no deseada. Estás dando paso a la obesidad. Tener una barra de energía aquí y una paleta no parece mucho, pero en realidad, lo es. La liberación constante de insulina puede hacer que nuestras células desarrollen resistencia a la insulina. Esto significa que habrá una gran cantidad de azúcar en la sangre y insulina en la sangre, pero nuestro cuerpo no utilizará nada de ella. Desarrollarías hiperinsulinemia que provocaría hiperglucemia. Dejarías de quemar cualquier tipo de grasa, y la obesidad subiría al siguiente nivel.

La resistencia a la insulina es una condición alarmante. Lamentablemente, se está convirtiendo en una cruda realidad con el 40% de la población estadounidense que se ve afectada por la enfermedad. También está extendiendo sus raíces más rápido entre los niños.

La mala alimentación y la resistencia a la insulina conducen a la acumulación de grasa visceral. La circunferencia de la cintura sigue aumentando agregando neumáticos de grasa alrededor de su vientre. Las investigaciones han demostrado que el ayuno intermitente puede ayudar en este escenario. Un estudio realizado por Journal of Laboratory and Clinical Medicine demostró que las mujeres en ayuno intermitente pueden reducir 3-7% de su circunferencia de la cintura a través de ella. El ayuno intermitente ayuda a mejorar su perfil lipídico y también mejora la sensibilidad a la insulina. Aquí, es importante tener en cuenta que una mejor sensibilidad a la insulina es opuesta a la resistencia a la insulina. Su cuerpo será capaz de procesar mejor el azúcar en la sangre.

Es una gran solución para madres a tiempo completo plagadas de resistencia a la insulina. Pueden practicar el ayuno intermitente y controlar su grasa del vientre.

Capítulo 5: Hormona de crecimiento humano (hGH)

Hormona de crecimiento humano (hGH) ha ganado un gran reconocimiento en el pasado reciente. Se ha convertido en uno de los favoritos de las personas interesadas en el culturismo o deportes competitivos. La razón del interés es simple. Es una hormona muy potente con grandes beneficios. Es una hormona que mejora el rendimiento. Puede dar un gran impulso a sus esfuerzos de culturismo. Promueve la aptitud, crecimiento muscular, y la longevidad. También es una hormona que puede acelerar sus esfuerzos de pérdida de grasa. Pero, nuestro cuerpo lo produce en cantidades bajas después de la adolescencia. La gente recurre a hGH sintético para obtener estos beneficios. Sin embargo, tomar inyecciones sintéticas de hGH sin la supervisión de expertos es muy peligroso. El gobierno de los Estados Unidos ha declarado ilegal su venta y uso sin receta médica. Lo mismo ocurre con la mayoría de los gobiernos del mundo.

Nuestro cuerpo deja de producir hGH en grandes cantidades una vez que cruzamos la adolescencia. Esto se debe a que el crecimiento necesita disminuir. Sin embargo, nuestro cuerpo todavía produce hGH en cantidades bajas. Aquí, será importante entender la relación de hGH con otra hormona llamada insulina. Nuestro páncreas libera insulina para transportar azúcar a nuestras células. La liberación de hGH sólo puede tener lugar cuando no hay presencia de insulina en nuestra sangre. Hasta que no haya presencia de glucosa, la secreción de insulina continuará. Esto sólo se detendrá después de 8 horas de nuestra ingesta de alimentos. En ese momento, nuestro cuerpo utiliza toda la glucosa libremente disponible. Después de eso, la producción de insulina se detendrá, y nuestro cuerpo puede liberar hGH. El ayuno intermitente puede ayudarte aquí. Permite el tiempo para que su cuerpo libere hGH ya que los intervalos de ayuno son más largos.

la secreción de hGH suele ser alta durante tres períodos:

1. Cuando esté durmiendo

2. Cuando usted participa en entrenamiento físico de alta intensidad

3. En caso de traumatismo

El ayuno intermitente prepara el terreno para la liberación de hGH en grandes cantidades. Esta hormona puede aumentar la tasa metabólica y ayudar a la pérdida de grasa. Esta hormona importante también es vital para la curación, crecimiento, y reparación de los músculos. Ayuda a la síntesis de proteínas. Es muy importante para aumentar la libido.

Una investigación realizada por el equipo del Intermountain Medical Center Heart Institute encontró que el ayuno intermitente elevó los niveles de secreción de hGH en las mujeres en un 1300% y en los hombres en un 2000%. Esto puede anular todos los demás beneficios ofrecidos por el ayuno intermitente. hGH no sólo ayuda en el corte de grasa más rápido, sino que también tiene muchos otros beneficios para la salud. Aumenta la inmunidad y ayuda a la producción de hormonas anabólicas también.

Esto le dará una ventaja definitiva en sus esfuerzos de pérdida de peso. Usted tendrá hGH natural como potenciador del rendimiento sin tener que preocuparse por los efectos nocivos o los costos. Como madre de tiempo completo, no se requiere mucho para implementar esta es tu vida. Un poco de cuidado y esfuerzo le dará el cuerpo que había estado anhelando desde hace años. Todo esto viene sin sacrificar la felicidad de nadie.

Capítulo 6: Pon a tu hambre insaciable bajo control

El hambre es uno de los sentimientos más fuertes en todos los seres. Es importante para la supervivencia, y nos mantiene en marcha. Ha sido la razón más importante de la evolución. Nos mantiene en marcha. Nos obliga a comer cuando más necesitamos energía. Pero, ¿y si la respuesta al hambre entra en un sobremarcha? ¿Y si seguimos sintiéndonos hambrientos todo el tiempo? Incluso imaginar el resultado no es agradable.

Sin embargo, es una realidad para la mayoría de las personas que sufren de obesidad. Tienen un impulso insatina para comer y seguir comiendo. Su respuesta de hambre no es por necesidad, pero debido a un mal funcionamiento, y esto es insalubre. Cuando siempre tienes hambre, comes. Su cuerpo no es capaz de utilizar esa cantidad de energía, y comienza a almacenarlo como grasa visceral. Empiezas a ser obeso, y da paso a nuevas enfermedades. Una cosa conduce a la otra, y comienza el círculo vicioso de las enfermedades.

Para controlar este hambre insaciable, es importante entender primero la causa. Nuestro estómago libera una hormona llamada Ghrelin cuando está vacía. Es una señal a nuestro cerebro para empezar a comer. Una vez que haya comido la cantidad necesaria de alimentos, la liberación de la hormona ghrelina se reduce. Es más alto cuando el estómago está vacío, y se detiene por completo después de una hora de su alimentación. La diferencia sustancial de esta hormona en las dos situaciones ayuda al cerebro a diferenciar entre la necesidad de comer o no. El problema surge cuando el estómago sigue liberando ghrelina en pequeñas cantidades todo el tiempo. A menudo sucede con las personas obesas. Su liberación de ghrelina nunca es muy alta, ya sea que estén vacíos con el estómago o llenos. Esto confunde el cerebro, y no cree que estés lleno. Siempre tienes ganas de comer, y añade más peso.

También es importante tener en cuenta que la hormona ghrelina también tiene otra función importante. Ayuda en la liberación de hormona de crecimiento. Cuanto más tiempo tengas hambre, más fuerte será la liberación de hGH. Como usted sabe que hGH ayuda en la quema más rápida de grasa, es importante mantener la liberación de ghrelina. Comer disminuiría la liberación de ghrelina, y quemarías calorías más lentamente.

Por lo tanto, es importante que su cuerpo libere una gran cantidad de ghrelina cuando usted está vacío estómago y detiene su liberación una vez que usted está lleno. También es útil que utilice la liberación de ghrelina para una mayor producción de hGH.

El ayuno intermitente te ayuda mucho en ambos. Ayuda a mejorar la sensibilidad a la ghrelina. Las pausas prolongadas entre las comidas ayudan a hacer que el cerebro sea más sensible a la ghrelina. Tu apetito se regula. Aparte de eso, el tiempo prolongado que se toma antes de la comida conduce a la mayor cantidad de liberación de ghrelina. Esto, a su vez, ayuda en la liberación más alta de hGH. Por lo tanto, no sólo se come la cantidad restringida de alimentos, sino que también se empieza a quemar más eficazmente. Los constantes dolores de hambre desaparecen, y las cosas comienzan a normalizarse. Usted será capaz de arrojar peso mejor y recortar esa grasa del vientre. El consumo regulado de alimentos no conduce a la acumulación de grasa visceral. Tu circunferencia de cintura estaría bajo control.

El ayuno intermitente te ayudará a controlar a uno de los mayores enemigos de la pérdida de peso, el deseo constante de comida.

Sin embargo, también debe tener en cuenta que tendrá que trabajar mucho hacia este objetivo. La liberación de ghrelina también se ve afectada por el tipo de comida que comes. Cuanto mayor sea la cantidad de azúcar procesada que comerá, se producirá la mayor cantidad de desequilibrio de ghrelina. El azúcar procesado como la fructosa es difícil de romper, y conduce a la acumulación de grasa visceral. Debe comer alimentos saludables ricos en fibra y evitar alimentos procesados que contengan fructosa.

Usted puede hacer un largo camino en su objetivo de reducir el peso y recortar su grasa del vientre mediante el control de su dieta. Debe comer alimentos saludables, hacer ejercicio regularmente junto con el ayuno intermitente y los resultados serían fenomenales.

Capítulo 7: Mejorar la sensibilidad de la leptina

Todos sabemos que existe una relación directa entre comer y aumentar de peso. Es una descerebradora. Cuanto más comas, mayor será la cantidad de energía que obtendrás. Seguirás aumentando de peso. Nuestro cuerpo tiene un sistema de control y equilibrio para mantener las cosas bajo control. Cuando el cuerpo se vuelve deficiente en energía, envía señales al cerebro para comer. Comes y ganas energía, entonces tu cuerpo libera una hormona sacinada llamada 'Leptina'. Indica a tu cerebro que deje de comer mientras estás lleno. Mantiene tu apetito bajo control. Sin embargo, las cosas se vuelven agrias cuando esta hormona funciona mal.

Las células grasas liberan leptina para enviar señales al cerebro de que no necesita comer más. Te llena de saciedad. Sin embargo, inflamación en las células de grasa puede crear un desequilibrio en la producción de esta hormona. Grasa más alta en el cuerpo conducirá a la liberación de una mayor cantidad de leptina. Esto puede crear resistencia a la leptina. Aunque puede haber una gran cantidad de leptina flotando alrededor del cerebro, puede que no lo reconozca. Seguirá pensando que tu cuerpo está desprovisto de energía y por lo tanto debe seguir comiendo. Comienza un círculo vicioso que conduce a un mayor aumento de peso. El alto nivel de leptina es muy dañino. Tendrás un hambre insaciable. Te volverás letárgico y dejarás de quemar grasa. Esto, a su vez, conducirá a una mayor ganancia de grasa.

Aunque hay varias razones para esto, la inflamación en las células grasas es principal. Reducir los niveles de leptina en la sangre puede ayudar a mejorar la sensibilidad a la leptina. El ayuno intermitente puede ayudarlo en esto. Cuando cambias al ayuno intermitente, estás entrenando a tu cuerpo para que permanezca sin alimentos durante períodos prolongados. Durante este tiempo los niveles de leptina en la sangre se mantendrán estables. Cuando comes comida, empiezas a sentirte satinado temprano. Adoptar un estilo de vida saludable, cambiar a dieta baja en carbohidratos y alta fibra y ejercicio también le ayudará en la lucha contra este problema.

Debe evitar los alimentos procesados, ya que mata las bacterias intestinales y aumenta la inflamación. La inflamación es una de las razones más importantes y por lo tanto debe centrarse en reducirla. Comer alimentos saludables es la clave aquí. Consumir grasas saludables que ayudan a la construcción de hormonas. Concéntrese en mejorar el funcionamiento intestinal. No sobrecargue su sistema con demasiada comida. El ejercicio regular también ayuda mucho a reducir la resistencia a la leptina. Su enfoque debe permanecer en mejorar su salud general.

Varios estudios han encontrado que el ayuno intermitente es una buena manera de mejorar la sensibilidad a la leptina. Ayuda en la lucha contra la inflamación y también reduce el nivel de ácidos grasos libres en la sangre. Estas son las dos cosas clave que conducen a la resistencia a la leptina. Una mejor sensibilidad a la leptina naturalmente reducirá su apetito, y se sentirá mejor. Su ingesta de calorías bajará, y usted se volverá más delgado con el tiempo.

Mientras usted está tratando de derribar la resistencia a la leptina, es importante reducir su ingesta de azúcar. Limitar la ingesta de fructosa y carbohidratos procesados te ayudará.

Una vez que la sensibilidad a la leptina mejore, comenzarás a sentirte mejor. Tu sueño mejorará, y empezarás a sentirte más enérgico.

Capítulo 8: Inflamación del contador antes de que te golpee

La inflamación es la respuesta natural del cuerpo a cualquier infección. Le ayuda e inicia el procedimiento corrector. Es una parte del sistema inmunitario del cuerpo. El problema comienza cuando la inflamación se vuelve crónica. Tu cuerpo sigue luchando con un problema durante mucho tiempo y no es capaz de resolver el problema. En ese caso, su propio proceso de inflamación comienza a actuar en su contra. La inflamación puede ser muy peligrosa en estos casos. El problema más grande es que tales inflamaciones pueden estar sucediendo durante años, desapercibidas. Tal vez ni siquiera conozcas de ellos. Sin embargo, su impacto en su salud puede ser muy grave.

El aumento de peso no natural puede ser el resultado de una de estas inflamaciones. También puede causar un desequilibrio en la liberación de hormonas de la leptina o ghrelina. La inflamación en las células grasas puede conducir a tales problemas. Esto hace que el manejo rápido del problema sea importante.

La inflamación en sí misma no es una enfermedad. Sin embargo, no cuidar de ella a su debido tiempo puede conducir al desarrollo de varias enfermedades. Algunos problemas de muy alto riesgo como la enfermedad de Alzheimer, el cáncer y los problemas cardíacos están relacionados con ella. Tener sobrepeso u obesidad aumenta aún más el problema.

Es muy importante que tome la inflamación en serio y comience a tomar precauciones. Su dieta juega un papel muy importante en la lucha contra la inflamación. La mala alimentación es el mayor detonante para ella. Si usted es demasiado dependiente de los alimentos procesados, grasas no saludables, dieta cargado de azúcar, entonces siempre habrá altas posibilidades de inflamación. Un estilo de vida sedentario y un ambiente estresante en el hogar o en el lugar de trabajo pueden agregar a él.

La inflamación no sólo conduce a la salud deteriorada, sino que también conduce a la baja moral. Se siente estresado, cansado e irritado. La calidad de vida baja. El mayor problema con la inflamación es que los medicamentos son una mala cura para ella. Los medicamentos suprimirán los síntomas, pero no curarán el problema. Por lo tanto, seguirá construyendo dentro de ti.

El ayuno intermitente puede ayudarte a combatir la inflamación. Especialmente, el que afecta tu cerebro. Nuestro cerebro libera un tipo especial de proteína llamada BDNF (Factor Neurotrófico Derivado del Cerebro). Es crucial para muchas funciones cerebrales importantes. Estimula la producción de nuevas células cerebrales y fomenta la neuroplasticidad. La inflamación disminuye el nivel de producción de BDNF. Puede conducir a problemas graves como una disminución en el flujo sanguíneo y oxígeno al cerebro. La neuroplasticidad o la capacidad del cerebro para volver a crecer también pueden disminuir. Su memoria, aprendizaje y capacidad de pensamiento alto pueden verse afectados.

Una mayor producción de BDNF le ayudará a perder peso. Suprimirá su ingesta de alimentos mediante la señalización de su cerebro correctamente. También aumenta el metabolismo que ayuda a perder peso. Por lo tanto, reducir la inflamación y aumentar la producción de BDNF es una buena manera de perder peso. Mejorará la sensibilidad del cerebro hacia varias señales.

Como se mencionó anteriormente, la inflamación es causada por varios factores. La mala dieta, el sedentarismo, el estrés y la obesidad son algunas de las principales causas. Para contrarrestar la inflamación, usted debe trabajar en estos temas en serio. Mejorar su dieta y consumir alimentos saludables es el primer paso. Un estudio realizado por El Laboratorio de Neurociencias, Instituto Nacional del Envejecimiento, Baltimore encontró que el ayuno intermitente puede ayudar a reducir la inflamación y aumentar la producción de BDNF. El ayuno intermitente es muy eficaz en la reducción del índice libre de andrógenos, los niveles de proteína C reactiva, colesterol total y LDL, triglicéridos, presión arterial, estrés oxidativo y otros marcadores de inflamación. Todos estos conducen a la inflamación. A medida que el nivel de inflamación baja la producción de BDNF aumenta.

El ayuno intermitente con ejercicio es una gran solución para reducir la inflamación. No sólo puede ayudar a reducir el peso, sino que también le ayudará a vivir una vida saludable y libre de problemas.

Capítulo 9: Ayuno intermitente-Definitivamente factible

Ahora, sabemos las ventajas de las ofertas de ayuno intermitente. Puede ayudarle a recortar la grasa del vientre y obtener energía ilimitada. Surge la pregunta, ¿es factible? La respuesta a esto está dentro de ti. Cualquier plan solo puede funcionar cuando pones tu corazón y tu mente en él. El ayuno intermitente es una manera. De hecho, es una de las mejores y más fáciles maneras de recortar la grasa del vientre. Como madre de tiempo completo, tienes muchas responsabilidades. Tienes mucho peso en los hombros, y nadie puede llenar tus zapatos. Pero, su salud también es importante. La grasa del vientre no es un problema cosmético, pero también dará lugar a muchos problemas de salud graves. Si quieres permanecer en posición de cuidar de tu familia así por mucho tiempo, entonces tendrás que tomar medidas concretas. Aumentar la grasa del vientre no te llevará a ninguna parte.

El ayuno intermitente es la solución más sencilla y eficaz que tiene. No se mete en el camino de tu vida diaria. No te pide que hagas cosas extraordinarias. No te quita el enfoque de tu principal responsabilidad. Te da energía ilimitada. Te hace recuperar tu figura perdida. Te llena de confianza. Te da energía positiva y espiritual. Te sentirás rejuvenecido y bien. Por lo tanto, la respuesta simple a la pregunta anterior es un Sí.

Sin embargo, el éxito no llega sin sacrificios. Tendrás que sacrificar algunos placeres momentáneos. El autocontrol es el requisito previo del ayuno intermitente. Tendrás que controlar el impulso de comer en la fase inicial. Poner un poco de control sobre el tipo de comida que comes ayudará mucho. El ayuno intermitente no requiere que vayas a una dieta deficiente en calorías. No te pide que elimines ningún tipo de comida de tu menú. Sin más, evitar los alimentos procesados, las grasas no saludables y el azúcar añadido aumentará sus esfuerzos de pérdida de peso. Lo mismo ocurre con el ejercicio. El ayuno intermitente prepara el terreno más fértil para quemar grasa rápidamente. La alta cantidad de hGH producida durante el ayuno intermitente le ayudará a perder peso rápidamente. También ayudará en el recrecimiento positivo de los músculos perdidos. Comienza un proceso completo de rejuvenecimiento. Pero, para que eso surta efecto, tendrá que poner un poco de esfuerzo extra en ejercicio. No es importante bombear hierro durante horas o hacer un entrenamiento riguroso con pesas. Incluso el ejercicio ligero también ayudará a su cuerpo a movilizar la grasa corporal. Todos estos pasos son complementarios al ayuno intermitente. Ellos ayudarán a su objetivo de arrojar peso más rápido y sentirse más enérgico. Sin embargo, no son obligatorios. Usted puede comenzar con el ayuno intermitente primero y luego cambiar a alimentos saludables y ejercicio. El resultado positivo lo motivará a tomar medidas adicionales. Puede mover un paso a la vez.

El ayuno intermitente es especialmente la mejor solución para las madres de tiempo completo, ya que es práctico. Decenas de veces sucede que hacemos resoluciones para bajar de peso. Juramos que haremos todo lo que esté a nuestro alcance para reducir el exceso de grasa. Nos ensillamos e incluso buscamos una rutina rigurosa. Pero pronto el entusiasmo se desvanece y en lugar de que la comprensión amanezca sobre nosotros. Sentimos que estamos flaqueando en nuestros compromisos. Creemos que la rutina no funciona para nosotros. Evaluamos que los resultados no son satisfactorios y, por lo tanto, debemos dejar de castigarnos a nosotros mismos. De los esfuerzos ordinarios se buscan resultados extraordinarios, y el fracaso para lograrlo rápidamente puede causar decepción. Contrarrestar este problema es muy importante.

El ayuno intermitente no requiere esfuerzos extraordinarios. No te lleva al límite. No busca más tiempo para ti. Puedes practicar sin estar a los ojos del mundo, y los resultados son fabulosos.

Todo lo que necesita hacer es elegir un plan de ayuno intermitente que se adapte a su estilo de vida. Ajuste de acuerdo a sus necesidades. Una vez completada la transición, adopta medidas adicionales como alimentos saludables y ejercicio para complementar tus esfuerzos. Los resultados serán mejores de lo que esperas. Es un enfoque de alto éxito hacia la pérdida de peso, y no interfiere con los asuntos diarios de su vida. Le da total libertad y flexibilidad. Tendrás tus días de trucos, para que no tengas que parecer anormal o desesperado. Se puede practicar sin publicidad para todo el mundo. Nadie necesita saber si no quieres decírselo.

La obesidad y la grasa del vientre son grandes problemas. Se encuentran entre los principales riesgos para la salud en estos días. Nuestro estilo de vida y la comida tampoco nos están ayudando de ninguna manera. Cambiar a un estilo de vida saludable que nos ayude a combatir la inflamación y las enfermedades es importante. El ayuno intermitente abrirá sus caminos hacia él.

En el siguiente capítulo se explicarán varios planes de ayuno intermitente para elegir. Elige el plan que más te convenga y dedícate a él. Pon tu corazón y tu mente en ello. Verá un cambio visible en sí mismo en un lapso muy corto.

Capítulo 10: Planes de ayuno intermitente

El ayuno intermitente mantiene el estómago vacío durante largos períodos. Puedes hacer que eso suceda como quieras. Usted puede hacer esto independientemente de su estilo de vida. Puede elegir la hora y el plan según su gusto. Incluso en el mismo plan, puede crear variaciones. El objetivo final es permanecer en un estado de ayuno durante un período prolongado. Sin embargo, siempre es beneficioso seguir un plan específico para obtener los mejores y más rápidos resultados. Hay algunos planes de ayuno intermitente comunes seguidos en todo el mundo. Puedes elegir el que más te guste. Lo único importante es apegarse a él y seguirlo correctamente. Coma sano mientras está en él y liberarse del estilo de vida sedentario. El ejercicio junto con el ayuno intermitente le traerá resultados excelentes.

1. Plan de ayuno intermitente diario

Este es el plan de ayuno más fácil y conveniente. Es fácil de seguir e implementar. En este plan, el período de ayuno es de 14 horas para las mujeres y 16 horas para los hombres. Así que, si eres una madre de tiempo completo, este plan funcionará como magia para ti. Es el menos estresante y requiere el mínimo esfuerzo. Usted tendrá una ventana de comedor de 10 horas que es adecuado para 2-3 comidas. Solo tendrá que cambiar una comida por adelantado para adaptarse a este plan.

Si usted es una persona de la mañana y evitar el desayuno durante mucho tiempo puede ser un problema, entonces usted puede comenzar este ayuno temprano en la noche. La noche hace que sea más fácil mantener a un lado los dolores de hambre. En caso de que permanezca despierto hasta altas horas de la noche, puede comenzar el ayuno un poco tarde por la noche y omitir su desayuno para terminar el tiempo de ayuno. El objetivo es completar 14 horas del período de ayuno.

Para entenderlo en términos claros vamos a romper el horario. Por ejemplo, si decide comenzar el ayuno temprano en la noche, puede terminar su última comida del día alrededor de las 5. Tu estado de ayuno duraría alrededor de las 7 de la mañana. Puedes hacer tu rutina de ejercicios normal antes de este momento. Usted puede tomar fácilmente su desayuno y comenzar su día con normalidad. Este plan funcionaría mejor para todas las madres que necesitan despertarse temprano. Usted tendrá una ventana de 10 horas hasta las 5 de la noche para distribuir sus 2-3 comidas del día según su conveniencia. En unos días, usted conseguirá habitual del plan y no sentiría ni el más mínimo antojo de comida en el estado de ayuno. Lo mejor de este horario es que tendrás una ventana muy corta para sentir el antojo. Después de comer a las 5 de la noche, no te sentirías hambriento durante las próximas horas. Por la mañana puedes desayunar temprano, y por lo tanto no tendrías que disminuir tu hambre por mucho tiempo.

En caso de que permanezca despierto por mucho tiempo por la noche y sienta que podría tener hambre después de comer a las 5, entonces puede cambiar su última comida por delante. Sin embargo, debe recordar que comer su última comida 2-3 horas antes de acostarse es importante. Ayuda en la digestión adecuada de los alimentos y te mantiene saludable. Por lo tanto, si usted tiene su última comida a las 9, entonces usted tendrá que permanecer en el estado de ayuno hasta las once del día siguiente. Esto significa que tendrá que omitir el desayuno. Si este horario te conviene, entonces también puedes hacerlo.

Su enfoque debe permanecer en algunas cosas simples. Este es un plan de ayuno intermitente diario, y por lo tanto trae consistencia. No tienes que recordar días, tiempo y cosas así. El ayuno se convierte en una parte natural de tu vida, y por lo tanto la transición es fácil. Pero, al principio, tendrá que poner un esfuerzo adicional para mantener la consistencia. Puede haber días en los que no sigas el horario, pero eso no debe disuadirte de intentarlo al día siguiente.

Debes mantener un estilo de vida activo. El ejercicio es el mejor, pero si no estás para ello al principio, entonces al menos debes probar caminatas y paseos rápidos. Esto utilizará la producción de hGH en su cuerpo. Su grasa se metabolizaría más rápido, y usted obtendría mejores resultados.

Adoptar el ayuno intermitente en su estilo de vida es una señal de que desea un cambio positivo en su vida. Quieres deshacer te del peso extra que llevas. Quieres mantenerte en forma y fabulosa. El desprendimiento de alimentos no saludables también es una parte de ella. Tu comida es importante. Puede ayudarle a mantenerse saludable y en forma. No es necesario descartar todo a la vez. Pero.debes empezar. Comience por eliminar los alimentos procesados de su dieta. Agregue más fibra y alimentos integrales. Coma grasas saludables que tengan muchos antioxidantes. Esto le dará un nuevo contrato de arrendamiento de la vida.

Este plan es el mejor para las madres de tiempo completo, ya que no es disruptivo. Encaja en tu rutina diaria como una mano en guante. No tienes que distraerte de tu vida rutinaria. Los esfuerzos adicionales y la precaución en los alimentos pueden obtener excelentes resultados. Comenzarás a perder peso rápidamente, y los efectos positivos del ayuno intermitente van mucho más allá de eso. Te dará energía positiva. Te sentirás más feliz y conectado. Es fácil de adoptar incluso para principiantes y funciona como un encanto para los experimentados también.

2. El Plan 5:2

Este plan de ayuno intermitente le permite comer una dieta normal los cinco días de la semana y puede ayunar en dos días de su elección. Sin embargo, a diferencia de los planes diarios de ayuno intermitente, no puedes comer una dieta normal en los días de ayuno. Usted tendrá que restringir su ingesta de calorías a 500 calorías. Este plan tiene varias cosas positivas y negativas que discutiremos ahora.

Para empezar con los aspectos positivos de esta dieta, es muy eficaz. Un estudio publicado en Journal of Diabetes and Vascular Diseases afirma que esta es una estrategia muy eficaz para bajar de peso. También dice que este ayuno ayuda a mejorar parámetros importantes como la sensibilidad a la insulina y biomarcadores de salud.

Primero entendamos cómo funciona. Puede elegir dos días de su elección para este tipo de ayuno. Los días de semana son preferibles, ya que mantienen sus fines de semana libres para la reunión social y salidas. Usted puede optar por darse un capricho en esos días. Sin embargo, en los días de su ayuno, sólo se le permite consumir 500 calorías durante la ventana de alimentación. Este plan puede parecer un poco difícil, pero no es poco práctico. Pero, definitivamente, se necesitaría más esfuerzo para adoptar, ya que no se convertiría en una parte del hábito.

Este plan requeriría mucho autocontrol, ya que las comidas van a ser pequeñas. Vivir con escasas 500 calorías por un día puede ser difícil para algunas personas, y es posible que te sientas extraño al principio. Sin embargo, usted puede acostumbrarse a él y cosechar los beneficios del plan. Los estudios han demostrado que este tipo de dieta da resultados similares a la restricción calórica continua. Usted perderá peso rápidamente, y habrá una mejora en la sensibilidad a la insulina y otros biomarcadores de salud.

Sin embargo, cuando se va por tales planes, es importante tratar la frase "dieta normal" con precaución. Cuando usted está tratando de bajar de peso, es importante mantener su dieta normal y la frecuencia de comer bajo control. Además de unos pocos días de trucos, debes prestar atención a lo que tú y las cantidades en las que comes.

En cuanto a los aspectos negativos de esta dieta, es un poco difícil. Usted debe comenzar con el ayuno intermitente diario y cuando usted se acostumbra a él, entonces solamente cambie a esto. Es difícil acostumbrarse a este estilo de ayuno, ya que hay falta de continuidad. Sin embargo, su cuerpo se acostumbra lentamente al horario de ayuno restringido por calorías de 24 horas.

3. Plan de ayuno intermitente del día alterno

Este método lleva el ayuno intermitente al siguiente nivel. Es como aumentar el nivel de dificultad de un videojuego. Sin embargo, las recompensas también son igualmente altas.

En este plan de ayuno, tendrás que ayunar cada dos días. Puede elegir el tipo de rapidez que desea mantener. Esto significa que usted puede optar por comer dieta de 500 calorías en la ventana de alimentación de diez horas o abstenerse de comer por completo. La elección será completamente tuya. Este tipo de régimen de ayuno es un poco extremo y sólo debe ser probado una vez que se ha vuelto habitual de ayuno. Este plan tiene sus propias ventajas. Usted va bajo en la ingesta de calorías y por lo tanto perder peso se vuelve fácil. La sensibilidad a la insulina y otros biomarcadores de salud mejoran considerablemente.

Este es un método difícil. Puede parecer perturbador como pasar hambre por un día completo, cada dos días puede ser difícil. Puede poner mucha tensión. Es posible que te sientas menos enérgico en tus días de ayuno al principio. En cuanto a los beneficios, hay un montón. La ingesta baja en calorías acelera la pérdida de grasa. Mejora la sensibilidad a la insulina. La formación de hGH aumenta y le ayuda en la formación muscular y pérdida de peso. Pero, este plan no es para todos. Sólo debe ser probado una vez que se ha acostumbrado a los dos planes anteriores.

4. Dieta de guerrero

Esta dieta se centra excesivamente en una dieta correcta junto con un estricto plan de ayuno intermitente. Si no estás lo suficientemente determinado o sientes que puedes seguir con esfuerzos moderados, entonces esto no es para ti. Esta dieta requiere que los practicantes permanezcan en un estricto plan alimentario donde sólo puedan comer algunas frutas y verduras crudas en el día. Solo tendrán una ventana de alimentación de 4 horas en la que podrán tener una comida completa. La dieta del día sólo consiste en pequeñas cantidades de frutas y verduras crudas. Te lleva a los límites, ya que esto no es una ocurrencia de una vez en la semana. Esto se convertirá en una rutina. Elimina estrictamente todas las grasas no saludables y los alimentos procesados de su dieta. También tendrá que evitar granos, carnes, alimentos refinados, así como productos cargados de azúcar artificial.

Este plan de dieta es difícil de seguir. Se necesitaría mucho esfuerzo para acostumbrarse a esta dieta. Sin embargo, los resultados serían sorprendentes. Se llama dieta de guerrero porque te prepara como uno. Este ha sido el patrón de alimentación de los seres humanos a lo largo de la historia evolutiva. Nos ha hecho sobrevivir contra todo pronóstico. No sólo se dirige al exceso de grasa, sino que también mejora sus biomarcadores de salud en general. Esta dieta reducirá todo tipo de inflamaciones crónicas y reducirá el estrés oxidativo. La combinación de dieta correcta y ayuno puede deletrear magia para usted. Funcionará más eficazmente que cualquier otra forma de ayuno intermitente. La razón es simple, reduce no sólo su tiempo de comer, sino también el tipo de comida que come. Consumes menos grasas y carbohidratos. Comes más fibra que ayuda a tu ambiente intestinal. Usted puede liberarse de la mayoría de los problemas. Pero, si usted está empezando el régimen de ayuno intermitente, entonces saltar directamente a este plan puede ser un error. Necesitaría un inmenso autocontrol y práctica. Debe avanzar paso a paso. Una vez que usted consigue habitual de la dieta restringida entonces sólo usted debe proceder a esta dieta.

Todos estos planes de ayuno intermitente están ahí para ayudarte con tus metas de pérdida de peso. Pero, su ventaja no se limita a ella. Mejorará tu salud general y te dará energía ilimitada. Todo lo que tienes que hacer es apegarte a cualquiera de los planes y seguirlo religiosamente. No ser lo suficientemente sincero obtendrá malos resultados. Para que sea un esfuerzo a largo plazo también es importante trabajar de manera organizada. No saltes los escalones ni te entusiasmes. Recuerda siempre que lento y constante gana la carrera.

El ayuno intermitente es una gran solución a un gran problema. La pérdida de peso ha sido una industria de miles de millones de dólares. La obesidad se está propagando como una epidemia, y también está causando una veintena de otros problemas. Mantener el peso bajo control es importante para mantenerla segura. El ayuno intermitente puede ayudarte en eso si lo sigues correctamente. Es una gran manera de reducir el peso y cortar la grasa del vientre para las madres de tiempo completo. Puedes practicarlo dentro de las cuatro paredes de tu hogar. Todo lo que necesitas es voluntad y autocontrol.

Capítulo 11: Cómo debe abordarlo

La mejor manera de abordar cualquier cosa es abordarlo positivamente. Una vez más, el dicho lento y constante gana la carrera es importante aquí. Ser demasiado celoso con esas cosas puede causar problemas. Las personas comienzan sus esfuerzos con toda la fuerza y comienzan a perder la motivación muy pronto cuando ven que los resultados no están de acuerdo a su expectativa. No puedes apresurar el proceso. Estás actuando contra tu propio cuerpo. El uso de la fuerza bruta no es bueno. Acabarías convirtiéndote en una fuerza gastada muy pronto.

Cuando se trata de madres de tiempo completo la situación se vuelve aún más complicada. Tienes un mundo de responsabilidades. Rushing con programas de pérdida de peso no sólo puede tener resultados pobres, pero también adversos. El ayuno intermitente es un enfoque muy constante hacia la pérdida de peso con resultados comprobados. Es una técnica de transformación completa practicada en todo el mundo. No sólo le ayudará a reducir la grasa y el peso del vientre, sino que también le ayudará psicológica y espiritualmente. Te volverías más fuerte y positivo.

La mayor preocupación de los principiantes es su éxito. Usted puede ser reacio a que sea difícil de seguir. Puede que tengas toda la razón. Pero.nunca lo sabrías sin intentarlo una vez. No hay consecuencias de fallar. No hay verguenza pública. En el lado positivo, hay una alta probabilidad de que no falle. Comience con el proceso fácil y apéguese a él. Podría haber algunos dolores de hambre. Es posible que sientas que te hacegor el estómago. Pero, usted tiene todo el tiempo, la libertad y la libertad para ajustar los tiempos según su conveniencia. Esto reduce las posibilidades de fracaso en sus esfuerzos. Sólo tienes que mantener la calma. Puede beber agua, té o café o cualquier otra bebida no calórica durante el tiempo de ayuno. Reducirá el efecto del hambre. Con el tiempo, estos problemas desaparecerán y su cuerpo se adaptará a este cambio positivo.

El ayuno intermitente en sí mismo también puede funcionar como una solución independiente. Sin embargo, su eficacia se reduciría cuando sigues atimentándote con alimentos poco saludables. Lo que comes juega un papel muy importante. Seguir una buena dieta es muy importante. Hay algunas cosas que debes evitar tanto como sea posible. Luego hay otros que necesitas aumentar.

Buena comida:

Grasas saludables: Al igual que las bacterias buenas y malas, hay grasa buena y mala. Las grasas saludables están llenas de antioxidantes y reducen el estrés oxidativo. Hidratos de carbono y azúcar: Los carbohidratos y el azúcar son las principales fuentes de energía. Sin embargo, usted debe permanecer cauteloso sobre el tipo de azúcar que está consumiendo. La glucosa en las frutas es dulce y saludable. Pero, el azúcar refinado que comes no lo es. Debe reducir la ingesta de azúcar refinado y aumentar el consumo de frutas y verduras.

Probióticos: La salud intestinal es muy importante. Puede mantener el peligro de inflamación en control. Mejorará su inmunidad y mejorará la digestión. Usted debe consumir alimentos probióticos cn gran cantidad.

Food elementos a evitar:

Alimentos procesados: Estos alimentos contienen mucha azúcar. Dañan las bacterias intestinales y ayudan a causar inflamación. Estos alimentos causan acumulación de grasa y aumentarán sus niveles de insulina.

Grasas no saludables: Las grasas refinadas e hidrogenadas como los aceites vegetales pueden causar muchos problemas. Conducen a la acumulación de grasa y causan daño de radicales libres. Son una de las principales causas del estrés oxidativo. Debe evitar el uso de grasas no saludables.

Usted debe incluir las cosas buenas en su dieta y mantener su ingesta de calorías bajo control. El ejercicio regular en cualquier forma también es muy útil. Obtendrás los mejores resultados a través de él.

Por lo tanto, si usted está entrando en el ayuno intermitente, entonces no hay razón para apresurarse ya. Usted debe comenzar una cosa a la vez y luego incluir otras cosas saludables en la rutina. Lo importante es tratar de que sea una parte natural de tu vida diaria. Formar un hábito de la rutina traerá consistencia, y no tendrías que poner esfuerzos adicionales. El ayuno intermitente trae grandes resultados, y no te decepcionaría. Lo importante es dar el paso y comenzarlo.

Capítulo 12: Una palabra de precaución

El ayuno intermitente es un compromiso serio y tiene resultados sólidos. Sin embargo, a veces incluso las cosas buenas pueden interferir con las condiciones existentes. Por lo tanto, es importante que los considere antes de comenzar el ayuno intermitente.

El ayuno intermitente no es aconsejable para las madres embarazadas y lactantes. La razón es muy simple. Necesitan más nutrición. Su bebé depende de la comida que esté comiendo. Si se privan de alimentos adecuados, entonces puede afectar la salud de su bebé. Siempre pueden arrojar los kilos de grasa del embarazo en cualquier etapa posterior.

Si usted es anémico y bajo peso o sufre de cualquier tipo de trastorno de la alimentación, entonces usted no debe hacerlo. El ayuno intermitente le priva de una nutrición regular, y eso puede ser peligroso en tales condiciones. Pregúntele siempre a su médico antes de comenzar cualquier horario de ayuno.

El único efecto secundario visible del ayuno intermitente es el hambre. Usted puede sentir hambre, débil y con la cabeza ligera. Sin más que no hay razones para preocuparse, ya que estos son síntomas temporales. Su cuerpo está tratando de cambiar las fuentes de energía de glucosa fácilmente disponible a grasa. Te ayudará a largo plazo. Este hambre realmente le ayudará en permanecer enérgico y aumentar sus habilidades de procesamiento de grasa.

Una cosa muy importante a recordar es que una vez que rompes tu autocontrol de práctica rápida. Por lo general, las personas comienzan a hacer planes de comidas elaborados antes de terminar sus ayunos. Comer pesado después de un ayuno puede causar acidez y malestar. Comience el día con una comida más ligera. Usted puede tener una segunda comida pesada después de algún tiempo. No te apresures. Recuerda que tu objetivo es bajar de peso. El exceso de comida será un problema para ese objetivo. Este autocontrol será más importante al principio. Una vez que te acostumbres al horario, tu hambre disminuirá. El deseo de comer más disminuye con el ayuno intermitente, y naturalmente te sientes menos hambriento.

Pero, usted debe obtener una opinión médica experta antes de comenzar el ayuno intermitente si usted está sufriendo de cualquiera de los siguientes:

- Diabetes
- Presión arterial
- Problemas de azúcar en la sangre
- Peso insuficiente
- Anémico
- Tomar tratamiento para alguna otra condición médica
- Si usted está tratando de concebir
- Tener una historia de amenorrea
- Embarazada o Lactancia Materna

Aparte de tales restricciones médicas, usted es libre de practicar el ayuno intermitente y obtener grandes resultados. Esta es una gran manera de perder peso para las madres de tiempo completo. Usted puede cosechar los beneficios sin ir una milla extra. Así que, si estás harto de esos neumáticos de barriga manchando tu figura, entonces ve por ello. Es una gran solución para recortar esa grasa del vientre y obtener energía ilimitada.

Libro 4: Ayuno Intermitente Para Mujeres

Cómo Perder Peso Sin Afectar Tu Vida Social

Por

Beatrice Anahata

Introducción

Felicitaciones por tomar su copia de Ayuno Intermitente para Mujeres: Cómo perder peso sin impactar su vida social y gracias por hacerlo.

Los siguientes capítulos discutirán cómo puede ayunar de forma segura con el método de su elección, mientras disfruta de una vida social activa. Hay consejos y trucos que te ayudan a encajar el ayuno intermitente en tu ajetreada vida sin hacer sacrificar eventos sociales importantes.

¡Hay un montón de libros sobre este tema en el mercado, gracias de nuevo por elegir este! Se hizo todo lo posible para asegurarse de que está lleno de tanta información útil como sea posible, por favor, ¡disfrute!

Capítulo 1: Encontrar el método de ayuno adecuado para adaptarse a su estilo de vida

Estás ocupado viviendo tu vida y para muchas personas que pueden entorpeciendo hacer de tu salud una prioridad. Seguir una dieta que implique contar calorías o carbohidratos a menudo puede proporcionar más estrés en tu vida ya ocupada. Es por eso que muchas personas comienzan y hacen dieta y renuncian, no porque no lo intentaron, sino porque en realidad les hace la vida más difícil. No es una sorpresa que la vida pueda ser abrumadora, todo el mundo ha estado allí. Dieta que implica constante crujido de números y restricción es lento, y francamente, no es bueno para la salud mental. Nadie quiere añadir más estrés a sus vidas, especialmente sobre algo tan natural e importante como comer, esto es algo que has estado haciendo toda tu vida. Así que a medida que tu vida se vuelve más ocupada, podría ser mejor usar tu apretada agenda para ajustar tu comportamiento alimenticio de una manera que funcione para ti.

Como humanos, amamos la comida, y eso está bien, muchas de nuestras vidas sociales incluso giran en torno a ella. Piensa en cuántas veces sales con tus amigos a cenar, o cuántas veces te bombardean con anuncios sobre comida. Podrías imaginar lo difícil que sería enfrentarte a la tarea de contar todas las calorías que estás consumiendo. Eso realmente podría quitar la diversión de comer, que, con el estrés de la vida cotidiana normal, eso es realmente lo último que necesitas. Es por eso que muchas personas se encuentran probando dietas de moda o moda y luego no tienen éxito porque simplemente no es factible para todos. A veces es importante poder disfrutar de un postre, has trabajado duro toda la semana y sientes que te lo mereces. El ayuno intermitente no te va a quitar eso.

Esta es la razón por la que el ayuno intermitente es una solución alternativa, no vas a dejar de comer, solo vas a cambiar los tiempos en los que lo haces. Eso significa que no tienes que renunciar a los alimentos que amas, de hecho, hay muy poca restricción involucrada en absoluto. Con el ayuno intermitente no estás cambiando lo que comes, sino cuando comes. Mucha gente oye la palabra "rápido" y asume que vas a morir de hambre. Eso no podría estar más lejos de la verdad, piensa en cuánto tiempo vas sin comer cuando duermes, en cualquier lugar de 6 a 8 horas dependiendo de cuánto tiempo duermes. Eso no significa que te estés muriendo de hambre, tu cuerpo ya está acostumbrado a ir algún día sin comer. El ayuno intermitente le da la capacidad de controlar su ingesta de alimentos de una manera que se ajuste a su vida.

La mayoría de las dietas que requieren que restrinjas calorías o carbohidratos es un método único. Dietas como estas tienen una manera correcta de hacer todo, independientemente de su tipo de cuerpo, horario, o estilo de vida. Eso no te está preparando para el éxito, es todo lo contrario, por lo que es casi imposible tener éxito. No la vida y el horario de todos son iguales y muchas dietas no lo tienen en cuenta. El ayuno intermitente tiene muchos métodos diferentes para que usted elija y aún más, también puede ajustar estos métodos aún más para hacerlos aún más personalizados.

Sin embargo, el ayuno intermitente no es una dieta, es más que eso. Es un cambio de estilo de vida, lo que significa que esto es algo que va a afectar más que solo su dieta. Requiere un poco de disciplina y paciencia, pero una vez que empieces, vas a ver resultados y realmente quieres continuar. El ayuno intermitente es una de las mejores maneras de quemar grasa real, no solo la pérdida de peso de agua como dietas bajas en carbohidratos. Su cuerpo aprenderá a quemar las reservas de grasa como combustible, lo que le permite perder peso y mantenerlo apagado. Esta es la razón por la que el ayuno intermitente tiene la capacidad de apuntar a la grasa estomacal, ya que esta es una de las áreas más común que la gente tiene grasa, por lo tanto, es uno de los primeros lugares donde se reducen las reservas de grasa.

Como se mencionó anteriormente, hay muchos métodos diferentes cuando se trata de ayuno intermitente. Algunos de ellos implican ir períodos más largos sin comer, conocido como el período de ayuno que otros. Un método no implica ayuno en absoluto, sino una reducción significativa de las calorías en ciertos días. Una de las primeras cosas que debe saber sobre el ayuno intermitente es que la consistencia es importante. Usted va a comer en un horario y encontrar el horario adecuado para usted es lo que va a ser su clave para el éxito.

Métodos de ayuno

16/8 Método: Este es uno de los métodos más populares de ayuno porque está basado en horarios, lo que significa que no hay sorpresas. Esto le da la libertad de controlar cuando come basado en su vida diaria. El 16 es el número de horas que va a estar ayunando, que también se puede bajar a 12 o 14 horas si eso encaja mejor en su vida. A continuación, su período de alimentación será entre 8 y 10 horas cada día. Esto puede parecer desalentador, pero realmente significa que te estás saltando una comida entera. Muchas personas eligen comenzar su ayuno alrededor de las 7 u 8 p.m. y luego no comen hasta las 11 o al mediodía del día siguiente, lo que significa que están ayunando durante las 16 horas recomendadas. Por supuesto, no es tan malo como suena ya que también están durmiendo durante este tiempo también, así que lo que realmente se reduce a es cenar y luego no comer de nuevo al día siguiente alrededor del almuerzo, por lo que está simplemente se salta el desayuno.

Usted va a hacer esto todos los días, así que encontrar las horas que funcionan para usted son importantes. Si trabajas en el tercer turno, es importante cambiar el período de alimentación para que se ajuste a tu horario. Además, si te encuentras siendo atropellado y lento, entonces ajusta tus horas de ayuno hasta que encuentres un equilibrio saludable. Concedido, va a haber algún ajuste, porque, lo más probable es, su cuerpo no está acostumbrado a saltarse comidas enteras. Sin embargo, esto debe desaparecer después de un par de semanas, y si no lo hace, entonces intente comenzar su período de ayuno más temprano en el día que le permite comer más temprano al siguiente, o alterarlo sin embargo usted necesita sentirse saludable y feliz.

5:2 Método: Esta es otra forma popular de ayunar, porque no hay verdadero ayuno involucrado, sino una reducción estricta y drástica de calorías para dos días cada semana. Por lo tanto, durante cinco días a la semana, usted va a comer su normal 1.600 a 2,000 calorías y hacer ejercicio como normal. Los dos días no consecutivos a la semana que va a restringir su ingesta calórica a entre 500 y 600 calorías. Al hacer esto prestar mucha atención el número de calorías en las bebidas, así, muchas personas cometen el error de contar sólo calorías en lo que comen. Recuerda, que las bebidas también contienen calorías, especialmente si estás bebiendo cosas de las cafeterías, ya que estas tienen una tendencia a tener altas cantidades de azúcar.

Método Eat-Stop-Eat: Este método requiere el período de ayuno más largo y por lo tanto no es adecuado para todos. Durante cinco días fuera de la semana vas a comer normalmente, de nuevo, entre 1.600 y 2.000 calorías y luego vas a ayunar durante dos períodos de 24 horas. Eso significa que no se consumirá alimentos durante dos días a la semana, estos no deben ser días consecutivos. A pesar de que esto parece un largo tiempo para ir sin comer, su cuerpo puede adaptarse a esto y muchas personas prefieren este método porque pueden programar sus días de ayuno durante la semana en días que saben que son bastante lentos. Si este es el método que elija, también debe saber que en los días de ayuno es importante no esforzarse demasiado al hacer ejercicio. Lo que usted bebe en los días de ayuno no debe contener azúcar, muchas personas se adhieren con agua, té y café negro. A algunas personas también les gusta beber caldo de huesos en estos días también, pero lo que bebes depende completamente de ti.

Método Crescendo: Esto suele ser una introducción al ayuno, es cuántas personas comienzan su viaje de ayuno. Esta es una forma menos intensa de ayuno intermitente y es una gran manera para que usted vea cómo funciona para aliviar sus miedos y familiarizarse con un horario de ayuno. Este método implica normalmente durante 4 o 5 días a la semana y luego restringir su período de alimentación a entre 8 o 10 horas durante dos o tres días no consecutivos. Muy similar al método 16/8, pero en lugar de hacer esto todos los días, sólo lo haces un par de días cada semana. Una vez más, esta es una gran manera de introducir su mente y cuerpo al mundo del ayuno intermitente. También puede elegir qué días y cuántas horas será su ayuno, lo que le da el control para encajar en su vida lo más cómodamente posible.

Estas son las formas más seguras para las mujeres ayunar porque no alteran el equilibrio hormonal del cuerpo. El ayuno intermitente no hecho correctamente puede engañar al cuerpo para que entre en lo que se conoce como modo de inanición. Esto sucede cuando el cuerpo piensa que necesita aferrarse a la grasa por más tiempo porque no sabe cuándo tendrá la oportunidad de consumir alimentos para combustible de nuevo. Esto puede conducir a la quema de músculo para el combustible, así como perturbar el equilibrio hormonal, conduce a aún más problemas. Sin embargo, el ayuno intermitente hecho correctamente puede ser seguro e increíblemente beneficioso.

El ayuno intermitente no solo te ayuda a perder peso, sino que también mejora la claridad mental y te permite simplificar tu vida de una manera que las dietas no lo hacen. Piensa en cuánto tiempo pasas preocupándote o comiendo comida, y luego imagina qué otras cosas podrías estar haciendo si este no fuera el caso. Este es uno de los principales beneficios del ayuno intermitente, no hay sorpresas y usted es capaz de tomar el control completo de cuando usted come.

Al igual que muchas personas, probablemente esté asumiendo que va a exagerar con calorías cuando comience su período de alimentación. Sí, ese podría ser el caso al principio porque su cuerpo está pasando por un ajuste, pero eso generalmente no es el caso después de unos días. Piénsalo así, cena a eso de las 7 p.m. y luego te saltas el desayuno al día siguiente. Definitivamente vas a tener hambre alrededor de la hora del almuerzo, como es natural, y tu almuerzo puede ser una comida grande y saludable que es de aproximadamente 750 calorías, similar a tu cena, las cuales probablemente van a un poco más grandes que si no te estuvieras saltando el desayuno. Entonces, no se detiene allí, todavía se le asigna la cantidad estándar de calorías durante el período de alimentación de 8 a 10 horas, lo que significa que todavía tiene 300 o 500 calorías para gastar en el postre o una bebida azucarada. Te estás privando de cualquier cosa y te ahorraste entre 500 y 700 calorías simplemente saltándote el desayuno.

Cuando lo descompones así, no parece tan aterrador. Entonces, si decides el método 5:2, no vas a mucho tiempo sin comer en absoluto, sino que prestas mucha atención a lo que comes en tus días restrictívos. El mismo concepto todavía se aplica, se adhieren a un horario y prestar cuidado, atención cercana a todas las calorías consumidas. Una de las maneras más comunes de la gente hace esto es comiendo alimentos enteros y limpios sólo en esos días y sin consumir calorías vacías en absoluto. Te sorprendería la cantidad de verduras que puedes comer antes de llegar a 300 calorías. Esto evita que sientas hambre durante mucho tiempo o durante todo el día.

No importa qué método elija, es importante atenerse a un horario estricto. Así es como vas a comer de ahora en adelante. Obtener un calendario y marcar sus días de ayuno o restricción ayuda porque puede verlo frente a usted. Asegúrese de que estos días no son consecutivos y hacerlos iguales cada semana. Tienes una vida, así que ten en cuenta todas tus obligaciones cuando estés decidiendo qué días restringir o ayunar, o a qué hora comenzará y terminará tu período de ayuno.

Parte de tu vida podría y definitivamente debería incluir hacer ejercicio, tal vez eres un habitual en una clase de Pilates, o estás entrenando para un maratón. El ayuno intermitente también puede acomodar este aspecto de su vida. Sólo necesitas saber cómo trabajar tus rutinas de ejercicios en tu horario de ayuno o viceversa. Si usted decide sobre el método Eat-stop-eat o 5:2 método, va a ser días en que usted consume casi ninguna caloría o está restringiendo, y para evitar la fatiga, utilizar esos días para la relajación o para hacer ejercicio ligero como yoga o luz Correr. El ayuno intermitente no está destinado a sentirse como una tortura o a hacerte sentir peor. Por lo tanto, tenga eso en cuenta cuando usted está haciendo su horario, le ayudará a tener éxito en el largo plazo.

No importa lo que comas durante el período de alimentación, siempre y cuando te mantengas dentro de la cantidad saludable de calorías. Sin embargo, no es de extrañar que cuanto más saludables comas, mejores serán tus resultados. Así que, si ya eres un comensal saludable, sigue con esa dieta. Si usted no es un comensal muy saludable, considere hacer algunos pequeños cambios en su dieta, que conducirá a mejores resultados. Una de las mejores cosas sobre el ayuno intermitente es que verá los resultados rápidamente y mejorará su disciplina general a medida que se familiarice con su nuevo horario de alimentación. Nada sirve como mejor motivación que los resultados, así que sin siquiera probar muchas personas encuentran que quieren mejorar su dieta porque quieren ver aún más resultados.

Ahora entiendes los conceptos básicos y probablemente ya has tomado una decisión sobre qué método o métodos vas a probar. Eso es genial, usted debe ser exigente acerca de cuál es el adecuado para usted, ya que ninguna gente es la misma e intermitente ayuno le permite controlar su horario de alimentación. A pesar del método que elijas, definitivamente debes saber que va a haber un período de ajuste tanto para tu mente como para tu cuerpo. Los cambios en el estilo de vida no siempre son fáciles y requieren autodisciplina. Por supuesto, esto viene más naturalmente a algunos que a otros, sin embargo, todo el mundo es capaz de hacer un cambio. Cuanto más preparado estés para lo que está por venir, más probabilidades tendrás de seguir con él y tener éxito.

El proceso de ajuste es cuando tu cuerpo se está adaptando al nuevo horario de alimentación que lo has puesto. Es incómodo, te vas a sentir deteriorado, frustrado, irritable y hambriento al principio. Estos síntomas no duran mucho, tu cuerpo es capaz de adaptarse bastante rápido, como verás. Esta es una de las partes más cruciales del ayuno intermitente: escuchar a su cuerpo. Si te pasan lo que crees que es el período de ajuste y todavía no te sientes bien, es hora de echar un vistazo a tu horario y averiguar qué cambios hay que hacer para que te sientas mejor. Hay muchas maneras de hacer esto, puede acortar su período de ayuno o cambiar los tiempos, o simplemente mover su ayuno o restringir los días a diferentes días de la semana. Para algunas personas, prefieren que sus días de ayuno sean de lunes a viernes para que puedan concentrarse en el trabajo, hacer un entrenamiento ligero y luego relajarse. A otras personas les gusta tener sus días de restricción ser los viernes o sábados porque saben que son días fuera del trabajo y pueden pasar su tiempo simplemente relajándose. Esta es una elección personal y escuchar a su cuerpo es la mejor manera de tomar estas decisiones.

Ahora probablemente te preocupa cómo puedes ser intermitente rápidamente y tener cualquier semblanza de una vida social normal. Ese es un temor común para muchas personas cuando comienzan el ayuno intermitente. No importa qué método, hay momentos de restricción y ayuno, los cuales pueden arrojar una llave inglesa en la vida personal. No hay una solución rápida a esto, pero hay maneras de hacerlo realidad. Tu estilo de vida cambió en el momento en que comenzaste el ayuno intermitente, y eso incluye tu vida social. Concedido, el ayuno intermitente va a afectar todos los aspectos de su vida, pero hay maneras de minimizar lo negativo y asegurarse de que no es miserable. Esto no se puede estresar lo suficiente, el ayuno intermitente no lo hace y no debe hacerte más estresado o hacer que te sientas infeliz. Lo contrario es cierto, usted debe sentirse energizado, más alerta, centrado, y capaz de vivir una vida más simplificada.

Averiguar cómo tener una vida social y laboral normal mientras que el ayuno intermitente puede ser complicado porque, así como el ayuno intermitente no es único, tampoco lo es la solución. Cada uno es diferente y también lo son sus vidas y horarios. La planificación es la parte más importante de asegurarse de que realmente puede tenerlo todo. Cuanto más preparado estés, más probabilidades tendrás de tener una transición más fluida, lo que solo te ayuda a tener éxito. A medida que continúe en su viaje de ayuno intermitente, no tenga miedo de hacer un horario detallado, utilizar su teléfono o incluso obtener un planificador de copia impresa si eso es lo que le ayuda. Hay muchas opciones diferentes y con el ayuno intermitente, hay muchas opciones y horarios diferentes disponibles para usted. Además, no tengas miedo de fallar. A veces se necesita algo de prueba y error antes de averiguar lo que funciona para usted. Así que hasta que encuentres ese equilibrio, no seas demasiado duro contigo mismo y aprende a celebrar los pequeños pasos. A menudo son estos pequeños pasos los que conducen a grandes cambios porque te ayudan a encontrar lo que en última instancia funcionará para ti.

Capítulo 2: Comprender sus prioridades

El ayuno intermitente es un horario, ahora estás en un horario de alimentación diferente al que estabas antes. Usted está yendo días con la restricción de calorías o ayunar, o tiene un período de alimentación establecido que debe cumplir con el fin de cosechar los beneficios y tener éxito. Dicho esto, también puede parecer que para apegarse a este horario vas a hacer muchos sacrificios cuando se trata de tu vida social. Sí, es posible que haya hecho algunos cambios, pero si se hace correctamente, no tendrá que perderse nada por completo.

Una de las primeras cosas que tienes que hacer es hacer una lista de todo va en tu vida en una semana promedio. Esto puede parecer una locura, pero lo más probable es que no sepas lo ocupado que estás hasta que lo veas frente a ti en blanco y negro. Sólo piensa en todos esos días que sientes como si estuvieras siendo arrastrado en muchas direcciones diferentes, trabajo, obligaciones familiares, haciendo tiempo para los amigos, tratando de encontrar tiempo para tomar un baño relajante, y luego tal vez necesites llevar a tu perro a dar un paseo. La vida es difícil porque hay tantas horas en un día y tantos días en una semana.

El ayuno intermitente sólo va a agregar otro horario a su vida que ya tiene eventos y rutinas programadas. Por lo tanto, para hacer las cosas tan fáciles como sea posible hacer esa lista, incluir absolutamente todo lo que haces, incluyendo las funciones familiares, veces que generalmente pasas el rato con amigos, las veces que realmente puedes escabullirte por algún tiempo personal. Incluya todo, ya que esta es la lista que le ayudará a hacer que el ayuno intermitente funcione para la forma en que vive.

Una vez completada tu lista, echa un vistazo de cerca a todo lo que has incluido. Hay algunas cosas que no son negociables en cuanto a prioridades más altas, como el trabajo. Sin embargo, esta es una lista de su vida diaria y cómo el ayuno intermitente va a afectar eso. Afortunadamente, el trabajo se puede hacer sin comer ya que su tiempo ya está ocupado con el trabajo.

Sin embargo, supongamos que tienes un lugar de reunión de pie con amigos que comienza a las 7 todos los viernes, y esto es importante para ti. Es tan importante de hecho que no quieres tener que abstenerte de comer mientras todos tus amigos comen felizmente a tu alrededor. Está absolutamente bien, estás haciendo de esto una prioridad importante en tu vida, algo que te hace feliz. Por lo tanto, o bien no programe como uno de sus días de ayuno o tome el esfuerzo y la decisión de comenzar su período de ayuno más tarde en la noche y hacer que dure más tarde al día siguiente. Sólo recuerda, que, si haces eso, no puedes cambiarlo de nuevo en los días que no te reúnas con amigos. Esto podría significar que vas a comer un almuerzo y cena posterior, pero en el gran esquema de las cosas, no te vas a perder nada.

Además, cuando usted está mirando su lista, digamos que también tiene una obligación de trabajo que tiene lugar tarde en una noche de semana un par de veces al mes. Sus colegas pueden reunirse tarde para tomar unas copas, hasta bien entrado su período de ayuno. Esta va a ser uno de los momentos más difíciles e incómodos porque vas a tener que abstenerte. En este sentido, usted está haciendo de su estilo de vida de ayuno intermitente su prioridad. Cuando esto suceda, sé creativo cuando estés fuera. No te saltes ir todos juntos, en su lugar pedir un refresco de agua con lima o té caliente y continuar como de costumbre.

Sí, este es un tipo de estilo de vida diferente al que vivías antes, pero sabías que se iban a hacer cambios cuando empezaste tu viaje. Cuando tienes la lista de cosas que son importantes para ti frente a ti, es más fácil programar tu período de ayuno o días alrededor de lo que te hace sentir cuerdo y feliz. Trabajas duro e intermitente ayunar no está destinado a quitarte todo. No, puede que se necesite una reprogramación creativa para que funcione.

Uno de los problemas más comunes que alguien tiene cuando comienzan el ayuno intermitente es la situación que se describió anteriormente. Así que, esta es la fría, dura, la verdad - vas a salir y rápido. Trate de no hacer que sea un hábito hasta que se adapte a su nuevo horario de alimentación, pero aceptar ese hecho. Aprender a encontrar pequeños trucos o hacks, que hacen que hacer esto sea más fácil para usted. A algunas personas les gusta beber mucha agua para sentirse llenas, lo cual es una opción muy. A otros les gusta tomar té o café durante toda la noche. Al principio, esto podría parecer una tortura, de hecho, es posible que te encuentres saliendo temprano. Sin embargo, cuanto más tiempo intermitente rápido, más fáciles situaciones como estas se convertirán.

La razón por la que esto sucede es que usted está reentrenando la forma en que su cerebro piensa acerca de la comida. Comer se convierte en una forma programada de consumir alimentos para combustible y no algo que se hace por aburrimiento o razones sociales. Esto toma algún tiempo para acostumbrarse, pero sucederá y una vez que lo haga, estarás mucho más cómodo en este tipo de situaciones. Simplemente no pongas demasiada presión sobre ti mismo al principio, por supuesto, trata de no romper tu ayuno, pero si lo haces, simplemente trátalo como una oportunidad de aprendizaje y muévete al día siguiente.

Sin embargo, si este tipo de cosas siguen sucediendo, podría ser una prioridad tuya. Así que podría ser el momento de volver a su horario y hacer las alteraciones necesarias a su horario de ayuno para adaptarse a este evento social de rutina en particular en su período de alimentación. No hay nada de malo en hacer esto, que es el punto de ayuno intermitente. Puedes elegir cuándo comes y cuándo ayunas en función de tu horario y necesidades específicas.

Conozca la diferencia entre una prioridad y un simple deseo

El ayuno intermitente no es algo que pueda iniciar y luego detenerse cuando lo desee. Usted necesita estar listo para hacer un cambio de estilo de vida completo, que toma tiempo para asegurarse de que va a perder o mantener un peso saludable. Hacer que la lista de todo lo que haces durante la semana está destinada a ayudarte a ordenar cuáles son tus necesidades y deseos. Es posible que no siempre obtenga lo que desea, pero el ayuno intermitente definitivamente se puede hacer para asegurarse de que sus necesidades se satisfagan adecuadamente.

Esto significa que cuando mires esa lista, vas a tener que pensar en cuáles son tus hábitos. Más a menudo que no, hay más de lo que crees que realmente no necesitas, por lo tanto, no se consideran prioridades por lo que no es necesario tenerlas en cuenta al hacer su horario de ayuno. Un gran ejemplo de esto sería un aperitivo de medianoche o bebidas después de las 10 p.m. ambos son ejemplos de deseos, pero no necesariamente prioridades. El alcohol es una de esas cosas que algunos más rápidos intermitentes dirían que nunca está permitido, pero otros dicen que puede ser siempre y cuando las calorías se deduzcan correctamente. Sin embargo, no hay razón para que usted beba después de que comience el período de ayuno. Esto no es algo que sea una prioridad y parte del cambio de estilo de vida. Por lo tanto, es otro ejemplo de cuando el estilo de vida de ayuno intermitente es realmente la prioridad. Lo mismo ocurre con ese aperitivo de medianoche del que has llegado. Claro, te gusta, pero no lo necesitas y tu horario de ayuno no necesita incorporarlo.

Por otro lado. Si usted está entrenando para un maratón o simplemente como un entrenamiento pesado durante toda la semana, entonces esto sería una prioridad. Averiguar cómo reacciona tu cuerpo a un entrenamiento y el consumo de alimentos es la mejor manera de manejar esto, por ejemplo, tal vez te encargues mejor comiendo un desayuno grande y luego haciendo ejercicio, si ese es el caso, comienza tu período de ayuno más temprano en el día para que comience tu período de alimentación s temprano a la mañana siguiente antes de su entrenamiento. Todo el mundo es diferente en este sentido por lo que podría tomar algún tiempo y prueba y error antes de averiguar cómo hacer que ambos de este trabajo, pero usted averiguará lo que es más importante para usted.

El objetivo final es encontrar un equilibrio entre lo que has renunciado para apegarte a un horario de ayuno intermitente, y cómo sustituir otras cosas o tiempos para compensar esa pérdida. Por lo tanto, digamos que ya no se puede tener ese brunch temprano los domingos que normalmente hace debido a su período de ayuno. Llegar a un acuerdo con eso o preguntar si se puede cambiar la hora a una hora o dos más tarde. O simplemente dile a la gente que estás con que estás ayunando ese día porque encaja mejor en tu horario y que todavía estarás allí, pero un poco más tarde para que no tengas que estar presente mientras otros comen frente a ti. Esta tentación continuará, pero el tiempo y la experiencia harán que sea mucho más fácil para usted hacer frente a. Muchas personas que son más rápidos intermitentes han encontrado que una vez que sus cuerpos se adaptan a su nueva forma de comer, situaciones como estas, apenas les molestan.

Algunas personas van a encontrar que se ajustan más rápido que otras y una de las mejores cosas que hacen es no compararse con otros. Todo el mundo va a reaccionar y ajustarse de diferentes maneras y eso está bien. Si necesitas seguir con los eventos sociales y obligaciones que solo encajan en tus períodos de alimentación al principio que solo

241

hacen eso. No hay nada de malo en tomarse su tiempo mientras descubre cuáles son sus prioridades asegurándose de encajarlas en su ajetreada vida cotidiana.

El ayuno intermitente va a ser una prioridad propia, como se puede ver, a veces eso es lo que va a tener prioridad sobre otras cosas. Esa es la naturaleza de un cambio de estilo de vida: el cambio. Usted no estaría leyendo esto o queriendo dar el salto en el ayuno intermitente si no hubiera una razón, si es para perder peso, ganar energía, o simplemente para simplificar su vida. Eso significa que usted está haciendo que el ayuno intermitente sea una prioridad allí mismo. Es importante para ti.

Cuando empieces a hacer los cambios también verás cómo tu cuerpo comienza a manejar todo y esto también puede ayudarte a determinar cuáles son tus prioridades. Por ejemplo, puede que no sea tan difícil salir con amigos justo después de que comenzó tu período de ayuno porque comiste en casa y simplemente no tienes hambre, así que no es difícil no comer. Otras veces descubrirás que estás comiendo para el aburrimiento y que no tienes realmente hambre e intermitente ayuno te enseña bastante rápido a escuchar a tu cuerpo para que puedas interpretar las señales que te envía. Tal vez te sorprendas de la frecuencia con la que comes no porque realmente tengas hambre, sino porque no hay nada más que hacer.

El ayuno intermitente también le permite picar si es más un comedor de tipo grazer, en lugar de dos comidas más grandes al día. Hay una solución simple para esto, simplemente siga haciéndolo, pero asegúrese de mantener la ingesta calórica en un límite saludable y comenzar a ayunar en su momento normal. Una vez más, no hay una manera incorrecta o correcta de hacer esto, es simplemente parte del proceso, encontrar lo que funciona mejor para usted.

Una de las últimas cosas que podrías ser importante cuando estás considerando tus prioridades es si quieres o no decírselo a tus amigos. El ayuno intermitente sigue siendo bastante controvertido simplemente porque la gente no es educada al respecto y pronto descubrirás que casi todo el mundo tiene una opinión al respecto. A veces estas opiniones van a ser negativas y, una vez más, la negatividad no te va a poner en el camino hacia el éxito. De hecho, puede ser una de las principales razones por las que alguien decide detener el ayuno intermitente por completo. Si usted está preocupado por eso, hacer lo que muchas otras personas hacen y simplemente decir que acaba de comer o que usted está tratando de comer en casa para ahorrar dinero. La elección de cómo manejas esto depende de ti. Sólo sé que esto es una ocurrencia común y cuanto más preparado estés para cada situación, esto incluido, te va a ayudar.

Capítulo 3: Puedes salir y rápido

Bienvenido a uno de los mayores desafíos del ayuno intermitente, cuando no tienes más remedio que ir a una cena o un lugar de reunión con amigos durante tu período de ayuno. Esta es una de las partes más difíciles de la transición al ayuno intermitente porque es algo a lo que nuestro cerebro no ha sido introducido. Usted probablemente ha estado saliendo con amigos de forma regular durante mucho tiempo y estas reuniones sociales generalmente también contienen alimentos.

No hay una solución simple a esto, va a ser difícil, especialmente al principio. No importa cuánto planee, habrá un momento en que haya una obligación que caiga en un día de ayuno o durante un período de ayuno. Es algo que simplemente no puedes evitar. Cuando te encuentres en esta situación, y lo hagas, cómo lo manejes será el factor determinante en el éxito que vas a ser.

En primer lugar, si usted está haciendo el 16/8 o el método Crescendo usted sabe exactamente cuándo comienza su período de ayuno. Antes de tu compromiso social que sepas que estará lleno de tentaciones relacionadas con la comida, come una comida grande justo antes del final de tu período de alimentación. Puedes hacer de esto una comida pesada más hidrato de carbono o elegir otros alimentos que te mantendrán lleno por más tiempo. De esta manera, cuando sales, sabes que es tu cerebro diciéndote que comas porque deberías, no tu cuerpo diciéndote que comas porque tienes hambre. Esto es lo que significa restablecer su cerebro. Has pasado gran parte de tu vida entrenando tu cerebro para asociar alimentos con diferentes situaciones que en realidad tienen muy poco que ver con el hambre real. Ahora se enfrentan a la difícil tarea de tratar de cambiar eso.

Este cambio no va a ocurrir de la noche a la mañana, pero de nuevo, será más fácil con el tiempo y la experiencia. Muchos más rápidos intermitentes saben la importancia del agua potable, te mantiene hidratado y en tiempos de tentación también puede ayudarte a sentirte lleno. La mayoría de las veces situaciones como estas toman una buena disciplina pasada de moda y la capacidad de abstenerse. Sabes que vas a poder comer pronto y comer lo que quieras, simplemente no sucederá en ese momento. Decirte a ti mismo que podría ser un mantra útil para ayudarte a superar los momentos difíciles en los que comer no es una opción porque el ayuno intermitente es la prioridad.

Dado que no hay una solución fácil para esto, la aceptación es la solución más fácil. Sabes que la vida es agitada y que incluso los planes más programados pueden cambiarse o arruinarse de alguna manera en el último minuto. El ayuno intermitente no es una excepción, ahora está en un horario de alimentación diferente, uno que podría comenzar o terminar antes de lo que normalmente es habitual con. Por un lado, sabes cuándo vas a poder comer, pero por el otro, estás rodeado de comida. Cada intermitente más rápido ha estado allí y sabe que volverán a ser el futuro. Es inevitable.

Parte del ayuno intermitente es escuchar a tu cuerpo y romper el hábito de comer simplemente porque estás en posición de hacerlo. Comer cuando tienes hambre y ayunos intermitentes son ejemplos de comer conscientemente. Estás alimentando tu cuerpo durante los tiempos establecidos que has elegido, así que racionalmente sabes que no te mueres de hambre. Sin embargo, esto no ayuda a reducir o eliminar la tentación. El ayuno intermitente te ayuda a escuchar a tu cuerpo, pero también estás tratando de deshacer años de alimentación sin pensar. Es posible que algunas personas ni siquiera sepan cuándo están llenos al principio y a menudo exageran cuando comienza su período de alimentación. Eso es cuando contar calorías generales te ayuda porque al principio, es posible que puedas depender de tu cerebro, pero puedes depender del número calórico real para mostrarte que no tienes mucha hambre, has estado consumiendo suficientes calorías para tu cuerpo.

Cuanto más cómodo y seguro estés de poder decirte a ti mismo que estás lleno o que podrás comer pronto, las situaciones más fáciles como esta van a ser. Cuando comiences el ayuno intermitente por primera vez, más difícil será decir no a las tentaciones como fiestas de cumpleaños de oficina o salidas no planificadas que impliquen comida. Por lo tanto, si usted se encuentra incapaz de abstenerse por completo, no vaya por la borda y simplemente empezar de nuevo al día siguiente. No hagas un hábito de esto, pero aprende a perdonarte a ti mismo si ocasionalmente rompes tu ayuno temprano o comes algo en los días de ayuno. Cuanto más tiempo intermitente rápido, más fácil será decir no a estas cosas.

Antes de salir, ten una actitud positiva y no asumas que vas a romper tu ayuno. En su lugar, prepárate mentalmente averiguando qué le vas a decir a la gente sobre por qué no estás comiendo o bebiendo. Usted puede decir que usted sólo está comiendo en casa o ser honesto y simplemente decir que deja de comer a las 7 p.m. por razones de salud. Muchas personas prefieren decirle a la gente que tan pronto como llegan a cualquier evento es que van a pasar su tiempo hablando con los demás, lo que va un largo camino en quitar la mente de la comida.

Sacar comida de la ecuación durante situaciones sociales puede ser un reto, pero también puede ser una experiencia de aprendizaje. Tómese ese tiempo para tener conversaciones con otros, la mayoría de las personas se sorprenden de lo rápido que vuela el tiempo cuando se mantienen enfocados en otras cosas. Un gran ejemplo de esto es divertirse, si usted está fuera con amigos para una fiesta de algún tipo, va a haber otras oportunidades para hacer cosas que no sea comer, algunas de estas van a ser más obvias que otras. Si el karaoke está en marcha, aprovéchate y sube y canta. A veces no va a ser tan fácil, pero siempre puedes encontrar a las otras personas que ya han terminado de comer y unirse a ellos para una conversación. La buena noticia es que las cenas no duran para siempre, así que hay un fin a la vista. Está bien recordarte constantemente que si te encuentras en una situación en la que es difícil abstenerse.

Ponte primero, podrías salir con amigos, pero tampoco necesitas ser miserable. Un poco de planificación para esto puede ser un largo camino. Averiguar quién está planeando cualquiera que sea el evento tal vez y pedir un horario podría ayudarte a buscar alternativas como sentarte en el bar y beber agua con soda. A veces todo lo que se necesita es tener una persona que te apoye para hacer toda la diferencia, incluso ahora no toda la verdad y simplemente asumen que estás a dieta, tener a alguien en tu esquina simplemente lo hace más fácil. Si crees que eso es lo que necesitas, entonces hazlo absolutamente. Algunos rápidos intermitentes también tienen un amigo que les envía mensajes de texto o está allí para que llamen antes o después de los momentos de tentación de hablar, sabiendo que otros están en el mismo barco que también puede ser útil.

Aprender a divertirse sin comida es un desafío, pero tú eres capaz de hacerlo, como muchos otros también lo han hecho. Al igual que los diferentes métodos de ayuno intermitente, hay muchas tácticas diferentes para divertirse mientras sale y ayuna. Algunos eventos van a ser más fáciles que otros, como un baby shower va a ser una situación más fácil porque hay personas que se mezclan, juegos que se pueden jugar, y sólo conversación general. Por otro lado, una cena de trabajo sentarse va a ser más difícil porque toda la ocasión se trata de comida. Eventos como este, aunque sí, se basan en la comida, también significa que la porción de comida de la noche llegará a su fin en algún momento y luego la conversación será el foco y hasta que eso suceda, encontrarse bebiendo más agua de lo habitual es definitivamente una comunicación mecanismo de afrontamiento y algo por lo que no debe sentirse mal.

Al principio, podrías temer temiendo salir porque sientes que cualquier evento social va a ser así. Sin embargo, la naturaleza de la alimentación programada y la vida social planificada por lo general significa que eso no será un problema. Usted ha trabajado duro haciendo su horario de ayuno y encontrar el método que funciona para usted, por lo que más que probable, usted estará más naturalmente comprometido con este estilo de vida de lo que pensaba. Los humanos tienden a no querer arruinar o sabotear algo por lo que han trabajado duro. Permita que funcione a su favor, se le permite estar orgulloso de lo que ha trabajado y decirle a la gente que va a salir y no comer, pero todavía pasar un buen rato es algo que definitivamente se ha ganado. Esto también va a ser algo que surge continuamente cuando eres un intermitente más rápido, así que cuanto mejor llegues, más fácil.

Es difícil no ser demasiado duro contigo mismo, hay una razón por la que la gente dice, "eres tú peor crítico". A veces nos interponemos en nuestro camino y nos golpeamos demasiado si fracasamos. El ayuno intermitente es un viaje, uno que vas a cometer errores durante, aprender de esos errores y hacer cambios para que no vuelva a suceder es parte del proceso. Así que, en lugar de tener miedo de él, aprender a abrazar el cambio y los defectos menores que son inevitables. No hay nadie más en el mundo con un cuerpo y un cerebro como el tuyo. Recuerde, usted está tomando algo y haciéndolo apto para usted específicamente, no hay una guía directa para esto. Básicamente lo estás inventando a medida que avanzas. Es natural cometer errores, pero también necesitas aprender a celebrar las cosas que haces bien. Tener una actitud positiva en general, tanto en casa como mientras sale sólo te va a ayudar.

A pesar de que no hay una solución simple para salir y ayunar, usted puede y todavía encontrará su propio camino. Una vez que empieces a ver resultados y evalúes tus prioridades, habrá muy poco para contenerte. Tu perspectiva de la vida va a cambiar cuanto más tiempo continúes a la velocidad intermitente porque empiezas a entender de lo que tu cuerpo es capaz. Usted comenzará a ver los alimentos de una manera diferente también, ya no como un medio para resolver el aburrimiento o como un evento social, sino como lo que es, una fuente de energía para su cuerpo. Esta es una progresión natural y subproducto del ayuno intermitente. Esta nueva perspectiva es también uno de los mayores motivadores para querer mantenerse en el camino cuando sales, comenzarás a ver que salir y pasar el rato con amigos no necesita girar en torno a la comida.

Cuando combinas todo lo que has aprendido y logrado durante tus primeras semanas de ayuno intermitente, las cosas comenzarán a unirse de una manera que tenga más sentido para ti. Todo lo que has leído ahora será algo que entiendas en términos de práctica y no solo palabras en una página. Ser tímido acerca de cambiar su horario o alterar sus hábitos alimenticios vendrá mucho más naturalmente. Todo esto es lo que contribuye a su confianza y su capacidad para mantenerse comprometido con el cambio de estilo de vida que hizo. A pesar de que el comienzo es un poco rocoso, verás rápidamente que se hace más fácil. Tu vida comenzará a simplificarse porque los alimentos ya no serán una fuente de estrés. Salir tendrá un nuevo significado para ti. Comer se convertirá en algo que se utiliza para la energía y su vida tendrá un tono más simplificado.

Capítulo 4: Planificar con anticipación, aprender a ayunar y ser feliz

Hay tantas cosas en la vida que simplemente no se pueden planear, pero cuando comes no debería ser una de ellas. Saber cuándo y qué vas a comer te ahorra tiempo, aumenta las posibilidades de tomar decisiones saludables y simplifica tu vida. El ayuno intermitente tiene muchos métodos diferentes para elegir con diferentes horarios que se ajustan a su vida. Tener diferentes opciones en términos de horarios y cuando su período de alimentación comienza y termina le da más tiempo para pasar haciendo otras cosas.

Dar un paso más y la planificación y preparación de comidas es una de las maneras más fáciles de apegarse al ayuno intermitente. Todas las conjeturas se eliminan de lo que comes, junto con el estrés de lo que viene con él. Cuando hiciste tu lista de prioridades, descubriste tu horario de alimentación basado en lo que es importante para ti. Así que ya sabes cuándo vas a comer, independientemente del método que elijas.

Cada método de ayuno intermitente, aunque similar, sigue siendo un poco diferente, por lo que la planificación de comidas y la preparación para cada uno va a ser diferente. Recuerde que en función del método que elija; su lista de comestibles va a reflejar esto. Si usted está en el método 16/8 entonces más que probable, usted está omitiendo el desayuno, por lo que cuando usted tienda de comestibles, no hay razón para obtener alimentos para el desayuno. Su enfoque puede estar en los ingredientes del almuerzo y la cena que a menudo son intercambiables y se pueden mezclar de diferentes maneras. Esto también puede ahorrar dinero ya que hay muchos artículos que ya no comerá.

Lo mismo se puede decir para el método 5:2 porque usted va a estar omitiendo las comidas dos o tres días a la semana. Es importante tener eso en cuenta cuando usted está comprando alimentos, así. Otra cosa a recordar es que usted tiene el control de su horario de alimentación y cómo come. Si su cuerpo reacciona mejor a comer dos comidas grandes, entonces concéntrese en comprar artículos que puede hacer en dos comidas más grandes. Si el pastoreo te conviene más, entonces compra artículos que puedas empacar contigo para llevarlos al trabajo y salir contigo a comer durante tu período de alimentación. Aprenderás lo que funciona mejor para ti y podrás atenderlo mientras compras en el supermercado.

Si quieres eliminar todas las conjeturas de comer, la preparación de comidas es adecuada para ti. Muchos rápidos intermitentes hacen esto es ya que realmente hace mucho para simplificar sus vidas. Usted puede hacer esto haciendo un plan semanal de lo que va a comer para cada comida y luego comprar los ingredientes necesarios. Sin embargo, no se detiene ahí. También va a preparar las comidas para que pueda tirar fácilmente su almuerzo en su bolsa o tirar algunos ingredientes en un crockpot. Sin embargo, usted decide hacerlo depende de usted.

Cómo preparar comidas

Esta podría ser la primera vez que se prepara la comida, por lo que es importante educarse sobre cómo funciona. Primero, vas a elegir un día en el que vas a preparar todas tus comidas para la semana. Algunos rápidos intermitentes eligen hacer esto en un día en el que están ayunando durante 24 horas si están haciendo el método de comer para comer porque es una manera fácil de pasar su tiempo y ocuparse. Otros encuentran que la preparación de comidas en estos días aumenta su tentación de comer demasiado, así que escucha a tu cuerpo y haz lo que es correcto para ti.

Al igual que hacer su lista de prioridades, ayuda tener su lista de alimentos en frente de usted en blanco y negro como referencia. Ya sabes qué días son más ocupados y a qué horas te gusta disfrutar de algunos postres más pesados de azúcar. Tenerlo escrito frente a ti te da la imagen que necesitas para asegurarte de que no te falta nada. Asegúrese de incluir bebidas también, ya que algunas personas prefieren renunciar al postre en favor de una mocha o bebida azucarada que toma esas calorías asignadas.

Una vez que tengas todas las comidas planeadas y estés contento con lo que tienes, simplemente vas a preparar las comidas como si fueras a cocinar la cena o llevarte el almuerzo contigo. A muchas personas les gusta comprar suficiente Tupperware para llenar su refrigerador con sus comidas preparadas, mientras que a otros les gusta usar un recipiente grande y separar las porciones. Sin embargo, decides hacerlo está bien, es tu elección.

A continuación, usted va a montar todo en porciones individuales para que pueda armar rápidamente un almuerzo saludable, ya sea haciendo una ensalada apilada en un frasco o cocinar una proteína y luego congelarlo para que pueda ser calentado rápidamente en la oficina. Esta es una preferencia personal; su objetivo es sólo hacer sus comidas elegidas más convenientes y tomar las conjeturas de la preparación de la comida.

Cuando la preparación de la comida también es importante recordar que, dependiendo del método de ayuno intermitente que practiques, puede haber días enteros en los que vayas sin comer. Por lo tanto, usted encuentra que sus ensaladas o verduras se marchitan rápidamente o las cosas simplemente no saben tan fresco, es posible que desee reconsiderar cómo se prepara y sólo hacerlo durante un par de días a la vez. Muchos rápidos intermitentes prefieren hacerlo de esta manera porque les permite cambiar fácilmente sus planes de comidas si se encuentran anhelando algo específico.

La preparación de comidas puede llegar tan lejos como cocinar todo para la semana y luego colocarlo en el congelador y calentar las comidas. O puede ser simplemente crear porciones y luego cocinarlas cada noche. No hay derecho o mal para hacer esto, sin embargo, encaja en su horario y la vida es el camino correcto. La preparación y planificación de comidas le permite tomar las decisiones de alimentos correctas para alimentar su cuerpo. A medida que progresas con el ayuno intermitente, es posible que prefieras ciertos alimentos por una razón específica, como comer más pesado antes de hacer ejercicio. La preparación de comidas hace que esto sea más fácil porque puedes tener esa porción más grande ya medida y lista para ir. Por otro lado, si usted es alguien que prefiere comer comidas más pequeñas durante todo el día, tener porciones más pequeñas listas para ir hace que sea mucho más fácil también.

Uno de los principales beneficios de la planificación y preparación de comidas es que estás cocinando en casa y tienes el control total de lo que entra en las comidas que comes. Eso significa que usted es capaz de buscar rápidamente el recuento de calorías de todo lo que come para asegurarse de que está dentro de los límites saludables y no exagerar. Esto es muy importante para los más rápidos 5:2, así como para cualquier persona que está empezando el ayuno intermitente, ya que es un deseo natural querer comer más cuando se saltan las comidas por primera vez. Cuando sus porciones ya están hechas para usted y todo lo que tiene que hacer es tirar los ingredientes en un microondas, crockpot, sartén, o horno, después de un largo día de trabajo. Eso es lo que vas a hacer. Si comes tu comida preparada y descubres que aún tienes hambre, espera media hora y luego ve cómo te sientes. Su cuerpo se está ajustando y a veces se tarda el cerebro un poco de tiempo para ponerse al día con el hecho de que su cuerpo está realmente lleno.

Algunas personas prefieren no preparar la comida en absoluto, en cambio, prefieren un plan de comidas ligeramente ligero o simplemente se adhieren a lo que saben y cambiarlo todos los días. Para aquellos que se divierten al cocinar las comidas y elegir lo que les suena bien en cualquier día en particular, el ayuno intermitente seguirá funcionando igual de bien. El ayuno intermitente está cambiando cuando comes, así que, si cocinar es una pasión, todo lo que tienes que hacer es saber cuándo hacerlo. No hay razón para que dejes de hacer algo que disfrutas.

Planificación general

Como se mencionó anteriormente, usted va a encontrarse en una situación en la que usted va a tener que alterar su horario. Sin embargo, planificar con anticipación todavía te ayudará. Mirar su programa semanal de planes significa que usted sabe lo que va a hacer y cuándo. Si tienes una fiesta planeada un sábado por la noche que comienza a las 5 p.m., que es la misma hora que tienes tu última gran comida de la noche, te ayudaría a comer antes. Todavía puede sin embargo cómo subir a tiempo y lleno simplemente cambiando su hora de la cena. No hay razón para hacer esto todos los sábados, pero a veces surgen situaciones como esta y pequeños cambios pueden marcar la diferencia.

Otra cosa a tener en cuenta a la hora de planificar es lo que anhela y cuándo. Como la mayoría de las mujeres saben, hay ciertas épocas del mes en las que se presta menos atención a mantener una dieta saludable. Planificar estos días de antemano es una gran manera de mantenerse en el camino y aun así disfrutar de los antojos que normalmente tiene. Muchas fuentes de ayuno intermitente dejan fuera información sobre cómo ayunar durante la menstruación, pero se puede hacer. Por lo tanto, va mucho más difícil para aquellos que están practicando el método de comer para comer, porque podrían enfrentarse a antojos en un día de ayuno. Para ayudar con esto, algunas personas beben más café, mientras que otros encuentran un té y usan un sustituto de azúcar para ayudar a satisfacer un antojo sin romper su ayuno. Por supuesto, también hay alternativas más saludables a los alimentos dulces en general, como cambiar a chocolate negro, o yogur congelado. Sean cuales sean sus antojos específicos, tome a hacer algunas investigaciones para encontrar versiones más saludables para que pueda hacer ese tiempo más fácil para usted mismo.

También es una buena idea planificar las vacaciones también. Algunos rápidos intermitentes simplemente dejan de fumar para unas vacaciones porque es importante para ellos probar alimentos nuevos y diferentes mientras viajan. Está bien si es simplemente para unas vacaciones porque no suceden a menudo. Sólo asegúrese de no sobre disfrutar y luego volver a ayunar intermitentemente cuando regrese. Si sus vacaciones van a ser largas, es posible que desee seguir optando por limitar sus calorías o seguir escogiendo un día para ayunar durante 24 horas. Una vez más, esta es una preferencia personal, escuchar a tu cuerpo y enfocarte en cómo te sientes es la clave para encontrar ese equilibrio. Sin embargo, si viajar es una parte de su vida regular, ese es un caso diferente y el ayuno intermitente debe ser una prioridad.

Como puede ver, el secreto para el ayuno intermitente con éxito es la coherencia y la programación. Antes de empezar puede parecer francamente aterrador, la idea de saltarse las comidas todos los días o no comer en absoluto durante dos días a la semana. Sin embargo, una vez que comience sin el método elegido, su mente y cuerpo se ajustará y vendrá mucho más naturalmente de lo que lo hizo cuando comenzó por primera vez. Usted se encontrará siendo capaz de salir a situaciones sociales y no preocuparse por comer. El ayuno intermitente y tu nuevo horario de alimentación serán rápidamente tus hábitos alimenticios normales. Cuando esto sucede, te complacerá ver que lo que era desafiante, al principio, ya no es un problema. El ayuno intermitente tiende a aumentar la autodisciplina en todas las partes de tu vida sin que te des cuenta. Considéralo uno de los muchos beneficios del ayuno intermitente.

A medida que continúe su viaje de ayuno, verá muchos cambios sucediendo en su cuerpo. Usted tendrá mayor estado de alerta mental, menos grasa corporal, y más energía. Todos estos sirven como motivadores naturales para querer continuar. Así que incluso si se siente difícil al principio, los resultados ocurren relativamente rápido y usted será capaz de ver todo su trabajo duro dando sus frutos. Sepa cuáles fueron sus razones para comenzar el ayuno intermitente fueron en primer lugar, ya sea para bajar de peso o simplificar su vida, usted será capaz de cosechar los muchos beneficios que vienen con el cambio en el estilo de vida.

Capítulo 5: Consejos para salir o pasar el rato en ayunas

Ya sabes que va a haber momentos en los que no estás comiendo, pero aun así, tienes que salir y estar rodeado tanto de comida como de otras personas comiendo. Esta no es una situación fácil para cualquiera, pero es aún más difícil para aquellos que están empezando a ser intermitentes rápidamente. A pesar de que estas situaciones no se pueden evitar del todo, hay algunas cosas que se pueden hacer para hacer la vida un poco más fácil para usted cuando lo hacen. Como probablemente ya sabes, cuanto más preparado estés, más probable es que tengas éxito. A pesar de que la forma en que pasas el rato y te acercas a tu vida social va a ser diferente de lo que era antes, todavía eres capaz de tener ambos: el ayuno intermitente y una vida social.

Consejos

Buddy System – Hay muchas maneras de encontrar a alguien que te ayude cuando lo necesites. El ayuno intermitente significa hacer muchos cambios y tentaciones surgirán. A veces tener a alguien a quien enviar mensajes de texto o llamar hace que sea mucho más fácil lidiar con esos tiempos. Una cosa que puedes hacer es ir a alguien a quien estás cerca y realmente en quien confías. Tenga en cuenta que muchas personas no entienden completamente lo que implica el ayuno intermitente, así que prepárate para explicarlo. Si se lo aclara a alguien que se preocupa por usted que es importante para usted para hacer este cambio, entonces será más probable que le ayude. Esto significa que incluso si alguien no es un intermitente más rápido, todavía puede actuar como un sistema de soporte.

Otra forma popular de encontrar a alguien que te ayude a mantenerte en el camino es encontrar a alguien que está pasando por las mismas cosas que eres – otro principiante intermitente más rápido. Esto se puede hacer con bastante facilidad uniéndose a un grupo o foro en línea y preguntando si alguien quiere un compañero de ayuno intermitente. Piense en ello como una nueva forma de hacer un amigo y recibir y dar apoyo cuando sea necesario. Sólo hablar de desafíos y éxitos con alguien que entiende puede servir como una gran razón para mantenerse en el camino porque simplemente ayuda a no sentirse solo.

Traiga comida – Es posible que pueda traer sus propias comidas y bebidas a un restaurante, pero eso no puede llevarlos a la casa de un amigo. Esto es, por supuesto, una base caso por caso, pero lleva un poco de caldo de huesos contigo si sabes que vas a un evento que se basa en la comida. De esta manera usted todavía está consumiendo algo, que va a ir un largo camino en hacer que se sienta más cómodo también. Algunos más rápidos intermitentes incluso llegan a poner el caldo que trajeron con ellos en los cuencos de su amigo para que no parezca que trajeron su propia alternativa de comida en absoluto. Muchas personas sólo hacen esto al principio, antes de que se sientan más cómodos, pero hacer lo que puedas para que te sientas mejor y más cómodo es importante.

No seas tímido – Si es un día en el que estás restringiendo tus calorías, pero descubre que te encuentras con tus amigos, no seas tímido al preguntar la cantidad exacta de calorías en la comida. Tienes que tener cuidado con lo que pides y a veces va a tomar algún tiempo para averiguar lo que es aceptable. Haga preguntas, preste atención al menú a la carta y a los lados. A veces, hacer un pequeño plato principal de dos lados es la mejor manera de crear una comida baja en calorías a partir de un menú que no ofrece opciones bajas en calorías. Otra opción es elegir una comida baja en calorías y luego sólo comer la mitad de ella ya que la mayoría de las comidas bajas en calorías todavía son alrededor de 500 calorías que es el límite para el método 5:2. Al comer sólo la mitad de ella, usted tiene una mejor idea de cuántas calorías está consumiendo, que es mejor que no tener ninguna pista en absoluto.

Pedidos de bebidas creativas – Muchas personas tienen una cafetería favorita y una bebida para acompañarla. Así como muchas personas podrían estar sorprendidas al descubrir cuántas calorías y azúcar hay en esa bebida también. Esto cuando es el momento de ser creativo y hacer algunas investigaciones. Si te gustan las bebidas de café congeladas, una buena alternativa es conseguir un café helado mezclado, es posible que obtengas un aspecto extraño, pero es sólo café negro y hielo, pero de esa manera mezclada disfrutas tanto. Si normalmente obtienes una bebida de caramelo o vainilla, pregunta qué jarabes ofrecen que no tienen azúcar y haz ese cambio. Incluso puede sustituir la leche de almendras o de soja también si las bebidas elegidas contienen crema pesada. Puede que no sea exactamente lo mismo, pero puedes encontrar algo que todavía sabe bien y no ocupa tanto de tu ingesta calórica. Esto también significa que todavía puedes beber algo divertido cuando visite a amigos en una cafetería.

Agua – Esto debe ir sin decir, pero beber agua. Mantenerse hidratado es importante y es crucial cuando usted está pasando períodos más largos sin comer. Si empiezas a sentir hambre de beber un poco de agua, tu período de alimentación comenzará, pero antes de que beba agua podría ayudar a frenar tu apetito, bebe agua caliente por la mañana con un poco de jugo de limón o si normalmente bebes agua caliente, hazte un vaso gigante de agua helada. Incluso puede cambiar a agua gaseosa o mineral también si lo desea. Sin embargo, manténgase alejado de las aguas saborizadas de la tienda, ya que a menudo están llenas de azúcares o sustitutos del azúcar. Es mejor mantenerlo simple y saber qué es lo que estás bebiendo.

Vitaminas – A pesar de que todavía está comiendo una dieta saludable y consumiendo una cantidad normal de calorías, todavía es una buena idea tomar un multivitamínico o algunos suplementos. Usted no tiene que abastecer sus gabinetes con una variedad de diferentes suplementos, pero es una buena idea tomar un multivitamínico. Esto le ayudará a aumentar su energía y aumentar su metabolismo. Algunas personas optan por tomar diferentes suplementos, especialmente en los días en que están ayunando durante un completo 24 horas porque puede ayudar con el aumento de la energía y la prevención de la lentitud y la fatiga. Hacer un viaje a una tienda local de vitaminas es un gran lugar para comenzar si sabes muy poco acerca de los suplementos, las personas que trabajan allí pueden ayudarte a encontrar exactamente lo que estás buscando sin juicio.

Traiga sus comidas – A veces no sale cuando usted está en un período de ayuno que es el desafío, pero salir durante un período de alimentación que es. Algunas personas que el plan de comidas o la preparación no les gusta desviarse de las comidas que han planeado si usted es una de estas personas entonces estar preparado para ser creativo y no ser tímido. Si vas a un restaurante, probablemente no vas a ser capaz de traer tu propia comida. Sin embargo, no todos los estados son iguales, y honestamente, algunos restaurantes simplemente no les importa. No hace daño llamar con anticipación y preguntar si se le dice que no, comer tan cerca

271

como sea posible a la hora antes de salir para que todavía esté lleno. Si vas a la casa de un amigo o incluso a un picnic, trae tu propia comida, tus amigos probablemente no tendrán un problema con ella, y si lo hacen, solo explica que estás preparando comidas y la consistencia es importante.

Sea aventurero - Trate de ser el que organiza eventos con sus amigos cuando se puede y encontrar lugares que ofrecen diferentes opciones de té o café. Esto puede parecer extraño, pero a veces sólo el acto de introducir un nuevo sabor en su paleta será suficiente para satisfacer las ganas de comer con amigos. Prueba diferentes tipos de alimentos, tus amigos pueden probar algo nuevo en términos del menú de comidas y puedes encontrar un nuevo tipo de té que no hayas tomado antes.

Agua de frutas - Si vas a pasar el rato en la casa de un amigo para una comida, pero sabes que sucede en uno de tus días de ayuno, trae un poco de agua fría y refrescante de frutas contigo. Por supuesto, los que te rodean podrían estar bebiendo cerveza o cócteles y comiendo hamburguesas o perritos calientes, pero estás comprometido con un cambio de estilo de vida, así que ya sabías que había algunas cosas que vas a tener que renunciar. En general, los cítricos no son altos en azúcar y podrás disfrutar de algo que es saludable y sabroso. Esto es algo que no haces un hábito porque esas calorías se suman, pero para los momentos en que sabes que estarás saliendo con amigos en un momento como ese, esta es una gran alternativa.

Sé honesto – Dependiendo de quiénes son tus amigos y qué tipo de personalidad tienes, simplemente decirles a todos de tu cambio de estilo de vida podría ser la mejor opción. Si crees que tus amigos reaccionarán positivamente, o si sabes que puedes manejar las críticas y continuar con el ayuno intermitente, entonces esto puede ayudarte a mantenerte en el buen camino. Cuanto más apoyo sientas que tienes más probabilidades de mantenerte en el camino correcto. Incluso si tus amigos no se ayunan intermitentemente, todavía están en posición de ayudarte. Así que, si esta es una opción para ti, tómela, nunca sabes cuándo habrá gente allí para ayudarte.

Después de haber progresado hasta el punto de tu mente y tu cuerpo aceptando tu nuevo horario de alimentación, todo lo demás tiene una tendencia a caer en su lugar. Simplemente deja que las cosas sucedan a un ritmo normal y trata de no esforzarte demasiado. La paciencia es importante al hacer un cambio de estilo de vida, su vida no debe girar en torno a su horario de alimentación, sino que su horario de alimentación debe encajar en su vida. Encontrar ese equilibrio puede tomar algún tiempo y hasta que llegues allí, recuerda que este es un viaje y que va a haber algunos obstáculos involucrados.

Uno de estos principales obstáculos es encontrar una manera de ser rápido intermitente y mantener su vida social. Si necesitas saltarte algo al principio, hazlo, pero no continúes con ese hábito. Sabes cuáles son tus prioridades y una vida social saludable es parte de eso. Por cierto, va a haber algunos cambios, pero no tendrá que sacrificar su vida social por completo. El ayuno intermitente no significa atrincherarse en su hogar cuando no está trabajando. Incluso si eso le gusta una opción atractiva al principio, con algo de experiencia y paciencia, este sentimiento se desvanecerá y te encontrarás con más energía y un deseo de querer esa vida social activa que tenías antes.

No importa en qué etapa estés de ayuno intermitente, recuerda que sigue siendo importante divertirte. Esta es tu vida, simplemente estás tomando el control de cuándo y cómo comes. Sí, habrá otras repercusiones en esa decisión, pero eso también significa que tienes el control para asegurarte de que no te pierdas nada también. Ya sea encontrar un compañero de ayuno o preparar comidas, hay muchas maneras diferentes de hacer que esta transición de estilo de vida sea más fácil para usted. Algunas de las veces te sentirás muy bien con tu elección, y otras veces te vas a preguntar en qué en la Tierra te has metido. Ese es un sentimiento natural, casi todos los que hacen un cambio de estilo de vida tienen este sentimiento. Lo que haces al respecto es lo que va a hacer o romper tus planes. Puedes perseverar y darte cuenta de que los obstáculos y los eventos son temporales y enfocarte en el futuro, o puedes hacerlo más difícil en ti mismo centrándote en lo negativo. Hágase un favor y escuchar a su cuerpo, disfrutar de los resultados positivos y tomar el control de su vida.

Libro 5: Ayuno Intermitente Para Mujeres

Cómo Comer Lo Que Quieras y Bajar de Peso Con Un Presupuesto Limitado

Por

Beatrice Anahata

Introducción

Felicitaciones por tomar su copia de *Ayuno Intermitente para Mujeres: Cómo comer lo que quieras y perder peso con un presupuesto limitado*.

En los capítulos siguientes se analizarán los diferentes tipos de métodos de ayuno intermitente seguro y cómo comprar incluso con los presupuestos más reducidos. Está lleno de consejos sobre cómo comer sano, hacer ejercicio y ahorrar dinero mientras se hace que el estilo de vida cambie al ayuno intermitente.

Hay un montón de libros sobre este tema en el mercado, gracias de nuevo por elegir este! Se hizo todo lo posible para asegurarse de que está lleno de tanta información útil como sea posible, por favor, disfrute!

Capítulo 1: El ayuno puede ser su nueva normalidad

La palabra ayuno no conjura exactamente pensamientos felices, incluso podría sentir su estómago gruñendo sólo pensando en ir mucho tiempo sin comida. Sin embargo, ese no es realmente el caso; no hay razón por la que tengas que pasar largos períodos sin comida. En su lugar, hay muchos métodos diferentes de ayuno para que usted elija que le permitirá encontrar el que funciona mejor para su estilo de vida y su cuerpo. A medida que leas acerca de los diferentes métodos, piensa en cuál salta hacia ti, el que crees que encajaría mejor en tu vida. También descarte cuáles crees que definitivamente no lo haría. No hay dos personas iguales y si algo te suena absolutamente terrible, lo más probable es que lo sea. Así que sé realista. Hay muchas opciones para elegir, y recuerde, es un cambio de estilo de vida y cierta incomodidad es sólo natural.

Es importante saber que el cuerpo femenino reacciona diferente en maneras que el cuerpo de un hombre. Esto se debe a que hay diferentes tipos de hormonas que están activas en el cuerpo de una mujer para asegurarse de que todos los sistemas se comportan y funcionan correctamente. Lo más grande y lo primero que el cuerpo sacrificará cuando se sienta como si estuviera en modo de inanición es el sistema reproductivo. Usted no quiere que esto suceda, por lo que es importante seguir las reglas de los métodos de ayuno y no esforzarse demasiado. Desea reducir de forma segura su ingesta calórica, no lastimarse a sí mismo. Es por eso que usted quiere hacer esto de forma segura y de una manera que funciona con su cuerpo en lugar de contra él. Recuerde, este no es un tipo de trato único, usted está en control total de cómo elige ayunar.

El ayuno intermitente simplemente significa no consumir alimentos durante un período de tiempo predeterminado, generalmente entre doce y 48 horas. Muchas personas llaman esta vez el "período de ayuno", y lo que consumes durante este tiempo depende completamente de ti. Por ejemplo, algunas personas deciden beber solo agua durante su período de ayuno, mientras que otras agregan café negro, té de hierbas o incluso diferentes tipos de caldo de huesos. Lo que usted decide consumir durante este tiempo es su elección; incluso si alguien que conoces sólo bebe agua, no sientas que necesitas hacer lo mismo. Todos son diferentes, y usted podría ser más feliz si usted puede disfrutar de su taza de café de la mañana, o si le gustaría beber té verde durante todo el día. Al final del día, este es tu ayuno, tu cuerpo, y el objetivo del ayuno no es hacerte sentir miserable.

Algunas personas piensan que usted no es capaz de hacer ejercicio mientras que el ayuno intermitente, pero esto simplemente no es cierto. Va a haber días y horas en los que usted es capaz de comer normalmente, y esto también significa que puede y debe hacer ejercicio normalmente también. Si elige el método que requiere que ayune durante un período completo de 24 horas, o reduzca drásticamente su ingesta calórica, no elija esos días para hacer ejercicio demasiado duro. En su lugar, haz ejercicios más ligeros en estos días y no te obligues a trabajar demasiado duro hasta el punto de agotamiento o dolor.

Cómo funciona el ayuno

Después de comer, el cuerpo pasa horas procesando la comida y quema lo que puede de la comida que comió. Esto significa que su cuerpo tiene todo; combustible fácilmente disponible para quemar para crear energía. Esto significa que su cuerpo utilizará los alimentos que acaba de comer para quemar en lugar de la grasa almacenada. Como probablemente sabes, con el fin de perder peso, es necesario quemar las reservas de grasa, no sólo los alimentos que acaba de consumir. Esto es especialmente cierto si comiste una gran cantidad de carbohidratos y azúcares porque el cuerpo quemará azúcar antes que cualquier otra cosa. Tenlo en cuenta cuando estés comiendo, porque aunque hayas pasado horas durante tu tiempo de ayuno, no quieres exagerar cuando comes comiendo demasiados carbohidratos y azúcares.

Por supuesto, esto no significa que necesites renunciar a todo lo que amas. De hecho, casi todo está bien con moderación. Cuando usted está ayunando, su cuerpo no sólo ha quemado su última comida, sino que también se ha movido pasado eso y comenzó a quemar las reservas de grasa, que es la clave para perder peso. Algunas personas piensan que, debido a que ayunan, van a querer comer el doble cuando comen, pero ese no es el caso. Por un sentado, a veces tus comidas van a ser un poco más grandes que las comidas que tenías antes de comenzar a ayunar, pero tu cuerpo se ajustará bastante rápido, y descubrirás que estás lleno aunque te hayas saltado una o dos comidas.

Métodos de ayuno

Método Crescendo: Esta es una gran introducción al ayuno porque no afecta a sus hormonas y no tiene un impacto negativo en su cuerpo. Básicamente, no impacta los sistemas del cuerpo. El secreto de este método de ayuno es el horario y las horas de ayuno más cortas. El método Crescendo también se puede adaptar para adaptarse a su estilo de vida, por ejemplo, ayuna dos o tres días no consecutivos cada semana. En estos días, ayunarás entre doce y dieciséis horas, de nuevo podrás elegir la cantidad de horas que funcionan para ti. Por ejemplo, dieciséis horas pueden parecer demasiado largas y, pero catorce encaja mejor en su estilo de vida y no te hace miserable.

Estas horas tampoco necesitan ser durante las horas pico de actividad. La mayoría de la gente elige dejar de comer a las 7:00 p.m. y ayunar hasta las 9:00 a.m. de la mañana siguiente. Este es sólo un ejemplo. Comenzar su ayuno a las 5:00 p.m. y terminarlo a las 7:00 a.m. podría funcionar mejor para usted y así sucesivamente. Solo asegúrate de elegir días no consecutivos y de que comiences y termines tu ayuno al mismo tiempo en cada uno de estos días de cada semana. La continuidad es importante porque quieres que tu cuerpo se ajuste, y cambiar constantemente los tiempos no va a ayudar a tu cuerpo, sólo te hará retroceder.

El método Crescendo también es eficaz porque usted estará ayunando durante períodos de tiempo más cortos y menos frecuentes, mientras que todavía disminuye su ingesta calórica general, pero impidiendo que el cuerpo entre en modo de inanición. Tenga en cuenta que esta sigue siendo una forma diferente de comer, y al principio su cuerpo probablemente va a pasar por una fase rebelde. Esto no significa que esté en modo de hambre, es sólo algo nuevo que necesita ajustarse a, y le dará tiempo y paciencia.

16/8 Método: Este es uno de los métodos más comunes de ayuno. No es un dip su en el método de ayuno, sin embargo, es un poco más intenso que el método Crescendo, pero produce resultados. El método 16/8 significa que el día de 24 horas se divide en ocho horas y dieciséis horas. Las ocho horas son la ventana de comedor y las 16 horas son el período de ayuno. Esto no se hace sólo ciertos días de la semana, pero todos los días, que es lo que lo hace un poco más intenso. Sin embargo, es fácil de programar ya que no tienes que pensar en los días de la semana, sabes qué horarios se te permite comer todos y cada uno de los días.

Una vez más, este no es un método de una sola vez para todos. Puedes elegir qué ocho horas comer y cuándo ayunar. Uno de los momentos más comunes es comer desde el mediodía hasta las 8:00 p.m., pero esto podría no funcionar para todos. Puede cambiar los tiempos para adaptarse a su estilo de vida. Es posible que desee hacer del desayuno una prioridad, así que comenzar su período de alimentación a las 8:00 a.m. y comenzar su período de ayuno a las 4:00 p.m., esto puede parecer difícil, pero depende de usted. Este método también puede funcionar para las personas que trabajan turnos de noche, que es una de las razones por las que es tan popular ya que hay tanta libertad para elegir los tiempos de ayuno y comer. Por lo tanto, para aquellas personas que trabajan durante toda la noche, sus horarios de alimentación pueden comenzar a medianoche y terminar a las 8:00 a.m. por lo que encaja en su estilo de vida, ya que harán su sueño durante las horas diurnas. Otras dietas no tienen en cuenta la gran cantidad de personas que viven un estilo de vida menos tradicional basado en el tiempo porque su sueño ocurre principalmente durante las horas de luz del día.

Ahora, una vez más, a pesar de que se llama el método 16/8, no tiene que ser de esa manera. Incluso puede cambiar los tiempos si lo desea, acortando o alargando por un par de horas si es necesario. Algunas personas eligen hacer 18/6, lo que significa que ayunan durante dieciocho horas y comen durante seis, o incluso 20/4. Haga lo que funcione para usted, sólo asegúrese de que es continuo en sus esfuerzos y dar a su cuerpo tiempo para ajustar. El cuerpo no entrará en modo de inanición en dieciséis horas, especialmente porque tradicionalmente, casi la mitad o más de esas horas se pasan durmiendo. Su cuerpo es capaz de tanto, y esta es una gran manera de disminuir drásticamente su ingesta calórica y quemar grasa corporal. El ayuno está destinado a ser una manera para que el cuerpo queme las reservas de grasa, y con este método sin duda lo hará.

Método Eat-Stop-Eat: Este es también un método bastante común de ayuno porque es utilizado por muchas personas. Es seguro para hombres y mujeres y ha ganado popularidad ya que se puede adaptar para adaptarse a tantos horarios y estilos de vida. Este es el único método que no requiere necesariamente que se adhiera a un horario tan estricto ya que puede elegir la cantidad de días que desea ayunar. Tienen que ser días no consecutivos, pero no necesitan ser los mismos días de cada semana. Con el método de comer para comer simplemente no come durante un período de 24 horas, de dos a tres días por semana.

Esta es definitivamente una forma más intensa de ayuno intermitente simplemente porque el cuerpo va a ir 24 horas sin comida, y para algunos puede increíblemente difícil de ajustar. Sin embargo, el cuerpo todavía no entrará en modo de inanición desde un ayuno de 24 horas. Eso no significa que este método es necesariamente el más fácil tampoco, ya que el cuerpo está acostumbrado a comer cada día. Es por eso que con este método de ayuno, se anima a beber agua y otras bebidas durante todo el día. Muchas personas que practican este método no restringen su ingesta de bebidas en los días de ayuno, disfrutando de tazas de té, café negro, e incluso el refresco dietético muy ocasional.

A pesar de que algunas personas eligen ayunar tres veces a la semana, dos es la cantidad recomendada.

La otra cosa que diferencia a este tipo de método de ayuno de los demás es que la gente generalmente se refiere a sus días de alimentación como "días de fiesta", no porque puedan comer lo que quieran con moderación. No es una buena idea para cualquier persona ir por la borda con azúcares y carbohidratos, y esto incluye aquellos que practican el ayuno intermitente, pero todavía se puede disfrutar dentro de la razón. La cantidad recomendada de calorías para una mujer a la ingesta en días de fiesta es de alrededor de 2,000 que es más de lo que la mayoría de las dietas tradicionales permitirá. El ayuno durante dos períodos de 24 horas durante la semana reducirá su ingesta calórica en alrededor del veinte por ciento, mientras que todavía le permite comer los alimentos que ama.

5:2 Método: Esto también se llama, la 'dieta rápida'. Es otra forma común de ayuno intermitente para las mujeres, pero podría no encajar en el horario de todos y requiere contar calorías, y para algunas personas que no es simplemente lo que están buscando en un ayuno. A diferencia de los otros métodos, los números en el nombre del método no hacen referencia a horas, sino a los días de la semana. Cinco días de la semana son días de alimentación regulares, de nuevo, recuerde que su dieta todavía necesita ser bastante saludable con el fin de ver resultados. Los otros dos días de la semana, de nuevo no dos días consecutivos, consumirá sólo 500 para 600 calorías.

Esto significa que usted tendrá que prestar mucha atención al número de calorías que está comiendo en los días restriccionales. Básicamente, desea restringir su ingesta calórica a una cuarta parte de su ingesta tradicional dos días de la semana. Es por eso que muchas personas prefieren este método porque no hay días completos sin comer. Un buen ejemplo de esto es restringir los lunes y jueves, mientras se come normalmente durante el resto de la semana. Asegúrese de comer tres comidas pequeñas en los días restrintigidos y mantenga cerca que cada comida no exceda el límite diario cuando se agregan juntas. En promedio, al restringir los días las comidas deben ser alrededor de 200 calorías cada una.

Al igual que con los otros métodos, puede cambiar los días de la semana que desea restringir, sólo asegúrese de que son los mismos cada semana. También puede cambiar la cantidad de días también, si así lo desea. Por ejemplo, en lugar de 5:2, tal vez quieras hacer 4:3, comiendo normalmente durante cuatro días y restringiendo durante tres. No exceda más de esto, sin embargo, porque esto cruza en territorio peligroso y usted podría terminar haciendo más daño que bien, con el resultado más común de mal humor y aumento de peso.

Una vez que haya tomado su decisión

Por lo tanto, usted ha elegido su método de ayuno intermitente, ahora es el momento de comenzar su ayuno. Esto es cuando las cosas pueden ser bastante difíciles porque su cuerpo se está adaptando a esta nueva forma de comer. Las dos primeras semanas de cualquier ayuno intermitente son difíciles, tenlo en cuenta. Es posible que tengas ganas de rendirte, que tengas ganas de comer cualquier cosa en el sitio, pero esta sensación pasará, sólo toma tiempo. Recuerda, hubo un tiempo en que tu cuerpo ni siquiera podía consumir alimentos sólidos, pero aprendió cómo. Esto es lo mismo. Necesitas darle a tu cuerpo tiempo para volver a aprender y ajustarte.

Al principio puede experimentar algunos desafortunados, pero efectos secundarios comunes como mareos, irritabilidad, dolores de cabeza, e incluso insomnio. Recuerde, estos pasarán ya que todos son parte del proceso. Su cuerpo está aprendiendo a quemar las reservas de grasa y no depender simplemente de las comidas que ha consumido recientemente ya que va a estar restringiendo drásticamente las calorías o yendo períodos más largos de tiempo sin consumir calorías.

Si después de dos semanas estos síntomas persisten o empeoran, da un paso atrás y reevalúe el método elegido. Es posible que deba elegir un método diferente. No el cuerpo de todos es el mismo y algunos métodos de ayuno funcionan mejor para algunos y no para otros. Puede ser una solución simple, como cambiar los días de ayuno a los días en los que normalmente estás menos activo, o moverte alrededor de las horas de alimentación para encajar un poco mejor en tu horario diario. Por lo tanto, antes de darse por vencido, trate de mover los tiempos y ver cómo reacciona su cuerpo a eso.

Además, no olvides que puedes beber un poco de caldo de huesos o té para ayudar. Esto especialmente importante si elige ayunar durante períodos de 24 horas, ya que este es un método difícil de ajustar. Muchas personas encuentran que beber té o café también les ayuda porque les hace sentir como si no estuvieran privando a su cuerpo de todo. Recuerde, a veces el ritual de hacer café o té es tan importante como el consumo de él y privar a su cuerpo y cerebro de ese ritual en el que ha llegado a confiar tan fuertemente puede tener efectos perjudiciales. Por lo tanto, permítase esa indulgencia diaria, simplemente omita la crema y el azúcar en los días de ayuno. Algunas personas tienen una tendencia a compararse con otros, hacer todo lo posible para no hacer esto. Sí, algunas personas pueden hacer el método de comer para comer y felizmente consumir sólo agua durante un período de 24 horas, pero si no eres una de esas personas, está bien. No te obligues a ser miserable. Esto es más que una dieta, es un cambio de estilo de vida, y no está destinado a hacer su vida más estresante o para causarle molestias duraderas.

Es normal que un cambio de estilo de vida sea difícil, por lo que escuchar a su cuerpo es importante. Es por eso que hay tantos métodos diferentes, pero todavía eficaces para elegir. Cada persona es diferente, y la forma en que alguien responde a un cierto ayuno también va a ser diferente. Las personas que tienen más éxito en el ayuno intermitente son las que entienden que podría tomar algún ensayo y error. No hay ninguna vergüenza en hacer cambios si su primer, segundo o incluso tercer intento no funcionó para usted.

Si te comprometes con el cambio de estilo de vida y haces los cambios que te lo hacen más fácil, aumentarás las posibilidades de éxito. Al igual que con cualquier otra cosa en la vida, no existe tal cosa como el cambio instantáneo o la gratificación. Va a tomar algún tiempo para que veas los cambios, pero sucederá. Cuando usted está practicando el ayuno intermitente, usted está reduciendo calorías, lo que significa que va a perder peso. Algunos de los otros beneficios adicionales al ayuno intermitente incluyen un aumento en la energía, claridad mental, e incluso ahorrar dinero.

Cuando usted está iniciando el método elegido, es mejor sentarse y hacer un horario. Puede hacer esto en su teléfono, un calendario, o incluso sólo un pedazo de papel. Tener algo frente a ti que descomponga los días para que sepas cuando tus períodos de alimentación y ayuno se descomponen semana a semana durante todo el mes, te ayudará a poner las cosas en perspectiva. Hacer esto también le ayudará a programar eventos y obligaciones personales según sea necesario, porque la tentación va a suceder, esto es especialmente difícil al principio. A veces lo mejor es evitar esto hasta que se sienta más cómodo en su método de ayuno y su cuerpo se ha ajustado. Hacer esto también ayudará a aumentar sus posibilidades de éxito y facilitarla la transición al ayuno intermitente.

Capítulo 2: Comer, Sólo saber cuándo hacerlo

A pesar de que estás ayunando, todavía vas a comer. Sin embargo, eso no significa que durante los períodos de alimentación puedas comer lo que quieras todo el tiempo. Al igual que en la vida cotidiana, todo está técnicamente bien, pero con moderación. Si llenas tu cuerpo con nada más que alimentos procesados y azúcar durante los períodos de alimentación, probablemente vas a aumentar de peso, pero esto sería cierto con o sin ayuno intermitente. Las reglas para ganar o perder peso no cambian. El ayuno intermitente es un cambio en el estilo de vida que se supone que hace que sea más fácil reducir las calorías porque usted está comiendo sólo durante momentos específicos.

Para aquellas personas que ya comen una dieta bastante saludable, que no está llena de carbohidratos y azúcares vacíos, esto no va a ser demasiado de un shock para ellos. Sin embargo, si usted es un amante de la comida rápida, carbohidratos y azúcar y eso es sobre todo lo que su dieta consiste en, entonces usted va a necesitar hacer más de un cambio de estilo de vida que otros.

Todavía puedes comer estas cosas, solo aprende a limitar tu ingesta. Recuerda, durante tus períodos de alimentación, todavía solo quieres consumir alrededor de 2.000 calorías. Es muy fácil superar ese límite si no estás prestando atención a lo que estás comiendo. El método que requiere más atención a la ingesta calórica es el método 5:2 porque durante dos días no debe exceder 600 calorías como máximo. Esta es una baja cantidad de calorías y sin un cuidadoso conteo de calorías, puede ser muy fácil exagerar y superar ese límite. Para algunas personas, no quieren tener que contar calorías tan de cerca, y eso está perfectamente bien, eso sólo significa que este método no es para ellos.

Supongamos que eligió seguir el método 16/8 y que tiene configurado su horario diario. Eso significa que cada día tienes ocho horas para comer tus 2.000 calorías. La forma en que elijas consumir esas calorías depende completamente de ti. Algunas personas prefieren tener las tres comidas tradicionales sin refrigerios en el medio. Otros prefieren tener dos comidas más grandes con un poco de refrigerio ligero entre sus comidas. Sólo recuerda que no estás tratando de compensar las calorías perdidas comiendo más calorías desde que pasaste tanto tiempo sin comer. No te preocupes, tu cuerpo no está entrando en modo de hambre y en realidad se ajustará a este nuevo horario probablemente mejor y más fácil de lo que imaginabas. Una vez más, las primeras dos semanas van a ser las peores y después de eso, para muchas personas, simplemente se convierte en su forma regular de comer y simplemente ya no piensan en ello.

Lidiar con los antojos

Para aquellos que tienen un diente dulce, usted no tiene que renunciar al azúcar, sólo asegúrese de factorizarlo en la cantidad asignada de calorías durante sus períodos de alimentación. Algunas personas evitarán el azúcar por completo durante la mayoría de sus períodos de alimentación, y luego un día a la semana disfrutarán de un rico postre. Otros prefieren tener un postre pequeño todos los días, o durante sus períodos de alimentación, pero se aseguran de tener en cuenta que debe ser incluido en sus calorías.

Un error común que la gente comete es que olvidan que lo que están bebiendo también contiene calorías. Muchas personas disfrutan de una buena bebida de café, pero no se dan cuenta de la cantidad de azúcar que hay en la bebida que ordenan en una cafetería. Lo mismo puede decirse de refrescos, tés y bebidas alcohólicas. Por lo tanto, asegúrese de hacer algunas investigaciones y averiguar cuántas calorías hay en las cosas que bebe y agregarlas a su ingesta calórica. Además, algunas personas creen que evitar todo el alcohol es mejor, pero algunas personas no están de acuerdo. Esta es una preferencia personal, pero de cualquier manera, usted debe conocer el consumo de calorías y tratar de no ir por la borda.

Muchas personas tienen sus propios placeres culpables cuando se trata de qué alimentos anhelan. El ayuno intermitente te permite seguir cocinándose, mientras que otras dietas podrían cortar los alimentos por completo. Todo lo que tienes que hacer es incluir los alimentos que amas en las calorías que estás consumiendo y permanecer dentro del límite. Por supuesto, esto podría significar tener comidas más pequeñas, pero a veces esa indulgencia significa más simplemente porque puede mejorar su estado mental. Por lo tanto, si una rebanada de pastel de chocolate es algo que desea, sepa que puede tener que hacer otros sacrificios por él en referencia a las calorías, pero todavía se puede comer el pastel.

A veces los alimentos nos hacen felices porque los amamos. Por supuesto, hay algunas personas por ahí que realmente no se sienten de esta manera, pero para esas personas que lo hacen, ser capaz de satisfacer sus antojos es increíblemente importante para ellos. Esa es una de las razones por las que muchas personas eligen el ayuno intermitente, porque no les hace renunciar a los alimentos que aman. En su lugar, les enseña que todavía pueden tenerlo, sólo algunos ajustes en el resto de la comida del día tendrán que hacerse. Para tanta gente, eso es un equilibrio más que justo y uno que estarían encantados de hacer.

Los cambios se pueden hacer

Si usted está haciendo el método Crescendo y terminar su período de alimentación a las 5:00 p.m. pero encontrar que usted está increíblemente hambriento a las 7:00 p.m., simplemente cambie los horarios para que pueda permitirse un pequeño, último refrigerio alrededor de 7:00 p.m. Tienes el poder de hacer eso. Podría significar que ayunas un poco más durante el día, pero si funciona mejor con tu cuerpo, entonces haz los cambios necesarios. Lo mismo se puede decir si usted tiene más hambre temprano en la mañana, simplemente comience su período de alimentación antes y terminarlo más temprano en el día. Algunas personas simplemente prefieren comer más por la mañana y otras más tarde en el día. Escucha a tu cuerpo y ajusta los tiempos para encontrar lo que mejor se adapte a tu estilo de vida. Una vez más, esto también va para las personas con horas menos tradicionales, como aquellos que trabajan en el tercer turno. Si encuentras que necesitas comer más tarde por la noche antes de ir al trabajo y menos por la mañana antes de llegar a casa y volver a dormir, no dudes en cambiar tu período de ayuno para acomodar eso.

Si quieres resultados más rápidos y drásticos, también puedes cambiar tus hábitos alimenticios por completo, eligiendo evitar carbohidratos simples o vacíos por completo. Es por eso que las personas que practican el paleo u otras dietas de keto también pueden beneficiarse del ayuno intermitente. Si decide hacer esto, trate de facilitarlo. Usted ya está haciendo un gran cambio de estilo de vida, y para aumentar sus posibilidades de éxito, cambiar sus hábitos alimenticios lentamente. Por ejemplo, primero elimina el pan blanco y la pasta de tu dieta y sustituye el trigo. En lugar de comer una hamburguesa de comida rápida, haz una en casa y usa un bollo de trigo. Estos son cambios bastante pequeños que pueden conducir a grandes resultados. Una de las mejores formas de motivación es ver los resultados de tu arduo trabajo. Realizar estos cambios dará lugar a los cambios positivos que desea ver que, a su vez, solo querrá hacer que continúe.

Algunas personas encuentran que también es más fácil comenzar su período de alimentación en el medio del día, por lo que tienen tiempo para comer en el trabajo y en casa. Esto es especialmente importante para aquellas personas que quieren ahorrar dinero ya que esto les da la oportunidad de traer su propio almuerzo y cocinar su propia cena. Los comestibles son más baratos que para llevar e ir a un restaurante. Cocinar su propia comida y preparación de comidas también le permite calcular fácilmente cuántas calorías está consumiendo porque sabe exactamente lo que está pasando en cada comida.

Arreglar sus tiempos

Algunas personas pueden encontrar que al hacer el método 5:2, incluyendo un día de fin de semana como un período de ayuno, funciona mejor para ellos porque tienen ese día libre de trabajo completamente. Pueden usar este tiempo para relajarse y encontrar más fácil no comer cuando tienen menos obligaciones. Otras personas pueden encontrar que tener un día de fin de semana como un período de ayuno arruina su fin de semana, porque ese es el momento en que prefieren salir con amigos y poder comer es importante para ellos durante ese tiempo.

No hay absolutamente nada de malo en cambiar los días si su primer intento no funcionó para usted. Simplemente cambie los días hasta que encuentre un horario que funcione para usted. Sólo recuerda, no puedes ayunar durante dos días consecutivos, así que asegúrate de darte un poco de tiempo en el medio para repostar y darle tiempo a tu cuerpo para procesar lo que has consumido. Su objetivo es quemar no sólo lo que ha comido recientemente, sino también algunas de las reservas de grasa en su cuerpo, así que tenga eso en cuenta también cuando usted está haciendo su horario de ayuno.

Ayunar en los días en que usted es particularmente activo funciona para algunos porque encuentran que es más fácil mantener los alimentos fuera de sus mentes cuando tienen tantas otras cosas en las que centrarse. Otros encuentran que ayunar en estos días es más difícil porque están más hambrientos después de hacer tanto. No quieres que tu cuerpo se sienta agotado y hambriento todo el tiempo, así que si te sientes así, es hora de reevaluar tu horario. Siéntese y anote sus planes normales para la semana y trate de programar sus períodos de ayuno en los días en que no esté tan activo. Hacer esto hará que sea más fácil para usted y hacer que su cuerpo se sienta mejor, así. Lo mismo ocurre con el reverso. Si crees que sería más fácil ayunar en los días en los que estás más ocupado y actualmente tienes tu período de ayuno durante tus tiempos menos activos, cánsalo. Esto no se puede enfatizar lo suficiente. Cada persona es diferente y encontrar lo que funciona para usted es la parte más importante del proceso.

A veces un gran lugar para empezar es preguntarse cuál es la comida más importante del día para usted, puede ser diferente para todos. Una vez que conozca su respuesta, puede programar su período de alimentación para incluir esa comida. Si usted está haciendo el método 5:2, entonces también puede hacer que la comida más pesada en calorías para que no se sienta privado de su comida favorita o más importante. Al hacer esto, no sólo se va a sentir mejor físicamente, sino también mentalmente. La mayoría de la gente no se da cuenta de que no es sólo la comida lo que nos hace felices, sino también las formas en que la comemos. El ejemplo utilizado anteriormente era preparar café por la mañana. Para algunas personas, es lo que les ayuda a comenzar su día, y ir sin la cafeína y ritual tradicional puede tener efectos perjudiciales para su estado mental. Eso es lo que quieres evitar durante un ayuno. Si preparar una cena elaborada es lo que te hace sentir que tienes un final tranquilo y relajante de tu día, no te niegues a ti mismo de esto, simplemente haz que sea una prioridad cuando se trata de tu agenda de ayuno.

Este no va a ser un viaje fácil, especialmente al principio, pero puedes hacerlo. La paciencia es la clave. Dale tiempo tanto a tu mente como a tu cuerpo para adaptarte a este nuevo horario que estás poniendo en marcha. Nuestros cuerpos saben cómo quemar combustible, y puede adaptarse a las reservas de grasa quemadas cuando sea necesario, siempre y cuando no se sienta como si estuviera en modo de inanición. Seguir los métodos y apegarse a la programación evitará que esto suceda y le proporcionará los resultados que desea. Si usted ha estado apegándose a su horario de ayuno y no está viendo los resultados que quería, también tiene la opción de comer más limpio o cortar carbohidratos. Hay muchas maneras de ajustar el ayuno intermitente para que funcione para todos.

Capítulo 3: El ayuno está en un horario, úsalo para ahorrar dinero

La belleza del ayuno intermitente es que puedes decidir cuándo comienzan y terminan tus períodos de ayuno para que no haya sorpresas. Lo mismo no se puede decir de otras dietas que requieren que cuentes calorías o cortes todos los carbohidratos. Tener un horario establecido hace que sea fácil planificar sus comidas alrededor de sus períodos de ayuno, y no importa qué tipo de método esté utilizando, también puede prepararse para dar un paso más y prepararse para sacar todas las conjeturas de lo que va a comer , ahorrarse aún más dinero. En general, sin embargo, el ayuno significa que vas a comer menos en general, así que de cualquier manera, vas a ahorrar dinero.

No es de extrañar que cocinar en casa sea más barato que ir a restaurantes, si se hace bien, también puede ser mucho más saludable. La comida y la publicidad de restaurantes pueden sentirse abrumadoras y hacerte sentir que comer casi constante es normal. Eso, por supuesto, no es cierto. El cuerpo humano no está hecho para comer todo el tiempo. Nuestra cultura tampoco se basa en el ayuno intermitente, así que esta va a ser una de las veces en tu vida cuando vas contra el grano. A pesar de que esto puede parecer desalentador, hay un nivel de libertad al saber que estás allanando tu propio camino y escuchando lo que tu cuerpo te está diciendo, en lugar de hacer lo que crees que deberías estar haciendo. Muchas personas van a asumir que te estás muriendo de hambre por un cierto tiempo y algunos podrían advertirte o darte flack para tu elección de "dieta". Recuerda, esto no es una dieta, este es un estilo de vida y ya ayunas durante un cierto número de horas cuando duermes. Simplemente está tomando más control de sus períodos de alimentación y ayuno que le ayuda a perder peso, ganar claridad mental, y aumentar la concentración.

Para la mayoría de las personas que están tratando de perder peso mediante el uso de ayuno intermitente, lo tratan como una manera para ellos de comer lo que quieren, pero no demasiado de ella. Lo creas o no, hay una conexión entre la forma en que gastas dinero y la forma en que consumes alimentos. Esta conexión se basa menos en lo financiero, y tiende a tener más emocional, casi irracional paralelo. Por ejemplo, comprar o pedir más de lo que realmente necesita. Muchas personas encuentran que al revisar el historial de su cuenta bancaria, su gasto en alimentos reflejaba el de su estado emocional en ese momento; podría alcanzar su punto máximo y caer correspondiente al estado de ánimo de alguien. Esto es lo contrario de un horario, y como las cosas tienden a ser dirigidas por la emoción, impredecible y en el caso de la comida, más caro de lo que tiene que ser.

Algunas de las razones comunes por las que las personas comen más de lo que necesitan pueden estar conectadas con el aburrimiento, las emociones negativas, el estrés o simplemente porque sienten que necesitan hacerlo. El ayuno intermitente ayuda a poner fin a esta forma de pensar. El ayuno intermitente le permite tratar la comida como una oportunidad para repostar, para permitir que su cuerpo procese y digerir no sólo su última comida, sino también las tiendas de grasa. Si te encuentras como un comensal emocional o de estrés, entonces el ayuno intermitente realmente te beneficiará.

A veces, nos engañamos para que pensemos que necesitamos algo cuando realmente no lo hacemos, y en términos de comida, esto no es bueno para el cuerpo o la cartera. Piensa en el ayuno intermitente como darte una nueva perspectiva. Ahora vas a pensar en términos de lo que realmente necesitas y no de lo que quieres. Quitar el aspecto emocional y reemplazarlo con un horario estricto y los alimentos que necesitas, definitivamente va a causar cierta incomodidad, pero definitivamente valdrá la pena. Cuando comiences el método de ayuno intermitente elegido, intenta pensar en lo que estás recibiendo, y no en lo que te estás perdiendo. Esto definitivamente suena más fácil decirlo que hacerlo, pero todavía vas a ser capaz de tener momentos de indulgencia. Sólo va a haber menos de ellos, y tu cuerpo te lo agradecerá.

Para aquellos que ya tienen un presupuesto ajustado y piensan que el ayuno intermitente va a ser demasiado caro, eso no podría estar más lejos de la verdad. Estás consumiendo menos calorías mientras que el ayuno intermitente, lo que significa que estás comiendo menos, lo que a su vez significa que gastas menos en lo que comes. La gente tiene diferentes razones para el ayuno intermitente, y averiguar por qué lo está haciendo y lo que desea obtener de él va a ayudarle a tener éxito. Por lo tanto, comience haciendo una lista de lo que desea lograr a través del ayuno intermitente, ya que le ayudará a decidir lo que desea comer. Algunas personas no quieren cocinar en casa. Para esas personas, todavía es posible ahorrar dinero porque ellos también van a pasar períodos más largos de tiempo sin comer.

Si decides comer la mayor parte de tu comida en restaurantes, comienza a preguntar cuántas calorías hay en las comidas que comes. Esto es especialmente importante si usted está en el método 5:2, porque usted tiene límites estrictos para dos días de la semana. Si usted no se adhiere al método de su elección, entonces usted no verá ningún beneficio, y no prestar atención a la cantidad de calorías que están en los alimentos que come, usted va a ponerse de nuevo.

Un nuevo horario

A pesar de que probablemente pienses que vas a ser miserable por no comer, rápidamente descubrirás que no es el caso. El ayuno intermitente le permite simplificar su vida. Piensa en cuánto tiempo pasas, no solo comiendo, sino pensando en qué comer. Ir más tiempo sin comer significa menos estrés y tiempo dedicado a preocuparse por qué comer. Muchas personas se sorprenden por cuánto tiempo se destinó a asuntos relacionados con la comida y se sorprenden de cuánto tiempo se libera cuando comienzan su estilo de vida de ayuno intermitente.

Es este tiempo libre recién adquirido que te da la libertad de lograr más, es casi como si tus días se largan. De repente, tienes más tiempo durante el día para trabajar, hacer ejercicio o simplemente relajarte. Cuando comience su método de ayuno por primera vez, es una buena idea ocupar su tiempo libre manteniéndose ocupado. Definitivamente hay un período de ajuste, y puede ser incómodo adaptarse a un nuevo período de alimentación. Si te mantienes ocupado, puede ayudarte a mantener tu mente fuera del hecho de que podrías tener hambre cuando comience tu período de ayuno. Esta es una de las razones por las que muchas personas que practican el ayuno intermitente también toman tiempo para crear una lista detallada de alimentos para reducir aún más el estrés relacionado con los alimentos, y como una forma más de simplificar sus vidas.

Probablemente notará un aumento en su enfoque, disciplina y productividad general. Esa es otra de las razones por las que las personas eligen cambiar su estilo de vida para incluir el ayuno intermitente. La forma en que las personas experimentan esto varía de persona a persona. Por ejemplo, algunas personas afirman que tienen más lucidez durante el día cuando se saltan el desayuno y no comienzan su período de alimentación hasta más tarde en el día. Mientras que algunas personas experimentan esto más tarde en el día, cuando su período de alimentación ha terminado. Una vez que sepas cómo va a reaccionar tu cuerpo, puedes programar tus eventos o reuniones importantes o importantes para que se correspondan con los tiempos en los que te sientas más concentrado y alerta.

El ayuno intermitente requiere un nivel de disciplina que es posible que no haya anticipado. Esto es parte del proceso de ajuste y usted encontrará que su disciplina general también aumentará. Esto generalmente sucede naturalmente, porque usted está reentrenando su cerebro para actuar y responder de una manera diferente a la que había hecho anteriormente. Cuando empiezas a tomar decisiones más conscientes y cuidadosas sobre la comida, simplemente se traducirá en otros aspectos de tu vida. Se siente bien tener el control, y el ayuno intermitente le mostrará eso.

Es en su mejor interés prepararse para el éxito. Es de naturaleza humana querer comer alimentos ricos en azúcares y carbohidratos cuando sus seres de época de alimentación después de un largo período de ayuno. Una vez más, se necesita mucha disciplina para ayunar, pero se necesita aún más disciplina para comer completamente limpio e intermitente rápido. Es por eso que es mejor para su salud mental para permitir algunas indulgencias de vez en cuando. Parte de la creación del éxito significa ir de compras con anticipación y saber lo que vas a poner en tu cuerpo y cuándo. Si sus armarios y refrigerador están llenos de alimentos saludables, entonces eso es lo que comerá cuando termine su período de ayuno.

Lo mismo puede decirse de autosabotaje. Dado que el ayuno intermitente requiere autodisciplina, puede ser fácil exagerar accidentalmente con las calorías. Por supuesto, esto no significa que necesites comer limpio todo el tiempo, pero sí significa que necesitas poner el esfuerzo para averiguar cuántas calorías hay en lo que estás comiendo. Algunas de las maneras de ayudarte a evitar que esto suceda son esparcir comidas y refrigerios durante tu período de alimentación si tu cuerpo responde mejor a ese tipo de dieta. Si su cuerpo responde a dos comidas más grandes para sentirse satinado, entonces usted puede hacerlo de esa manera también. Es importante escuchar a su cuerpo y hacer los cambios en consecuencia.

Aprender a escuchar a tu cuerpo es una de las partes más difíciles del ayuno intermitente, ya que muchas personas están acostumbradas a comer cuando les apetece o cuando otros están comiendo. Gran parte de nuestras vidas giran en torno a la comida que muchas personas han dejado de escuchar sus cuerpos y han empezado a escuchar lo que les rodea, independientemente de si realmente tienen hambre o no. Este es un hábito difícil de romper. Uno de los lugares más fáciles de comenzar es comprar un supermercado cuando no tienes hambre. Esto parece sentido común, pero incluso las personas que no son ayunas intermitentes cometen este error. Cuando compras mientras tienes hambre, es más probable que tires comida mal sana y procesada en exceso en tu carrito porque eso es lo que estás anhelando en este momento.

Esto no sólo dañará su cuerpo, sino que también será más difícil en su billetera. Comprar inteligente no solo implica no comprar mientras tienehambre, sino que también significa tener una idea general de lo que vas a comprar antes de irte. Esto hará que sea más fácil tomar decisiones saludables. Algunas personas eligen el plan de comidas o preparar y hacer las mismas cosas cada semana, pero esto sólo preferencia personal y no algo que tienes que hacer, depende completamente de ti. Encontrar lo que funciona para usted también puede ser divertido, tratar de no ser demasiado duro con usted. Estás haciendo un cambio de estilo de vida. Eso significa que todavía necesitas vivir tu vida. Encontrar tu zancada y equilibrio entre ayunar y vivir tu vida sucederá, solo requiere tiempo y paciencia.

Al comenzar tu viaje de ayuno recuerda escuchar a tu cuerpo. Para algunas personas, ha pasado mucho tiempo desde que lo han hecho en términos de comida. Sin embargo, esta es la mejor manera de garantizar su éxito. Su cuerpo puede y le dirá lo que necesita. Eso no significa que tu cuerpo no te pelee cuando se esté adaptando a este nuevo horario de comer, pero con tiempo y disciplina, tanto tu mente como tu cuerpo se adaptarán, y cosecharás los beneficios. Lo desconocido es aterrador para muchas personas, por lo que es el ayuno intermitente, porque es algo que no han hecho anteriormente. Esto es común y, afortunadamente, es de corta duración ya que el ayuno intermitente no es lo que muchas personas esperan, y el cuerpo es capaz de más de lo que muchas personas piden de él.

Capítulo 4: Ingesta calórica y ayuno

Muchas dietas requieren que reduzcas la cantidad de calorías que consumes solo permitiéndote comer ciertos alimentos. Por supuesto, vas a perder peso si restringes calorías, pero también podrías ser miserable al hacerlo ya que no puedes comer los alimentos que amas. Incluso si no quieres admitirlo, hay algunos alimentos que te hacen sentir mejor, ya sea pastel de chocolate o macarrones con queso. Sólo eres humano, y no hay nada de malo en disfrutar de tu comida. Algunas dietas hacen que sea casi imposible disfrutar de los alimentos que amas, pero el ayuno intermitente no es uno de ellos.

Es matemática simple: si reduces las calorías que consumes y sigues ejercitando la misma cantidad o más que antes, perderás peso. El ayuno intermitente reduce la ingesta calórica al reducir la cantidad de tiempo que puede comer. No es que estés comiendo comidas más pequeñas o cortando azúcar o carbohidratos por completo, en cambio estás saltando las comidas por completo y al hacerlo reduciendo tu ingesta calórica. Es simple realmente, no comer por un período de tiempo más largo significa que el trabajo duro está hecho para usted. No se consumó alimentos, por lo que su recuento diario y semanal de calorías es menor.

El ayuno intermitente es en realidad uno de los métodos de alimentación menos complejos, que es una de las razones por las que ha ganado tanto en popularidad. La belleza está en su simplicidad. No hay puntos para realizar un seguimiento de, no hay carbohidratos para cortar, a menos que, por supuesto, usted elija. Probablemente pienses que querrás atracarte una vez que comiences tu período de alimentación después del ayuno, pero al principio podrías, pero esto cambiará con solo un poco de tiempo y disciplina. Cada método de ayuno requiere que consumas 2.000 calorías saludables durante los períodos normales de alimentación, y sin calorías o muy poco durante otras veces.

Lo que decidas comer durante tu período de alimentación depende de ti, pero si quieres los mejores resultados, eligiendo llenar esas 2.000 calorías con alimentos saludables y enteros te daráresultados más rápidos y drásticos. De cualquier manera, sin embargo, el ayuno intermitente todavía reduce la grasa estomacal, y sólo lo hará mejor y más rápidamente si usted decide comer más saludable. Un estómago plano tiene más que ver con lo que comes y menos con el ejercicio. La gente a menudo se sorprende al oír esto, pero es especialmente cierto para las mujeres. Es por eso que el ayuno intermitente reduce la grasa estomacal tan rápidamente, porque este es el tipo de alimento que comienza con los alimentos y un déficit calórico mostrará en peso estomacal primero para la mayoría de las mujeres.

Siempre y cuando se adhiera a su método elegido y no exceda las 2.000 calorías, obtendrá automáticamente un déficit calórico, que es la clave para perder peso. Saltarse comidas enteras reduce la cantidad de calorías que consumes, tanto que realmente no tienes que preocuparte demasiado por las calorías que comes cuando tu período de ayuno ha terminado. Por ejemplo, si usted come mantequilla de maní, tostadas y un vaso de jugo de naranja por la mañana, esto por sí mismo es alrededor de 500 calorías. Algunas personas también toman una bebida de té o café por la mañana o a media mañana que puede contener hasta 150 calorías, por ejemplo, el café con ote promedio contiene alrededor de 130. Si usted iba a ayunar por la mañana y no empezar a comer hasta alrededor de la hora del almuerzo, usted está cortando casi 700 calorías.

Si una mujer come entre 1.600 y 2.000 calorías por día, simplemente saltarse esa comida es entre el veinte y casi el treinta por ciento de su ingesta calórica ahorrada al instante. Luego, más tarde en el día, si comiste dos comidas más grandes que son alrededor de 750 calorías cada una, y un postre alrededor de 300 calorías, todavía sólo está consumiendo 1,800 calorías que está bien en el camino a la pérdida de peso. Aún mejor es que no tengas que renunciar a nada de lo que amas. Se trata de cambiar los tiempos que comes, no de lo que comes.

El ayuno intermitente es también una de las maneras más fáciles de quemar grasa real. Por ejemplo, cuando comienzas una dieta baja en carbohidratos, el número en la escala bajará rápidamente, pero estás perdiendo agua de tu cuerpo, no grasa real. A veces, también puede reducir las calorías tanto que el cuerpo realmente se aferra a las células de grasa y quemar músculo como una fuente alternativa de combustible. Esto es lo que sucede cuando el cuerpo entra en modo de inanición, y eso es lo que desea evitar. El ayuno intermitente, cuando se hace correctamente, no hará que pierda sana masa muscular. Su cuerpo no se sentirá como si estuviera entrando en hambre y quemará las reservas de grasa para usar como energía. Así es como pierdes peso y lo mantienes apagado.

Si usted se encuentra perdiendo masa muscular o no ve los resultados deseados, usted puede y debe ajustar sus tiempos de ayuno o ingesta calórica. Como se mencionó anteriormente, la mejor manera de medir esto es escuchar a su cuerpo. Hay diferentes tipos de ayuno intermitente por una razón. No todos se construyen igual y el cuerpo de todos responde de manera diferente. Es por eso que puede cambiar los tiempos para que coincidan con lo que funciona para usted. Sólo asegúrese de no ir demasiado por encima de una ingesta calórica saludable promedio, o demasiado por debajo de ella, ya que eso puede ser igual de perjudicial. La clave es ser paciente y escuchar a tu cuerpo, pero no seas demasiado estricto, esto no está destinado a hacerte miserable y malhumorado, lo que puede suceder si no estás a salvo.

Lo que pones en tu cuerpo cuando comes es completamente tu elección. Como has visto, saltarte las comidas ya te da una ventaja con el déficit calórico, pero puedes ir un paso más allá y elegir comer muy saludable cuando comience tu período de alimentación. Por supuesto, esto no va a ser fácil ya que el cuerpo se va a sentir deteriorado y anhelando alimentos ricos en carbohidratos y azúcar. Sin embargo, puedes comer muchas más verduras y frutas que los alimentos azucarados y con carbohidratos pesados, lo que significa que te sentirás más lleno mientras comes menos calorías. Algunas personas eligen hacer esto porque los libera para tener más bocadillos durante su período de alimentación o les permite tener un postre más pesado en calorías.

También tienes que recordar que también es importante quemar calorías, y al principio lo último que vas a querer hacer es hacer ejercicio, especialmente durante tu período de ayuno. Eso está perfectamente bien. En realidad, se recomienda hacer ejercicio ligero mientras ayuna, pero algunas personas prefieren hacer entrenamientos más pesados durante un período de ayuno. Sólo hacer lo que su cuerpo puede manejar, no hay una manera correcta de ayunar intermitentemente. Lo que funciona para una persona podría no funcionar para otra. Lo mismo ocurre con el ejercicio y el ayuno, puede tomar algún ensayo y error antes de averiguar lo que funciona bien para usted. Algunas personas tratan de mantenerse al día con sus rutinas regulares de ejercicio, pero encuentran que es demasiado intenso durante su período de ayuno. Si te sientes de esta manera, aligera tu entrenamiento en los días de ayuno si estás haciendo el método 5:2 o comer para comer. Si estás haciendo cualquiera de los otros métodos, puedes aprender a planificar tus entrenamientos alrededor de los tiempos de ingesta de alimentos.

Una de las cosas más comunes que las personas hacen es planificar sus tiempos de alimentación alrededor de sus entrenamientos, o viceversa. Después de un entrenamiento el cuerpo es típicamente muy hambriento, y los entrenamientos duros y el ayuno pueden ser una receta para el fracaso. Usted puede evitar que esto suceda haciendo ejercicio en función de su período de alimentación. Haz ejercicio cuando aún tengas tiempo para comer después si así es como funciona tu cuerpo. Por otro lado, si su cuerpo funciona mejor con una comida más grande antes de un entrenamiento pesado, atienda a ella de esa manera.

La mayoría de las personas planean sus alimentos en función de cómo les hace sentir en términos de sus niveles de energía a lo largo del día, lo que incluye su rutina de ejercicios. Quieren sentirse lo mejor que sirve como motivación natural para comer más sano, porque les impide sentirse lentos durante el día y les permite entrenar más duro. Generalmente, esto viene con tiempo y experiencia, porque cada uno es diferente. Algunas personas pueden encontrar que prefieren comer una dieta vegetariana alta en carbohidratos, mientras que otras prefieren una dieta baja en carbohidratos, pero más alta en grasas y proteínas para sentirse lo mejor posible. Coma cuándo y qué funciona para usted, pero sea consistente. Tu dieta y ayuno no tienen que coincidir con las de otra persona, pero no verás los resultados y cosecharás los beneficios del ayuno intermitente si no eres consistente con lo que funciona para ti.

Si usted está haciendo el método de comer-parar-comer, entonces usted va un completo 24 horas sin comer, dos a tres veces por semana. Para los ayunos que son largos así, es una buena idea usar esos días para hacer ejercicio ligero o como días de descanso. Si decides hacer algún tipo de ejercicio en estos días, comienza con algunos ejercicios ligeros para ver cómo responde tu cuerpo antes de saltar a un entrenamiento más pesado. Un buen ejemplo de algunos ejercicios para hacer incluye: yoga, caminata rápida, natación, y cualquier otra cosa que sea relativamente bajo impacto. Si no te sientes ligero o mareado por esto, continúa aumentando tus entrenamientos hasta que te parezca, siempre y cuando te detengas si sientes efectos secundarios perjudiciales de los entrenamientos.

Usted no tiene que apegarse a las 2.000 calorías al día tampoco, puede caer con seguridad a 1,600 ya que es una cantidad saludable también. Las 2.000 calorías es un promedio, y para aquellos que están tratando de perder peso, sería más beneficioso para ellos apegarse a una dieta de 1,600 calorías al día. Siempre puede ajustar su ingesta calórica a medida que avanza dependiendo de los resultados que esté viendo. Es útil saber también que una vez que alcances un peso saludable, tu cuerpo naturalmente lo mantendrá y la pérdida de peso se ralentizará. Esto suele ocurrir después de un año más o menos de ayuno intermitente, y una de las razones por las que es tan eficaz es porque se necesita muy poco para mantener un peso saludable. También es otra razón por la que el ayuno intermitente se considera un estilo de vida y no una dieta, porque una vez que lo has convertido en un hábito, se siente natural y se convierte en tu nueva normalidad.

Sólo recuerde que el ayuno intermitente no está destinado a sentirse como una tortura, por supuesto que va a tomar algún tiempo para adaptarse, pero si después de unas semanas se siente cansado y deteriorado, hacer algunos cambios. Usted tiene el poder de cambiar casi todo acerca de cómo ayunar, siempre y cuando siga las reglas básicas y siempre tenga en cuenta su seguridad. No tienes que renunciar al chocolate que tanto amas, o no entrenar para el maratón que has estado esperando. De hecho, todavía puedes comer lo que quieras, hacer ejercicio normalmente y aún así lograr bajar de peso o mantener un peso saludable.

La parte más difícil de este viaje va a ser el comienzo. Muchas personas encuentran que realmente no saben por dónde empezar, o cómo empezar. No hay ningún secreto, sólo tienes que hacerlo. Eso es todo. Claro, es posible que tropieces o rompas tu ayuno antes de que a veces lo hagas, pero vuelve a intentarlo al día siguiente y haz cambios si sientes que lo necesitas. Tu cuerpo sabe lo que está haciendo, es tu trabajo escucharlo, y el ayuno intermitente es una gran manera de aprender a hacer eso. Así que, no tengas miedo de cometer algunos errores, es la mejor manera de aprender a veces. Necesitas saber qué no hacer para encontrar lo que funciona para ti a veces, y eso está bien.

Capítulo 5: Ahorre dinero, haga una lista de comestibles

Ya sabes que vas a comer menos, toda una comida se va a quedar fuera de tu dieta. Eso significa que también puedes gastar menos en el supermercado. Por ejemplo, si comienzas tu período de alimentación alrededor del almuerzo y continúas hasta la cena, eso significa que no estás desayunando. Considera, es cosa del pasado. No sólo es algo de lo que ya no tienes que preocuparte, sino que también es algo por lo que ya no tienes que pagar. Esto le libera para comprar almuerzo, cena, merienda y postres, la mayoría de los cuales son intercambiables. Por supuesto, la excepción a esto es el 5:2 y los métodos de comer-parar-comer donde usted está comiendo las tres comidas en otros días, pero significativamente reducir las calorías en los otros dos días, o ayunar por completo.

Independientemente del método que elija, lo mejor que puede hacer para ahorrar dinero es cocinar en casa y preparar la comida. Esto no sólo reduce el estrés de preguntarse qué va a comer, sino que también significa que puede hacer un plan que le ayudará a tomar mejores decisiones. Por supuesto, usted no tiene que hacerlo de esta manera, pero realmente puede ayudar a simplificar su vida y obtener los mayores beneficios del ayuno intermitente. Probablemente esté pensando en lo mucho más caro que es comer alimentos más saludables, cuando procesado, preenvasado, o para llevar es mucho más barato. Bueno, a veces eso puede ser cierto, hay algunas cosas que puedes hacer para comer más sano incluso con el presupuesto súper ajustado.

Consejos para comprar con un presupuesto – Y mantenerlo saludable

- Trabaje con su entorno y la temporada. Las frutas y verduras que están en temporada son más baratas que sus contrapartes que se transportan desde más lejos. Por lo tanto, no dude en abastecerse de las frutas y verduras más baratas y luego congelarlos para usarlos más tarde. Asegúrese de etiquetar todo con la fecha y comprobar cuánto tiempo se mantendrá cuando se congela, ya que algunos artículos se mantienen más tiempo que otros. También puedes preparar batidos de esta manera también, así que todo lo que tienes que hacer es tirarlos en la licuadora con un poco de yogur o leche si lo prefieres para un aperitivo o postre saludable.

- Compra inteligentemente. Si tu tienda de comestibles o cooperativa tiene una tarjeta de miembro que da descuentos, consíguela. Además, revisa las circulares y compra lo que está a la venta. Esta será una gran manera de crear variedad ya que las ventas cambian tan a menudo. Una de las mejores maneras de ahorrar dinero es comprar la proteína que está a la venta esa semana y planificar sus comidas alrededor de eso. Usted puede estar comiendo un montón de pescado o pollo en una semana, pero será más barato que salir o no comprar lo que está a la venta. Además, puede ser una forma divertida de aprender a cocinar cosas que antes no sabías. Internet es un lugar maravilloso para encontrar recetas saludables. No importa si eres vegano o devorador de carne, puedes encontrar algo interesante para hacer con los ingredientes que están a la venta.

- Hablando de carne, aycoméntese un poco con los cortes que se obtienen. Obviamente, algunos son más caros que otros, así que vaya con un corte más barato. Usted es el ayuno intermitente después de todo, consumir menos calorías es par para el curso. Puedes añadir un poco de un corte más gordo de carne a tu dieta. Además, los cortes deshuesados, los cortes más duros y los cortes de piel van a ser más baratos. Si te sientes aún más aventurero, los órganos también son increíblemente baratos y son nutritivos y sabrosos. Esta es también otra gran oportunidad para explorar recetas menos tradicionales en línea. Otra gran regla general cuando se trata de cortes más duros de carne en general, no se olvide de sacar la olla. A veces, ese es el secreto para hacer que incluso los cortes más duros sean deliciosos y saludables.

- Si eres vegano o vegetariano, no eres ajeno a diferentes tipos de frijoles y granos. Sin embargo, si es nuevo para ti, aprende a abrazar granos enteros y sustituir frijoles por carne en tus comidas durante toda la semana. Los frijoles son más baratos que la carne y también son nutritivos. Evita el pan blanco si puedes, ya que es carbohidratos vacíos y proporciona muy poco valor nutricional y opta por todo el pan de trigo que está a la venta en su lugar. A veces, hay un gerente especial en el departamento de panadería en panes que son un poco más viejos. Por lo tanto, no se olvide de comprobar allí, y no sea tímido para preguntar a alguien que trabaja allí si no se puede encontrar fácilmente. Otros granos baratos son freekeh, arroz integral y quinua.

- Explore los alimentos de otras culturas, por ejemplo, la comida mexicana depende en gran medida del arroz y los frijoles. Use arroz integral como una alternativa saludable y barata. La comida india es otra opción sabrosa y saludable. Si crees que no te gusta la comida india o mexicana, busca diferentes recetas en línea, lo más probable es que aún no hayas encontrado el plato adecuado. O puede que no sea todo el plato principal lo que no te gusta, sino una hierba o especia específica. Un ejemplo es que, para algunas personas, el cilantro sabe a jabón. Así que sigue intentándolo hasta que encuentres algo que te guste. No tengas miedo de ajustar las recetas que encuentres para hacerlas más personalmente agradables.

- Esto probablemente debería ir sin decir, pero mantener su cocina organizada. Sepa de qué ingredientes se ha quedado sin ingredientes o que se está quedando sin nada. Puede ser difícil comer sano después de un día de trabajo largo y duro, sólo volver a casa y descubrir que se ha quedado sin pollo, o quinua. Ahí es cuando la tentación de ordenar comida poco saludable puede ganar. Esta es otra razón por la que la planificación de comidas es tan importante; evitará que ocurran problemas como este. Si mantienes una cocina organizada y tienes un plan específico establecido que incluye todo lo que necesitas comer durante la semana, hasta cada ingrediente, entonces más probable es que tengas todo y comas más saludable.

- Una de las mejores maneras de ahorrar dinero es reducir el desperdicio. Puedes hacerlo poniéndote creativo y reasignando tus sobras. Una vez más, Internet es un lugar maravilloso para encontrar recetas para casi cualquier cosa. Por ejemplo, si horneas un pollo, no solo puedes usar los huesos para crear tu propio caldo de huesos, pero también puedes usar cualquiera de las carnes sobrantes para hacer una sopa o incluso una envoltura saludable para el almuerzo del día siguiente. No tires comida si crees que puedes hacer algo con él más tarde. Incluso puedes congelar objetos si crees que puedes usarlos más tarde.

- Compra en otros lugares. No hay razón para que tengas que hacer todas tus compras en la misma tienda a menos que quieras. Diferentes tiendas van a tener diferentes ventas para que usted pueda aprovechar, y pasar por el mercado de su agricultor local justo antes de que cierren. Los proveedores son más propensos a darle una buena oferta sólo para que no tienen que transportarlo de ida y vuelta.

- Otra opción es la negociación, y cubos de ganga para productos feos. Estas son las frutas y verduras ligeramente magulladas o casi maduras. A menudo tienen mucho descuento en las tiendas. También puede pedir al vendedor del mercado del agricultor local que le venda sus productos 'feos' para más barato. Más a menudo que no se tira a la basura, haciendo que sus posibilidades de conseguirlo por barato aún más alto.

- Echa un vistazo a tus mercados étnicos locales también, te sorprenderá lo que encuentres allí a precios de ganga. Además, también puedes encontrar algunas proteínas, frutas y verduras interesantes, por lo general a precios muy razonables. Por ejemplo, los fideos de arroz en una tienda de comestibles tradicional pueden ser caros, pero en un mercado asiático son mucho más baratos.

- No tengas miedo de probar cosas nuevas. Recuerda mantener una mente abierta cuando te estés preguntando por diferentes lugares. Sólo porque no hayas tenido algo antes, no significa que sea malo. Probablemente sólo significa que usted va a tener que aprender a prepararlo correctamente y averiguar cómo trabajar en su planificación de comidas. Algunas de las mejores cosas provienen de accidentes felices. Tropezar con ingredientes interesantes y únicos no son una excepción.

- El consejo más importante de todos, de nuevo, trate de no ir de compras de comestibles mientras tiene hambre. Tu hambre te impedirá tomar decisiones sanas y sanas, y si tienes el poder de prevenirlo, hazlo. Si no tienes otra opción, haz una lista detallada y haz todo lo posible para pegarla.

Preparación de comidas va a ser la opción más fácil, ya que se puede hacer una lista de comestibles detallada que mapea todo lo que va a comer o beber durante la semana. Sin embargo, este método no es para todos. Para aquellas personas que odian cocinar o que simplemente prefieren comida para llevar y restaurantes, no hay nada de malo en eso, siempre y cuando también tome decisiones saludables. La clave de esto va a ser la comunicación. Actúa como si estuvieras comprando tu comida y no seas tímido al preguntar qué ingredientes están en la comida que estás pidiendo, así como el conteo de calorías. Una buena regla general: si no hay manera de determinar cuántas calorías hay en un plato principal, no lo pidas. Siempre se puede buscar las cosas en línea, pero para hacerlo con precisión, es necesario saber la cantidad de los diferentes ingredientes.

No importa si usted está comprando para sí mismo o ordenando fuera, su objetivo es tomar buenas decisiones. Cuando prefieres no cocinar en casa, también puede tomar un poco de creatividad. Por ejemplo, familiarícese con el menú a la carta en sus restaurantes favoritos. Las porciones generalmente se enumeran, y usted puede buscar su ingesta calórica en línea si lo necesita. Además, sucursal, pruebe diferentes tipos de restaurantes como turco, etíope, o incluso vietnamita si no lo ha tenido antes. Hay un montón de nuevas y divertidas opciones saludables por ahí. Este tipo de restaurantes también pueden ser mucho más baratos también.

Si encuentras que estás gastando demasiado dinero de comer fuera, entonces puedes hacer una combinación de cocinar en casa y salir. Muchas personas prepararán el plan de comidas y se preparan para los días de la semana y permiten que sus fines de semana sean un poco más espontáneos para que puedan salir con amigos. Si este es el método que elija, no olvide comprobar las calorías. Necesitas tener alguna idea, sólo para que sepas cuánto puedes comer o beber más tarde.

Esto nos lleva a las bebidas para adultos. Algunas personas van a decir que se abstienen de ellos por completo, mientras que otros van a decir que está bien con moderación. Solo asegúrese de agregar las calorías de sus bebidas a su ingesta diaria y evitarlas por completo durante los períodos de ayuno. Esta es una preferencia completamente personal. Si quieres dejar el postre a favor de una copa de vino o un cóctel, hazlo. Una vez más, no sólo esta es tu vida, sino tu ayuno, y eres libre de hacer lo que quieras. Por supuesto, recuerde que el alcohol tiene azúcar en él y no va a ayudar en la pérdida de peso. Pero sabiendo lo que sabes, si aún quieres esa copa de vino, haz el sacrificio necesario de otras calorías de otra cosa y disfruta.

No importa qué método elija, o qué decida comer, está tomando una decisión por sí mismo y tomando su horario de alimentación en sus propias manos. Puede que no siempre sea fácil, pero algunas cosas que valen la pena. ¡Su arduo trabajo, dedicación y disciplina darán sus frutos al final! Así que sigue adelante, sé paciente contigo mismo y aprende de tus errores. Se le permite cometer errores y aprender de ellos, es parte del proceso cuando no hay un método de ayuno único. Así que no seas tan duro contigo mismo y recuerda divertirte un poco.

Libro 6: Ayuno intermitente

Plan De Comidas De 30 Días Para Desarrollar Más Músculo, Mantenerse Delgado Y Saludable

Por

Beatrice Anahata

Introducción

Si ya has oído hablar del ayuno intermitente, es probable que seas consciente de muchos de los beneficios que este método de alimentación puede proporcionar. Si usted es nuevo en el concepto de ayuno intermitente, aquí están los conceptos básicos!

El ayuno intermitente es una forma natural de comer que sigue con mayor precisión la forma en que los humanos comieron hace cientos o miles de años. La disponibilidad constante de alimentos que experimentamos en la sociedad actual es un fenómeno nuevo. Piense en hace sólo un siglo: muchas personas cultivaron sus propios cultivos, criaron sus propios animales y pasaron mucho tiempo preservando alimentos para la temporada de invierno. No podían simplemente pasar por el supermercado cuando se quedaron sin comida. Una vez que una cierta comida se había ido, tuvieron que esperar hasta que pudieran cultivarla, criarla o preservarla de nuevo. La merienda constante no era posible porque la comida tenía que ser comida consciente. Era importante conservar suficiente comida para sobrevivir hasta la primavera. Mirando aún más atrás en el tiempo a cuando los humanos eran cazadores-recolectores, encontramos un patrón similar. La gente tenía que trabajar duro para encontrar su comida, cazando peces y cazando o recolectando bayas y plantas. A veces tenían que pasar largos períodos sin comida porque no podían encontrar nada para comer. Como resultado de esta historia, el cuerpo humano está bien adaptado a un estilo de alimentación que incluye períodos de ayuno, y mal adaptado a la disponibilidad constante de alimentos que experimentamos hoy en día. El ayuno intermitente despierta las capacidades naturales del cuerpo para almacenar y utilizar sus propias reservas de energía, lo que resulta en pérdida de peso, aumento de la energía, y un mejor estilo de vida. ¡Es el polo opuesto a muchos programas de dieta populares! Además, el ayuno intermitente no requiere que comas comidas especialmente preparadas o alimentos dietéticos específicos. En algunos casos (como la Dieta De Guerrero), seguir un plan de comidas puede ser muy beneficioso además del ayuno intermitente. Sin embargo, en la mayoría de los casos, puedes comer los mismos alimentos que siempre has comido. Sólo el momento y la frecuencia de las comidas cambiarán.

La consideración más importante cuando se trata de ayuno intermitente es elegir qué plan es el adecuado para usted. Debe tener en cuenta varias consideraciones al elegir un plan. En primer lugar y lo más importante, ¿el plan encaja en su estilo de vida? Muchas dietas implican cambios radicales en el estilo de vida que las hacen difíciles de seguir. Perder peso es lo suficientemente difícil sin tener que hacer grandes cambios en tu vida diaria. Esto es especialmente cierto cuando muchos planes de dieta parecen haber sido diseñados para personas con energía sin fin y mucho tiempo libre. Algunas personas tienen tiempo y energía de sobra, pero muchos de nosotros tenemos vidas ocupadas. Cuando llegamos a casa al final del día, cocinar y hacer ejercicio no son altos en nuestra lista de prioridades! El ayuno intermitente resuelve muchos de estos problemas porque no requiere cambios radicales.

Sin embargo, cada método de ayuno intermitente es un poco diferente. Al elegir un método para probar, piensa en tus hábitos diarios. ¿Cuáles son sus horas de trabajo? ¿Cuándo estás más ocupado? ¿Cuándo te gusta relajarte? ¿Tienes días libres los fines de semana? ¿Y durante la semana? ¿Qué te gusta hacer con tu tiempo libre? Estas consideraciones le ayudarán a elegir el método de ayuno intermitente que sea el más adecuado para usted. Siempre puede probar varios métodos diferentes si no está seguro, a continuación, tomar su decisión en función de la experiencia.

Este será un horario de ayuno intermitente modificado con algunos otros días mezclados en días de lavado y días bajos en carbohidratos. Esto le permitirá mezclar en un horario de alimentación diferente cada 3 días de la semana. En los días que hagas ayunas intermitentes consumirás el 40% de tus calorías de una fuente de proteína saludable (pollo, pescado, bistec, hamburguesa de pavo), el 35% provendrá de fuentes de grasa saludable (aguacate, aceitunas y aceite de oliva, nueces, soja, aceite de coco, semillas de lino, semillas de girasol) y 25% de Carbohidratos (patata dulce, quinua).

Usted estará comiendo más frutas y verduras de lo que normalmente está acostumbrado. Estos están cargados de vitaminas, minerales, fitoquímicos y fibra. Consumir estos alimentos te permitirá sentirte más lleno por más tiempo también. La regulación de la insulina estará estrechamente relacionada con el consumo de frutas y verduras y la insulina extrae los nutrientes necesarios del torrente sanguíneo y lo desvía a los tejidos circundantes.

¿Qué es el ayuno intermitente?

Un tipo de plan de alimentación programado en el que simplemente restringes tu alimentación diaria normal a un período de tiempo de 6-8 horas sin reducir calorías. Usted todavía consumirá 2-3 comidas dentro de esta ventana para cumplir con su asignación calórica.

La hora de la mañana es el mejor momento para quemar grasa. Cuando te despiertas estás en un estado de ayuno. Su cuerpo está actualmente en un estado de insulina baja y es un momento ideal para que el cuerpo se sumerja en sus reservas de grasa.

Se ha demostrado que el ayuno intermitente reduce la insulina y aumenta las FFA más que cualquier otro plan de dieta o restricción de calorías.

¿Cuáles son los beneficios del ayuno intermitente?

1.Aumenta la sensibilidad a la insulina

2.Reduce la inflamación

3.Aumenta el control del azúcar en la sangre

4.Disminuye la presión arterial

5.Aumenta la oxidación de ácidos grasos (quema de grasa)

6.Disminuye el colesterol y el estrés

7.Aumenta la reparación celular

8.Rendimiento máximo en deportes y actividades

¿Cómo funciona?

- De 0-6 horas su cuerpo está usando energía de su última comida.
- De 6-14 horas su cuerpo está usando su glucosa en la sangre.
- De 14-16 horas su cuerpo está en modo de quema de grasa.
- A partir de 16-24 horas su cuerpo está en modo de quema de grasa soplada completa y este es el mejor momento para el entrenamiento.

Perros y cantos

- No habrá azúcares ni alimentos procesados.
- Sus granos y lácteos serán limitados.
- Usted puede consumir mantequilla y jugo de fruta como edulcorante.
- El café será aceptable con moderación.
- Se evitarán los alimentos con MSG, los sulfitos.
- Proteínas animales + un montón de verduras + grasas de alta calidad + condimentos - éxito

¿Cómo me hará sentir?

Un estómago vacío desencadena una cascada de respuestas hormonales en todo el cuerpo propicias para construir músculo y quemar grasa." Vas a tener hambre, tu estómago querrá comida y te lo hará saber al mismo tiempo. Esto será una buena sensación para usted como su cuerpo está literalmente quemando la grasa, por lo que como usted experimenta. Para cuando tu primera comida se enrolle te sentirás como comer un caballo entero.

¿Cómo me ayudará esto?

Hacer ejercicio mientras ayunas es crucial para tus planes de fitness, ya que permite a tu cuerpo arrojar grasa de manera efectiva, gracias a tu sistema nervioso simpático (SNS), que controla tus procesos naturales de quema de grasa. El SNS se activa por el ejercicio y la falta de alimentos. Esta combinación de ayuno y ejercicio maximiza el impacto de los factores celulares y catalizadores (AMP cíclico y AMP Kinases), que fuerzan la descomposición de la grasa y el glucógeno para la energía.

Esto será difícil, pero recuerda que tu mente, tus metas y tu fuerte determinación te llevarán a tu meta a largo plazo. ¡¡Vamos!!

Plan de Nutrición

Habrá 3 días de alimentación programados diferentes, incluyendo un día de lavado, un día moderado de carbohidratos y un día de ayuno intermitente. Usted realizará un ciclo de 3 días alternando entre los 3 días nutricionales diferentes. Las hembras consumirán el extremo inferior de la escala de oz. (es decir, 3-5 oz. de pollo) y los machos consumen el extremo más alto de esta escala.

Preparación de comidas

La preparación de comidas será una clave en su éxito, mire hacia adelante en su semana y decida para qué tendrá que prepararse. Ejemplos de esto sería poner nueces mezcladas en vegetales, cortar cualquier fruta y verdura, hacer una lista de todos los alimentos que necesitará y hacer un viaje de compras de comestibles.

Día de Ayuno Intermitente- Usted no estará reduciendo calorías ya que las mujeres consumirán 1100 y 1500 calorías y los hombres 1600-2000 calorías. Usted está obligado a comer de 14-16 horas después de su última comida o por lo general alrededor de las 2p.m. Usted alimentará a su cuerpo de las mismas calorías en un día de alimentación típico dentro de una ventana de 8-10 horas.

Menú día de ayuno intermitente

Un día de ayuno intermitente típico incluirá comer entre 2-5p.m. para la #1 de comidas y de 5 a 9 p.m. para comer #2

Día 1-

Comida #1 2-3 huevos con 1/2 aguacate y 8-10 aceitunas; un puñado de almendras o nueces; 1/2 batata con 4-6oz de pollo y tiras ilimitadas de pimientos verdes.

Comida 2 1- 1 1/2 tazas de quinua con 1/2 aguacate y 3-5 oz.

Día 2-

Comida #1 Carne y huevos- (3-5oz bistec y 2 -3 huevos con pimiento verde y espinacas; zanahorias y tiras de pimienta con hummus)

Comida #2 4-6oz Pollo con ensalada y 1/2 aguacate; 1/2 taza de nueces mixtas

Día 3-

Comida #1 Capa dos panes crujientes de centeno con 1/4 de aguacate y huevos duros en rodajas hacen 5-6 de estos; 1 taza de queso cottage bajo en grasa

Comida 2 Manzana y Pollo Curry- (Mezcla 1 Pechuga de pollo deshuesada; 1/4 taza de aceite de coco y caldo de pollo; 1 manzana en cubos y 1 tsb de ajo/curry en polvo/jengibre/aceite de oliva) Cocine 1/2-1 taza de arroz integral por separado y mezcle.

**Sustituciones de alimentos para cualquier día: pretzels de trigo integral, camarones para bebés, tocino de pavo, frijoles negros.

Lista de abarrotes

Frutas y verduras

- Moras

- Pomelo
- Naranjas (1 bolsa)
- Fresas
- Plátanos
- Maíz (fresco o congelado)
- Calabacín (3 pequeño-medio)
- Cebolla
- Pimientos rojos asados
- Zanahorias bebé
- Tomates cherry (3 cartones)
- Fruta seca (albaricoques, pasas, dátiles, arándanos, plátanos, etc.)
- Tomates (5-6)
- Manzanas (1 bolsa)
- Lechuga (3 bolsas)
- Espinaca (2 bolsas)
- Peras (2)
- Brotes de alfalfa
- Pepino (2 medianos)
- Limas (2)
- Piña en dados (1 lata grande o 2 latas pequeñas)
- Guisantes congelados (1 bolsa)
- Ajo (1 cabeza)
- Pimiento rojo (2)
- Setas Portobello (2)

- Berenjena (1 pequeña)
- Aguacate (2)
- Corazones de alcachofa (1 lata pequeña)

Lácteos/Huevos

- Yogur griego
- 2% de leche
- Huevos
- Mantequilla
- Gouda ahumado
- Yogures griegos individuales (2)
- Mozzarella fresca
- Queso crema ligero
- Queso rallado (mozzarella o de cualquier tipo)
- Queso Feta (1 recipiente pequeño)

Granos

- Granola (1 caja)
- Avena cortada en acero
- Pan de trigo integral (2 panes)
- Salvado de trigo

- Cuscús
- Cebada
- Arroz (bolsa pequeña)
- Tortillas de harina (paquete pequeño)
- Gnocchi (1 paquete)

Hornear

- Sal
- Polvo para hornear
- Bicarbonato
- Azúcar moreno
- Vainilla
- Harina de trigo
- Aceite de oliva

Proteína

- Atún enlatado (2)
- Filetes de salmón (3)
- Halibut (1/2 lb)
- Filetes de tilapia (2)
- Sardinas en salsa de tomate (1 lata)

- Jamón de delicatessen ahumado
- Pechugas de pollo deshuesadas y sin piel (2)
- Muslos de pollo (2)
- Pechuga de pollo tiernas (5-7)
- Carne molida (1/4 lb)

Especias

- Pimienta
- Canela
- Comino (tierra)
- Eneldo fresco
- Menta fresca
- Albahaca
- Cilantro fresco
- Perejil fresco
- Salvia fresca
- Cúrcuma terrestre
- Polvo de ajo
- Pimienta roja molida
- Orégano (fresco o scco)
- Polvo de chile
- Cilantro (opcional)
- Nuez moscada (0ptional)

chiflado

- Almendras saladas o sin sal
- Almendras tostadas cortadas
- Nueces

Otro

- Cariño
- Jarabe de arce
- Mostaza
- Chutney de arándanos
- Salsa de pescado
- Jugo de limón
- Vinagre de vino blanco
- Vinagre de vino tinto
- Vinagre balsámico
- Vino blanco seco o vino blanco
- Salsa de chile dulce
- Conservas de higo
- Patatas fritas
- Pesto
- Alcaparras

- Salsa verde
- Pinchos
- Stock de pollo (opcional)

Plan de comidas de desmenuzado de grasa de 30 días

Día 1: Día no ayuno

Desayuno: Avena, moras citricas

Ingredientes:

- Avena
- 2% de leche
- Moras
- Pomelo
- Naranjas

Instrucciones:

1. La noche anterior, combine una taza de avena cortada en acero sin cocinar con 1/2 taza de leche del 2%. Colocar en un recipiente hermético y refrigerar durante la noche, al menos ocho horas. Por la mañana, pon en el microondas la avena durante treinta segundos. Cubra con una taza de moras frescas y una taza de segmentos de naranja en rodajas y pomelo.

2. Beba agua, té o café.

Almuerzo: Sándwich de atún elegante

Ingredientes:

- Atún enlatado
- Aceite de oliva
- Pimientos rojos asados
- Albahaca
- Vinagre de vino tinto
- Pan de trigo integral
- Almendras

Instrucciones:

1. Escurre una lata de atún. Picar 1/4 de taza de pimientos rojos asados y dos cucharadas de albahaca fresca. Mezcle el atún, los pimientos rojos y la albahaca con 1/2 cucharada de aceite de oliva y 1/2 cucharadita de vinagre de vino tinto. Haz sándwiches con pan de trigo integral.

2. Como guarnición, toma cinco zanahorias y cinco tomates cherry. Beba agua, té o café.

Snack: Veinte almendras saladas o sin sal

Cena: Salmón Balsámico de Tomate con Couscous

Ingredientes:

- Un filete de salmón
- Aceite de oliva
- Sal
- Pimienta
- Tomates cherry
- Albahaca
- Cebolla
- Vinagre balsámico
- Cuscús
- Agua

Instrucciones:

1. Utilice el papel de aluminio para enredar una bandeja para hornear. Precalienta el horno a 500 grados Fahrenheit. Para hacer el salmón, combine 1/8 de cucharadita de sal y 1/8 de cucharadita de pimienta. Espolvorea el filete. Caliente 1/2 cucharada de aceite de oliva en una sartén. Seque el filete por un lado durante cuatro minutos o hasta que esté dorado. Coloque el filete en la bandeja para hornear, de lado marino hacia arriba. Hornea otros cuatro minutos.

2. Para hacer la salsa, vierta otra cucharada de aceite de oliva en la sartén. Saltear dos cucharadas de cebolla en rodajas finas durante dos minutos. Agregue una pizca de sal y pimienta, 2/3 de taza de tomates cherry y dos cucharadas de albahaca fresca picada. Cocine otros dos minutos. Agregue 1/2 cucharada de vinagre balsámico y cocine durante un minuto más.

3. Para hacer el cuscús, caliente 1/2 taza de agua y una pizca de aceite de oliva en una olla pequeña con una tapa ajustada. Cuando el agua hierva, vierta en 1/4 de taza de cuscús, cubra y retírela del fuego. Deje que la olla se quede durante cinco minutos hasta

que el cuscús haya absorbido toda el agua. Esponja con un tenedor.

4. Sirva el salmón con un lado de cuscús, y decore con la salsa. Tome una ensalada con su aderezo favorito como guarnición. Beba agua, té o café.

Día 2: Día no ayuno

Desayuno: Parfait de fresa

Ingredientes:

- Yogur griego
- Fresas
- Granola
- Almendras tostadas cortadas

Instrucciones:

1. Cuchara 1/4 de taza de yogur griego en un vaso de parfait o sundae. Agregue 1/4 de taza de fresas en rodajas y 1/4 de taza de granola. Repita con otra capa de yogur griego, fresas y granola. Cubra con dos cucharadas de almendras tostadas.
2. Beba agua, té o café.

Almuerzo: Jamón ahumado y Queso Sammie

Ingredientes:

- Pan de trigo integral
- Mostaza
- Jamón de delicatessen ahumado
- Gouda ahumado
- Mantequilla

Instrucciones:

1. Esparce dos rebanadas de pan con mantequilla en un lado y mostaza en el otro. Capa de jamón de delicatessen ahumado y rodajas de Gouda en el lado de la mostaza del pan. Cocine el sándwich en una sartén caliente, cubierta, hasta que la rebanada inferior de pan esté tostada y el queso se derrita. Descubrir, voltear el sándwich, y cocinar hasta que el otro lado esté tostado.
2. Toma un puñado de papas fritas como guarnición. Beba agua, té o café.

Snack: Dos manzanas

Cena: Tacos de Pollo Veraniego

Ingredientes:

- 3 pechugas de pollo grandes o 5 pequeñas
- Aceite de oliva
- Comino (tierra)
- Sal
- Pimienta
- Cebolla
- Maíz (fresco o congelado)
- Calabacín
- Salsa verde
- Cilantro (opcional)
- Tortillas de harina
- Queso rallado (de cualquier tipo)

Instrucciones:

1. Corta las pechugas de pollo en trozos de una pulgada. Combine 1/2 cucharadita de comino molido, 1/8 de cucharadita de sal y 1/8 dc cucharadita de pimienta, luego espolvoree sobre las piezas de pollo. Caliente 1/2 cucharada de aceite de oliva en una sartén. Agregue el pollo y cocine durante tres minutos. A continuación,

agregue 1/3 de taza de cebolla picada, 1/3 de taza de maíz y 1/3 de taza de calabacín picado. Cocine durante otros dos minutos, hasta que el pollo esté listo. Agregue tres cucharadas de salsa verde y una cucharada de cilantro picado si lo desea. Cocine durante los últimos dos minutos, revolviendo a menudo.

2. Divida la mezcla de pollo entre dos o tres tortillas y cubra con queso rallado y cilantro picado más (si lo desea). Tome una ensalada con su aderezo favorito como guarnición. Beba agua, té o café.

Día 3: Día rápido

Desayuno – Saltar

Almuerzo: Ensalada de Pollo Asiático

Ingredientes:

- Una pechuga de pollo deshuesada y sin piel
- Ensalada (lechuga o espinaca)
- Cilantro fresco, picado
- Cebolla
- Pepino
- Una lima
- Azúcar moreno
- Salsa de pescado

Instrucciones:

1. Ponga la pechuga de pollo en una olla y cúbrala con agua. Pon a hervir el agua y cocina el pollo durante diez minutos. Cuando el pollo esté cocido, desgarrarlo en trozos usando dos tenedores. Combine la ensalada y el cilantro fresco en un tazón. Pica la cebolla y el pepino. Mezcle la cebolla, el pepino y el pollo y colóquelo

encima de la ensalada en el tazón. Jugo la mitad de la lima. En un segundo tazón, mezcle una cucharada de salsa de pescado, el jugo de lima y una cucharadita de azúcar morena hasta que el azúcar se disuelva. Vierta sobre la ensalada.

2. Beba agua, té o café.

Cena: Tomate cherry Gnocchi

Ingredientes:

- Gnocchi (1 paquete)
- Tomates cherry
- Salvia fresca
- Ajo
- Aceite de oliva
- Sal
- Pimienta

Instrucciones:

1. Cocine los ñoquis de acuerdo con las instrucciones del embalaje. Corta 1/2 taza de tomates cherry por la mitad y corta un pequeño diente de ajo en rodajas finas. Caliente 1/2 cucharada de aceite de oliva en una sartén. Agregue los tomates y el ajo,

sazone con una pizca de sal y pimienta, y cocine hasta que los tomates se ablanden. Pica la salvia fresca y añade todo menos un pellizco a los tomates y el ajo.

2. Cubra los ñoquis cocidos con el tomate, el ajo y la mezcla de salvia. Añade la pizca final de salvia como guarnición.

Día 4: Día no ayuno

Desayuno: Huevos hervidos y tostadas

Ingredientes:

- Huevos
- Mantequilla
- Pan de trigo integral

Instrucciones:

1. Calienta un par de pulgadas de agua en una cacerola pequeña. Una vez que el agua esté hirviendo, coloque dos huevos suavemente en la sartén. Cocine a fuego lento durante cinco minutos. Vierta el agua caliente. Durante un minuto, pasar agua fría sobre los huevos. Tostadas y mantequilla dos trozos de pan de trigo integral. Pelar los huevos y esparcirlos en la tostada, o cortar la tostada en tiras y sumergir cada tira en el huevo hervido.
2. Beba agua, té o café.

Almuerzo: Sandwich de Margherita tostado

Ingredientes:

- Pan de trigo integral
- Un tomate pequeño
- Albahaca
- Mozzarella fresca
- Sal
- Pimienta
- Aceite de oliva

Instrucciones:

1. Coloca un trozo de pan con rodajas de tomate, mozzarella fresca y albahaca fresca. Espolvorea con sal y pimienta y cubra con otro trozo de pan. Rocía cada lado del sándwich con una cucharada de aceite de oliva. Calienta una sartén y asa cada lado del sándwich hasta que el pan esté tostado y el queso se derrita.

2. Toma una manzana como guarnición. Beba agua, té o café.

Snack: Un yogur griego de tamaño individual

Cena: pimiento rojo y Halibut Skewers

Ingredientes:

- Halibut (1/2 lb)
- Pimiento rojo
- Pesto
- Vinagre de vino blanco
- Sal
- Pinchos
- Cebada
- Agua

Instrucciones:

1. Precalienta el horno en el ajuste del asador y engrasa ligeramente una bandeja para hornear. Corta el fletán y el pimiento rojo en trozos de una pulgada. Mezclar tres cucharadas de pesto con dos cucharadas de vinagre de vino blanco. Vierta sobre el fletán y las piezas de pimiento rojo y deje sentarse durante cinco minutos. Ponga los

trozos de fletán y pimiento rojo en los pinchos, alternando entre el pescado y la pimienta. Espolvorea con sal. Colocar en la bandeja de horno engrasada y asar durante cuatro minutos. Gire y ase durante otros cuatro minutos o hasta que haya terminado.

2. Prepare el orzo de acuerdo con las instrucciones del paquete. Servir como un lado a los pinchos con mantequilla o pesto adicional. Beba agua, té o café.

Día 5: Día no ayuno

Desayuno: Muffins Bran

Ingredientes:

- 1 1/2 tazas de harina de trigo
- 1/4 de taza de salvado de trigo
- 1/2 cucharadita de sal
- 1 cucharadita de polvo de hornear
- 1 cucharadita de bicarbonato de sodio
- 2 cucharadas de mantequilla, derretida
- 1 taza de yogur griego
- 1/2 taza de azúcar morena
- 1 cucharadita de vainilla
- 1 plátano, puré
- 1 huevo

Instrucciones:

1. Precalienta el horno a 375 grados Fahrenheit. Engrasa una lata de magdalenas. Mezcle la harina de trigo, el salvado de trigo, la sal, el polvo de hornear y el bicarbonato de sodio en un tazón. Combine la mantequilla derretida, el yogur, el azúcar morena, la vainilla, el plátano y el huevo en

un segundo tazón. Revuelva la mezcla de harina en la mezcla de yogur. Hornea durante veintidós minutos. Esta receta hace doce magdalenas. Tamaño de la porción: dos a tres magdalenas.

2. Beba agua, té o café.

Almuerzo: Sándwich de Queso Crema y Pera

Ingredientes:

- Queso crema ligero
- Una pera
- Nueces
- Brotes de alfalfa
- Pan de trigo integral

Instrucciones:

1. Tosta dos rebanadas de pan y esparce cada una con aproximadamente una cucharada de queso crema. Capa finas rodajas de pera, nueces finamente picadas, y brotes de alfalfa en una rebanada de tostadas. Cubra con la segunda rebanada de tostadas.

2. Tome una ensalada con su aderezo favorito a un lado. Beba agua, café o té.

Snack: Dos naranjas

Cena: Muslos de Pollo Pegajoso

Ingredientes:

- Dos muslos de pollo
- Aceite de oliva
- Sal
- Pimienta
- Cebolla
- Agua
- Jugo de limón
- Cariño
- Cuscús

Instrucciones:

1. Espolvorea sal y pimienta en los muslos de pollo y calienta 1/2 cucharada de aceite de

oliva en una sartén. Poner los muslos de pollo en la sartén y cocinar durante cuatro o cinco minutos a cada lado hasta que se dore. Retirar de la sartén y mantener caliente.

2. Agregue dos cucharadas de cebolla en rodajas finas a la sartén y cocine hasta que las cebollas se ablanden y dore, por unos dos minutos. Agregue 1/2 cucharada de jugo de limón, una cucharada de agua y 1/2 cucharada de miel a las cebollas. Cocine por un minuto. Vuelva a poner los muslos de pollo en la sartén y cubra con la mezcla de cebolla.

3. Para hacer el cuscús, caliente 1/2 taza de agua y una pizca de aceite de oliva en una olla pequeña con una tapa ajustada. Cuando el agua hierva, vierta en 1/4 de taza de cuscús, cubra y retírela del fuego. Deje que la olla se quede durante cinco minutos hasta que el cuscús haya absorbido toda el agua. Esponja con un tenedor.

4. Sirve los muslos de pollo pegajosos con cuscús y una ensalada con tu aderezo favorito. Beba agua, té o café.

Día 6: Día rápido

Desayuno – Saltar

Almuerzo: Ensalada Mediterránea

Ingredientes:

- Ensalada (lechuga o espinaca)
- Sardinas en salsa de tomate
- Alcaparras
- Aceitunas negras
- Aceite de oliva
- Vinagre de vino tinto

Instrucciones:

1. Coloque alrededor de una taza de ensalada en un tazón. Escurra las sardinas en un segundo tazón. Mezcla el jugo de tomate de las sardinas con el aceite de oliva y el vinagre de vino tinto. Pica las aceitunas, combina con las sardinas y las alcaparras, y espolvorea sobre la ensalada. Cubra con el tomate, el aceite de oliva y el aderezo de vino tinto.
2. Beba agua, té o café.

Cena: Tostadas de aguacate con tomates asados

Ingredientes:

- Aguacate
- Tomate
- Aceite de oliva
- Pan de trigo integral
- Jugo de limón
- Polvo de chile
- Espinacas

Instrucciones:

Corta un tomate pequeño en rodajas de media pulgada. Calienta 1/2 cucharada de aceite de oliva en una sartén y asa los tomates hasta que estén suaves. Machacar un aguacate y mezclar con una pizca de chile en polvo y una cucharada de jugo de limón. Tosta todo el pan de trigo. Esparce el puré de aguacate en el pan. Cubra con los tomates asados y una pizca de espinacas.

Día 7: Día no ayuno

Desayuno: Huevos Sunny-Side Up con tostadas muffin

Ingredientes:

- Aceite de oliva
- Huevos
- Muffins Bran
- Mantequilla
- Sal
- Pimienta

Instrucciones:

1. Caliente suavemente el aceite de oliva en una sartén. Rompe dos huevos en la sartén. Cubre la sartén. Cocine unos cinco minutos, o hasta que las yemas estén tan cocidas como desee. Corta dos magdalenas de salvado (del día 5) por la mitad y mantecalas. Calienta una segunda sartén y coloca las mitades de la magdalena de lado manteca. Cocine hasta que esté tostado. Sal y pimienta los huevos y disfrutar con los magdalenas tostadas.

2. Beba agua, té o café.

Almuerzo: Sandwich de Jamón con Chutney de Arándano

Ingredientes:

- Pan de trigo integral
- Mostaza
- Jamón de delicatessen ahumado
- Lechuga o espinacas
- Chutney de arándanos

Instrucciones:

1. Esparce dos rebanadas de pan con mostaza. Añade una capa de jamón de delicatessen y una capa de chutney de arándanos a una rebanada de pan. Cubra con lechuga o espinacas y la segunda rebanada de pan. Para disfrutar de un sándwich caliente, tostar en una parrilla panini o en la estufa.
2. Toma una manzana como guarnición. Beba agua, café o té.

Snack: 1/2 taza de fruta seca (albaricoques, pasas, dátiles, arándanos, plátanos, etc.)

Cena: Filete de Salmón Rubhado-Mostaza

Ingredientes:

- Un filete de salmón
- Mostaza
- Cúrcuma terrestre
- Polvo de ajo
- Pimienta roja molida
- Cariño
- Sal
- Espinacas
- Arroz
- Agua

Instrucciones:

1. Precalienta el horno en el ajuste del asador. Forre una sartén con papel de aluminio y rocíe con spray de cocción si lo desea. Para preparar el salmón, mezcle una cucharadita de mostaza y 1/2 cucharadita de miel con

380

1/8 de cucharadita de cúrcuma molida, una pizca de ajo en polvo, 1/8 de cucharadita de pimiento rojo molido y 1/8 de cucharadita de sal. Frota el filete de salmón con la mezcla de mostaza y colócalo en la sartén. Cocine durante ocho minutos.

2. Para preparar el arroz, hierva 2/3 de taza de agua salada en una olla con una tapa ajustada. Agregue 1/3 de taza de arroz y reduzca el fuego a bajo. Cocine a fuego lento durante entre quince y veinte minutos, hasta que se absorba toda el agua.

3. Para preparar la espinaca, pon una taza de hojas frescas de espinacas en un vapor o en un tazón apto para microondas. Calienta las espinacas en la estufa o en el microondas hasta que se marchiten, dos o tres minutos.

4. Sirva el salmón con el arroz y las espinacas como guarniciones. Beba agua, té o café.

Día 8: Día de Entrenamiento

Desayuno – Saltar

Almuerzo: Pollo Salteado con guisantes de nieve, brócoli y champiñones

Ingredientes:

- 2 (4 oz.) pechuga de pollo deshuesado
- 2 tazas de floretes de brócoli
- 1 taza de guisantes de nieve
- 1 taza de champiñones – en rodajas
- 4 cucharadas de caldo de pollo
- 3 cucharaditas de salsa de soja baja en sodio
- 2 cucharadas de aceite de sésamo
- 1 taza de arroz integral al vapor

Instrucciones:

En una sartén grande, cubra ligeramente con aceite de oliva o rociar y cocine el pollo a fuego medio, unos 10 minutos. Retire el pollo de la sartén y revuelva los champiñones, el brócoli y los guisantes de nieve. Cocine las verduras hasta que se ablanden ligeramente , unos 6 minutos. Luego devuelve el pollo a la sartén y sazona con aceite de sésamo, salsa de soja, caldo de pollo. Sirva con 1/2 taza de arroz integral.

Cena: Lean Pizza

Ingredientes:

- 62 g de pan de tortilla (2 rebanadas)
- 20 g de tomate puro
- 65 g de queso (5% de grasa)
- 50 g de jamón
- 30 g de camarones
- Setas de 20 g
- 40 g de tomate
- Albahaca fresca y orégano

Instrucciones:

Precalentar el horno a 350 grados. Prepare la pizza colocando dos rebanadas de pan de tortilla en una bandeja para hornear. Esparce la salsa de tomate sobre el pan de tortilla. Luego agregue queso, jamón, camarones, tomates y champiñones. Colocar en el horno y hornear durante 10 minutos. Dejar enfriar y añadir albahaca fresca y orégano. ¡Disfrutar!

Día 9: Día del Cardio

Desayuno - Saltar

Almuerzo: Bol de pollo y arroz

Ingredientes:

- 2 oz. de pechuga de pollo, a la parrilla y cortada en cubos
- 1/3 taza de maíz
- 1/3 taza de guisantes verdes
- 1/2 taza de arroz integral – al vapor

Instrucciones:

Prepare los alimentos de acuerdo con las instrucciones. Combine el pollo con maíz, guisantes verdes y arroz y mezcle. ¡Disfrutar!

Cena: Hamburguesa turca

Ingredientes:

- 4 onzas de pavo magro molido

- 2 cucharadas de salsa baja en sodio
- 2 cucharadas de cebolla picada finamente
- 1 bollo de hamburguesa integral
- 1 taza de judías verdes – al vapor

Instrucciones:

Combine el pavo molido, la cebolla y la salsa y mezcle. Formar en una hamburguesa grande y volante hasta que se cocine. Coloque patty en el bollo y sirva con judías verdes en el costado.

Día 10: Día de entrenamiento

Desayuno - Saltar

Almuerzo: Albóndigas de Pollo

Ingredientes:

- 3 onzas de pollo magro molido
- 1 clara de huevo
- 1 taza de judías verdes – cocidas
- 1/2 taza de salsa de tomate
- 1/2 pasta integral – cocida
- 1 cucharada de migas de pan

Instrucciones:

Precalentar el horno a 375 grados. Combine el pollo molido con clara de huevo y migas de pan. Mezclar bien y formar en albóndigas de 1 pulgada. Coloque las albóndigas en una bandeja para hornear y hornee durante 15 – 20 minutos. Sirva las albóndigas sobre la pasta y la salsa de tomate con judías verdes en el costado.

Cena: Salmón a la plancha con espárragos al vapor

Ingredientes:

- 4 oz. Filete de salmón
- 1 cucharadita de mostaza de miel
- 1/c de taza de pasta de trigo integral, cocida al dente
- Espárragos – al vapor

Instrucciones:

Esparza la mostaza de miel para el filete de salmón. Cocine o flaquee durante 12 minutos o hasta que esté cocido. Sirva el salmón sobre la pasta con espárragos al vapor en el costado. ¡Disfrutar!

Ejercicio: Hombros/Triceps

- Descansar entre el set 1:30 min
- 10 press de Hombros con pesas x 3 repeticiones

- 10 Arnold Pulse con set de mancuernas x 3 repeticiones
- 6 levantamiento Lateral de mancuernas x 3 repeticiones
- 4 Dips de Tricep ponderado x 3 repeticiones

Día 11: Día de descanso

Desayuno - Saltar

Almuerzo: Pollo Cítrico con Zanahorias

Ingredientes

- 4 onzas de pechuga de pollo deshuesado
- 1 taza de zanahorias en rodajas y en rodajas
- 2 cucharadas de jugo de limón
- 1/2 cucharada de aceite de oliva virgen
- 2 cucharaditas de miel
- 1/2 cucharadita de pimentón
- Sal marina y pimienta

Instrucciones:

Precalentar el horno a 375 grados. Coloque la pechuga de pollo en un plato cubierto con jugo de limón, aceite de oliva, sal marina, pimentón y pimienta. Colocar en el horno y hornear durante 15 – 20 minutos, o hasta que esté bien cocido. Mientras hornea, mezcle el glaseado de miel con las zanahorias. Sirva las pechugas de pollo con miel esmaltada.

Cena: *Filete con Brócoli*

Ingredientes:

- 3 onzas de un flanco o solomillo
- 1 patata al horno pequeña
- 2 cucharadas de mostaza Dijon
- 1 taza de brócoli – al vapor
- Jugo de limón
- Sal marina y pimienta

Instrucciones:

Cepille ligeramente el filete con aceite de oliva y espolvoree sal y pimienta al gusto. Asar el filete uniformemente por ambos lados durante cinco minutos o hasta que se desee hacer. Sirva el bistec junto con mostaza Dijon, papa al horno y brócoli con blopones de limón.

Día 12: Día de entrenamiento

Desayuno - Saltar

Almuerzo: Hamburguesa Magra

Ingredientes:

- 4 onzas de carne molida magra
- 1 muffin inglés de trigo integral
- 1 taza de verduras mixtas
- 1/2 taza de bayas

Instrucciones:

Forme carne molida en hamburguesa. Cocine o asar la empanada de carne. Coloque la empanada sobre el muffin inglés y sirva con verduras y bayas mezcladas en el lado.

Cena: Pasta de trigo integral con queso Feta y verduras

Ingredientes:

- 3/4 de taza de pasta trigo integral
- 1/3 taza de queso feta
- 1 taza de verduras mixtas

Instrucciones:

1. Cocine la pasta según el paquete. Cubra la pasta con queso feta desmenuzado y verduras mixtas.
2. Ejercicio: espalda
3. Descansar entre el set 1:30 min
4. 10 Pulls de agarre ancho x 3 repeticiones
5. 4 peso muerto con barras x 3 repeticiones

Día 13: Día de Cardio

Desayuno - Saltar

Almuerzo: Bacalao al horno con Medley de Verduras Al Vapor

Ingredientes:

- 4 oz. Filete de bacalao
- 2 cucharadas de migas de pan
- 1 cucharadita de aceite de oliva
- Sal y pimienta
- 1 taza de verduras mezcladas – al vapor

Instrucciones:

Precalentar el horno a 375 grados. Recubrir el filete de bacalao con sal, pimienta, aceite de oliva y migas de pan. Colocar en la bandeja para hornear y hornear durante 12-15 minutos hasta que los resultados de la flakey. Sirva el bacalao con 1 taza de verduras al vapor en el costado.

Cena: Tortilla de la cena

Ingredientes:

- 1 huevo – entero
- 2 claras de huevo
- 1 rebanada de pan integral
- 1 taza de espinacas bebé
- 1/4 de taza de queso feta

Instrucciones:

En una sartén, cubra ligeramente con spray de cocina. Mezcle el huevo, las claras de huevo, las espinacas y el queso feta hasta que estén bien combinados. Cocine la mezcla durante 3 minutos o hasta que esté bien cocida. Sirva la tortilla con pan integral.

Día 14: Día de descanso

Desayuno - Saltar

Almuerzo: Envoltura de carne asada

Ingredientes:

4 onzas de carne asada magra –rebanada

2 rodajas de aguacate

1 tomate pequeño en rodajas

1 tortilla integral

1 taza de bayas mezcladas – frescas o congeladas

Instrucciones:

Coloque la tortilla en el plato. Agregue las rodajas de carne de res, el aguacate y el tomate en la tortilla y el rollo. Sirva con bayas mezcladas en el costado. ¡Disfrutar!

Cena: Rotisserie Chicken Dish

Ingredientes:

4 onzas de pechuga de pollo Rotisserie

1 cucharadita de aceite de oliva

1 cucharadita de jugo de limón

1 taza de verduras mixtas

1 manzana herrero de abuelita – picada

Instrucciones:

Sirva el pollo con ensalada verde mixta con aceite de oliva y jugo de limón. Agregue la manzana en rodajas como postre.

Día 15: Día de entrenamiento

Desayuno - Saltar

Almuerzo: Plato de Cóctel de Camarón

Ingredientes:

- 4 oz. de camarones – hervidos y enfriados
- 1 rollo de cena de trigo entero
- 1 taza de verduras mixtas
- 2 cucharadas de salsa de cóctel
- Limón fresco

Instrucciones:

Sirva camarones preparados con salsa de cóctel y limón. Disfrute de la cena y las verduras mezcladas en el lado.

Cena: Tortilla de Pizza de Proteína

Ingredientes:

- 1 tortilla integral

- 2 onzas de pollo a la parrilla en rodajas
- 1/4 de taza de salsa de tomate
- 1/4 de queso mozzarella –desnatado
- 1 taza de brócoli – al vapor

Instrucciones:

Precalentar el horno a 350 grados. Agregue la salsa de tomate, el queso mozzarella y el pollo a la tortilla. Hornee durante 10 minutos y sirva con brócoli al vapor en el costado.

Día 16: Cardio

Desayuno - Saltar

Almuerzo: Sashimi

Ingredientes:

- 3 onzas de sashimi fresco
- 1/2 taza de arroz integral – cocido
- 2 cucharadas de aderezo de jengibre asiático
- Ensalada verde mixta

Instrucciones:

Corta el sashimi en 6 trozos. Agregue una guarnición de arroz y ensalada verde mixta cubierta con aderezo asiático.

Cena: Chile turco

Ingredientes:

- 1 taza de chile pavo – casero o tienda comprada

- 2 claras de huevo – hervidas duras
- 2 cucharadas de vinagre de vino tinto
- 1 cucharadita de aceite de oliva
- 1 taza de ensalada verde mixta

Instrucciones:

Sirve chile con 2 claras de huevo duras y una guarnición de ensalada verde mixta con aceite y vinagre.

Día 17: Entrenamiento

Desayuno - Saltar

Almuerzo: Envoltura de lechuga de pavo con ensalada de frijoles

Ingredientes:

- 2 oz. de rodajas de pechuga de pavo deli
- 1 cucharada de vendaje ruso
- 1 tomate – en rodajas
- Hojas grandes de lechuga
- 1/4 de taza de garbanzos
- 1/4 de taza de tomate – picado
- 1/4 de taza de apio – picado
- 1/4 de taza de frijoles renales
- 1 cucharadita de aceite de oliva virgen
- Jugo de limón
- Sal y pimienta

Instrucciones:

1. Preparar hojas de lechuga con pavo, tomate en rodajas y aderezo ruso en una envoltura.

Sirva la envoltura de lechuga con ensalada de frijoles mixtos.

Cena: *Ensalada de Atún y Tomate*

Ingredientes:

- 4 onzas de lata de atún envasada en agua
- 1 tomate grande – sagrado, retire las semillas
- 3 piezas tostadas integrales
- 1/4 de taza de apio – picado
- 1/4 de taza de cebolla roja picada
- 1 cucharada de mayonesa baja en grasa
- 1 cucharadita de mostaza Dijon

Instrucciones:

1. Combine el atún, la cebolla, el apio, la mayonesa y la mostaza y mezcle. Coloque la mezcla en el tomate hueco. Sirva con tostadas.

Día 18: Día de descanso

Desayuno - Saltar

Almuerzo: Plato de corte frío

Hace una porción; 289 calorías, 12 g de grasa, 27 g de proteína y 20 carbohidratos por porción.

Ingredientes:

- 2 onzas de jamón en rodajas
- 2 oz. de pechuga de pavo deli
- 1 onza de queso suizo bajo en grasa – cortado en rodajas finas
- 1 tomate maduro – en rodajas
- Galletas integrales – 100 calorías que valen la pena

Instrucciones:

1. Prepare sus propios sándwiches de galletas con los ingredientes proporcionados.

Cena: Ensaladas turcas

Hace una porción; 310 calorías, 10 g de grasa, 23 g de proteína, 30 g de carbohidratos por porción.

Ingredientes:

- 1 taza de chile – pavo o verdura
- 2 claras de huevo – hervidas duras
- Vinagre de vino tinto
- 1 cucharadita de aceite de oliva
- Verdes mixtos

Instrucciones:

1. Prepare el chile según las instrucciones. Sirva el chile con 2 huevos duros con aceite y vinagre sobre una ensalada verde mixta.

Día 19: Día de entrenamiento

Desayuno - Saltar

Almuerzo: Sandwich de mantequilla de nuez y jalea

Ingredientes:

- 1 rebanada de pan integral
- 1 cucharada de conservas de fruta
- 1 cucharada de mantequilla de nueces – cacahuete o almendra
- 1/2 taza de queso cottage

Instrucciones:

1. Corte la rebanada de pan por la mitad. Agregue la mantequilla de nueces y conserve y combine. Sirva con queso cottage en el lado.

Cena: Plato de carne fría

Ingredientes:

- 2 onzas de pechuga de pavo – en rodajas
- 1 onza de queso suizo bajo en grasa en rodajas
- 2 onzas de jamón – en rodajas
- 1 tomate – en rodajas
- Galletas integrales – 100 calorías que valen la pena

Instrucciones:

1. Crea tus mini sándwiches de galletas con los ingredientes incluidos.
2. Ejercicio: Reverso
3. Descansar entre el set 1:30 min
4. 4 Barbell Deadlift x 4 repeticiones
5. 6 Repeticiones Chin Up x 4
6. 10 Cierre De grip Chin Up x 10 repeticiones

Día 20: Día del Cardio

Desayuno - Saltar

Almuerzo: Sashimi

Ingredientes:

- 3 oz. sashimi – 6 uds
- 1/2 taza de arroz integral – al vapor
- 2 cucharadas de aderezo de jengibre asiático
- 1 taza de ensalada verde mixta

Instrucciones:

1. Disfrute de sashimi cortado con una guarnición de arroz integral y ensalada verde mixta cubierta con aderezo asiático para completar el conjunto.

Cena: Pasta de trigo integral con feta y verduras

Ingredientes:

- 1 taza de verduras al vapor mezcladas
- 1/3 taza de queso feta

- 3/4 de taza de pasta integral

Instrucciones:

1. Agregue verduras de vapor mezcladas y queso feta a la pasta de trigo integral para un plato de cena ligero. ¡Disfrutar!

Día 21: Día de descanso

Desayuno - Saltar

Almuerzo: Tortilla de pollo ranchero

Ingredientes:

- 1 rebanada de tortilla integral
- 1 tomate – rebanada
- 2 rodajas de lechuga
- Palos de apio – puñados
- 1 cucharada de aderezo ranchero

Instrucciones:

1. Llene la envoltura de tortilla con pechuga de pollo, tomate, lechuga y cubra con aderezo ranchero. Sirva con palitos de apio en el costado.

Cena: Salmon Nicoise

Ingredientes:

- 3 onzas de filete de salmón
- 5 aceitunas negras
- 2 tazas de ensalada verde mixta
- 1 taza de judías verdes
- 1 patata roja pequeña – hervida
- Jugo de limón
- Sal y pimienta

Instrucciones:

1. Cocine el salmón como desee. Agregue dos tazas de verduras mixtas con frijoles, aceitunas y papa. Sazonar con sal de jugo de limón recién exprimido y pimienta.

Día 22: Día de Cardio

Desayuno - Saltar

Almuerzo: Pimientos Rellenos

Ingredientes

- 2 Pimientos Rojos
- 4 Corazones de alcachofa (estañado, no aceite, 88g)
- 4 Tomates Cherry (45g)
- 4 Aceitunas Negras, escurridas (10g)
- 2 Filetes de Anchoa, enjuagados y escurridos (8g)
- 2 cucharadas de albahaca fresca, cortada en tiras
- 2 spray de aceite de oliva
- Pimienta Negra
- Sal (Kosher)

Instrucciones

1. Precalentar el horno a 180C , 375F, Gas Mark 6.
2. Comience enjuagando bien todos los alimentos enlatados (corazones de

alcachofa, aceitunas, filetes de anchoa) para eliminar la salmuera enlatada y la sal, y luego seque con palmaditas en la toalla de cocina.

3. Con un cuchillo de cocina afilado, corta cada pimienta por la mitad a través del tallo. Retire la cascara y las semillas y deseche pero mantenga el tallo en su lugar, ya que ayudará a mantener los pimientos en forma al cocinar. Transfiera las mitades, corte los lados hacia arriba, en una lata de tostado.

4. Corta por la mitad los corazones de alcachofa, aceitunas y tomates y distribuye uniformemente entre las 4 mitades de pimienta. Corta los filetes de anchoa y ponlos en huecos en los pimientos rellenos. Finalmente, la gasa (cortada en tiras finas) las hojas de albahaca, dispersa sobre los pimientos rellenos y rocíalas 2 veces de Aceite de Oliva.

5. Cubra la lata asada holgadamente con papel de aluminio y hornee en el horno durante 25 minutos.

6. Los pimientos se pueden servir inmediatamente calientes desde el horno, o se les permite enfriar y servir a temperatura ambiente para un almuerzo para llevar.

413

Cena: Pollo Fettuccine Alfredo

Ingredientes:

- Salsa Alfredo
- 2 dientes de ajo
- 2 cucharadas de mantequilla
- 1/2 taza de crema pesada
- 4 cucharadas de parmesano rallado
- 1/2 cucharadita de albahaca seca
- Pollo y fideos
- 1 cucharada de aceite de oliva
- 2 muslos de pollo
- 1 bolsa fideos fettuccine
- Sal y pimienta

Instrucciones:

1. Ponga un poco de ajo picado con mantequilla en la sartén a fuego lento durante unos 2 minutos. Agregue la crema pesada y déjela calentar durante 2 minutos adicionales.

2. Agregue el parmesano, 1 cucharada a la vez mientras remueve. Agregue el condimento y la albahaca seca y déjelos cocinar durante 4 minutos a fuego lento hasta que empiecen a

engrosamiento. Ahora, tienes tu salsa alfredo.

3. Agregue un poco de aceite a otra sartén a fuego medio y fríe los muslos de pollo durante unos 8 minutos. Quítalos del fuego y desmenuzalos.

4. Hervir algunos fideos milagrosos limpios durante unos 3 minutos.

5. Poner los fideos en la sartén con el pollo, añadir la salsa alfredo y mezclar durante 3 minutos a fuego medio.

6. ¡Sirve y disfruta!

Día 23: Día de entrenamiento

Desayuno - Saltar

Almuerzo: Sándwich Rubén a la parrilla

Ingredientes

- 28 g (1 oz) pastrami en rodajas finas
- 15 g (1 cucharada) 3% queso blando graso
- 10 g (11 x 2 cucharadas) rallado 50% Grasa Reducida Queso Cheddar Madura
- 2 cucharadas de Sauerkraut, enjuagado y escurrido
- 1 cucharadita de tomate
- debajo de una parrilla de cocina.
- ketchup
- 1 encurtido de endo, enjuagado y escurrido, en rodajas
- 1 Sandwich Marrón Suave Delgado

Instrucciones

1. Precaliente la parrilla o la parrilla de salud. Enjuague y escurra el pepinillo y el chucrut para eliminar el exceso de sal. Mezcle el ketchup y el queso suave, divida el

416

sándwich y esparza con la mezcla. En una de las mitades finas del sándwich, coloca en capas el chucrut, el pastrami, las rodajas de pepinillo de eneldo y el queso rallado. Cubra con el sándwich restante la mitad delgada y seguro con un palo de cóctel.

2. Cocine los sándwiches durante 2-3 minutos en una parrilla de salud o cocine durante 2 minutos cada lado

Cena: Guiso de carne doble picante Crockpot

Ingredientes

- 1.5lbs de carne de res
- 2 tomates cortados con chile de 14.5oz (orgánicos)
- 1 cucharada de mezcla de chile (preenvasado o uno que usted mismo hizo)
- 1 taza de caldo de ternera
- 2 cucharadas de salsa picante
- 1 cucharada de salsa Worcestershire
- sal (al gusto)

Instrucciones

1. Enciende tu crockpot a lo alto, añade todos los ingredientes y mezcla.
2. Cocine durante aproximadamente 6 horas en alto.
3. Rompe la carne con un tenedor y desmonta dentro de la olla.
4. Agregue sal al gusto.
5. Cocine durante 2 horas a fuego lento.

Día 24: Día de descanso

Desayuno - Saltar

Almuerzo: Pizza baja en carbohidratos

Ingredientes:

- 3/4 taza de mozzarella
- 1/2 taza de salsa Marinara
- 4 rebanadas de pepperoni
- 1/2 cucharadita de albahaca
- 1/2 cucharadita de orégano

Dirección:

1. Ponga 1/2 de su queso mozzarella en una sartén, y deje que se caliente y se derrita y también se caramelizará. Cuando esté razonablemente oscuro en color, usa una espátula para levantar el disco de queso de la sartén. Esta será la base para su pizza.
2. A continuación, vierta sobre la salsa del puerto deportivo asegurándose de que cubre toda su base de queso y va directamente a los bordes.

3. Coloque la mozzarella restante encima de la pizza, y las rodajas de pepperoni también.
4. Espolvorea el condimento de albahaca y orégano.
5. Calienta debajo de una parrilla hasta que la mozzarella encima de la pizza se haya derretido.

Cena: Queso de Cabra, Aguacate y Ensalada de Bacon

Ingredientes:

- Queso de cabra - 230 g
- Bacon- 230 g
- Aguacates - 2 uds.
- Nueces - 115 g
- Lechuga de rúcula - 115 g
- Vestir
- Jugo fresco de 1/2 limón
- Mayonesa casera - 120 g
- Aceite de oliva - 120 g
- Crema doble - 50 g

Instrucciones:

1. Antes de empezar a cocinar esta maravillosa ensalada, encienda el horno y precaliente a 200oC. Coloque el papel a prueba de grasa en una bandeja de pastel redonda poco profunda.

2. Corta el queso en rodajas redondas (alrededor de 25 mm) y colócalo en la sartén redonda. Hornee hasta que esté dorada la corteza.

3. Toma el tocino, rebana y fríe hasta que esté crujiente.

4. Tome un aguacate lávelo y séquelo con una toalla de papel, cortado en bloques pequeños.

5. Coloque la lechuga de rúcula en el plato. En la parte superior de las hojas poner los cachorros de aguacate, añadir el tocino crujiente frito y rodajas redondas de queso de cabra frito. Espolvorea con nueces trituradas.

6. Mezclar ingredientes para un sabor izante de ensalada: jugo de limón recién exprimido, 120 g de aceite de oliva, mayonesa - 120 g y crema doble - 50 g. Poner una cucharadita de hierbas frescas.

7. Sal y pimienta al gusto.

Día 25: Día del Cardio

Desayuno - Saltar

Almuerzo: Sweet Chilli Prawn Stir Fry

Ingredientes:

- 60g (2/3 taza) Hoja China /Nappa Repollo, picado
- 1 Zanahoria Media (60g)
- 1/2 Pimiento Rojo
- 50g (1/3 taza) Frijoles De soya Edamame congelados
- 100g (1 taza) Castaño (Baby Portabella) Champiñones
- 60g (1/2 Taza) Guisantes
- 60g (1/2 taza) de maíz bebé
- 2 cucharadas salsa dulce thai Chilli
- 100g (2/3 taza) Langostinos/Camarón Cocidas
- Sal (Kosher)
- 1 diente de ajo
- 2 spray de aceite de oliva

422

Instrucciones:

1. Corta la zanahoria y el pimiento en tiras. Limpie los champiñones y rebane. Reduzca a la mitad la saltea y el maíz bebé tambien.

2. Calienta un wok a fuego medio y rocía dos veces con spray de aceite de oliva Frylight. Comienza a revolver los pimientos, los champiñones, la zanahoria y el maíz bebé. Después de 3 minutos, añadir las verduras restantes y continuar sofocando freír durante otros 3 minutos.

3. Agregue los frijoles y langostinos edamame y continúe cocinando hasta que los frijoles se hayan descongelado por completo y los langostinos se hayan calentado por completo. Retirar del fuego y revuelva a través de la salsa de chile dulce tailandés.

4. Sazonar con sal y servir.

Cena: Pechugas de Pollo Rellenas de Albahaca y Parmesano:

Ingredientes:

- 4 Pechugas de Pollo, deshuesadas y sin piel
- 1 taza de queso parmesano, rallado
- 1/4 de taza de queso crema
- 1/4 de taza de albahaca fresca, picada
- 1 Clavo de ajo picado
- 2 cucharadas Aceite de Coco (o aceite de oliva extra virgen)
- 1/8 cucharadas Sal Rosa del Himalaya
- 1/8 cuchadas Pimienta Negra, molido fresco

Instrucciones:

1. En una cacerola pequeña a fuego lento, derretir juntos: queso parmesano, queso crema, albahaca, ajo, sal rosa del Himalaya y pimienta negra.

2. Mientras la mezcla anterior se calienta, corte la pechuga de pollo. Corta este bolsillo en el lado grueso para que se cocine uniformemente y no se desmorone durante el proceso de cocción.

3. Usando todos excepto alrededor de 1/4 de taza del relleno, rellena cada pechuga de pollo uniformemente. Usando dos palillos de dientes por pieza de pollo, selle el lado abierto de la pechuga de pollo para evitar

que el relleno se caiga durante el proceso de cocción.

4. En una sartén mediana, derrita el aceite hasta que esté caliente y luego cocine el pollo durante unos 5 minutos a cada lado. Asegúrese de que cada lado esté dorado y cocido uniformemente a través.

5. Después de que el pollo se cocine a ambos lados, cúbralos con el resto del relleno de queso y cubra la sartén con una tapa. Dejar que continúen cocinando hasta que el queso se derrita, y luego servir caliente.

Día 26: Día de descanso

Desayuno - Saltar

Almuerzo: Frijoles Mung y Sopa de Espinacas

Ingredientes:

- 2 1/2 tazas de Frijoles Mung cocidos
- 3 tazas de espinacas bebés frescas
- 1 cucharada de aceite
- 3 dientes de ajo picados
- 1 cebolla mediana, en rodajas
- 1 tomate pequeño cortado en cubos
- Jugo de 1 lima
- Sal al gusto
- 2 tazas de agua

Instrucciones:

1. saltea el ajo y la cebolla en aceite de oliva durante dos minutos revolviendo con frecuencia. Agregue sal al gusto.
2. Coloque todos los ingredientes restantes en la olla instantánea.
3. Cubra la tapa durante 15 minutos.

4. Permita que la presión baje naturalmente cuando haya terminado. Revuelva durante unos minutos hasta que todos los ingredientes estén bien cocidos.
5. Agrega sal al gusto. Apaga
6. Servir caliente.

Cena: Pasta Carbonara

Ingredientes:

- 3 porciones de Slim Pasta
- 5 onzas de tocino
- 2 yemas de huevo
- 1 huevo entero
- 1 cucharada de crema pesada
- 1/3 de taza de parmesano rallado
- 3 cucharadas de albahaca picada
- Pimienta negra al gusto

Dirección:

1. Comience por preparar su pasta de acuerdo con las instrucciones en el paquete.

2. Continúe cortando su tocino en cubos y cocínelo en una sartén profunda hasta obtener un tocino crujiente. Una vez cocido, mantenga solo 1/3 de su grasa de tocino y deje el tocino a un lado en un plato pequeño.

3. A continuación, arroja un huevo, queso parmesano y yemas de huevo a tu grasa de tocino guardada y mezcla tus ingredientes hasta que estén bien combinados.

4. Por último, añade tu pasta delgada a la mezcla de grasa de tocino y cocina a fuego alto hasta que tu pasta esté un poco crujiente.

5. Retire su mezcla de pasta crujiente del fuego y mezcle todo en su sartén. Separar en 3 porciones y si se desea sazonar con pimienta negra antes de servir.

Día 27: Día de Cardio

Desayuno - Saltar

Almuerzo: Sandwich 'Mayo' y atún

Ingredientes:

- 60g (2 oz) atún
- 20g (1 cucharada + 1 cucharadita) Queso Suave 3% Grasa
- 20g (1/2 taza) Berro Fresco
- Sandwich de trigo integral delgado

Instrucciones:

1. Escama el atún en un tazón y combínalo con el queso. Abra el sándwich y llene con mezcla de atún y berro. Sandwich delgado juntos y servir.

Día 28: Día de entrenamiento

Desayuno - Saltar

Almuerzo: Gratinado de coliflor (V)

Ingredientes:

- 300g (3 tazas) Floretes de coliflor
- 120mls (1/2 taza) Leche semidesnatada (grasa reducida)
- 20 g (3 cucharadas) rallado Reducida Queso Cheddar 50% Grasa Madura
- 7 g (1 cucharada) de queso parmesano fresco finamente rallado
- 1/2 cucharadita de polvo de mostaza seca
- 1 cucharada de harina de maíz/cornstarch
- Pimienta Negra
- Sal (Kosher)

Instrucciones:

1. Precalentar el horno a 180C, 375F, Gas Mark 6.
2. Cocine a vapor ligeramente los floretes de coliflor durante 5 minutos y, a continuación, transfiera a un plato a prueba de horno.

3. Mientras tanto, en un tazón pequeño, afloja (disuelva) la harina de maíz (almidón de maíz) con un poco de leche fría. Calienta el resto de la leche hasta justo antes de herir a fuego lento, revuelve el almidón de maíz disuelto de nuevo para asegurarte de que todavía esté completamente disuelto y luego batir rápidamente la mezcla en la leche caliente. Continúe batiendo hasta que la salsa se espese, luego deje hervir suavemente durante 1 min. Batir en el polvo de mostaza y los quesos rallados. Revuelve hasta que el queso se haya derretido y sazone con sal y pimienta al gusto.
4. Vierta sobre los floretes de coliflor y hornee en el horno hasta que estén doradas.

Cena: Salmón al horno

Ingredientes:

- 2 filetes de salmón (6 onzas)
- 1 cucharada de perejil fresco, picado
- 1 cucharada de jugo de limón
- 1 cucharadita de pimienta negra, molida

- 1 cucharadita de sal
- 1 cucharadita de albahaca seca
- 6 cucharadas de aceite de oliva ligero
- 2 dientes de ajo picados

Instrucciones:

1. Mezclar el perejil, el jugo de limón, la pimienta, la sal, la albahaca, el aceite de oliva y el ajo para preparar el adobo.

2. Coloque los filetes de salmón en un plato de horno de vidrio mediano separado y cubra los filetes con el adobo. Dejar marinar durante aproximadamente 1 hora en la nevera.

3. Precalentar el horno a 375 grados F, luego poner los filetes en papel de aluminio, y cubrir los filetes con más adobo.

4. Coloque los filetes en el papel de aluminio en el plato de hornear de vidrio y hornee en el horno precalentado durante unos 35 minutos. Cuando esté listo, el salmón debe escamar fácilmente.

Día 29: Día de descanso

Desayuno - Saltar

Almuerzo: Trufas Mocha

Ingredientes:

- 1 taza de mantequilla sin sal, suavizada
- 3-4 cucharadas de café muy fuerte
- 2 cucharadas de cacao en polvo
- 2 cucharadas de Oro Sukrin, o edulcorante de su elección
- 1/2 cucharadita de canela molida
- 1/2 cucharadita de vainilla en polvo

Dirección:

1. En un tazón, combine la mantequilla con el resto de los ingredientes. Use un tenedor para mezclarlo bien.
2. Haz trufas pequeñas con las manos o dos cucharaditas. Colóquelos en un plato cubierto con papel pergamino y colóquelos en el congelador o en el refrigerador.

Cena: Zucchini y tocino

Ingredientes:

- 4 rodajas de tocino picado
- 1 onza de cebolla picada, 1/4 de taza
- 2 calabacines medianos, cortados en medias lunas, 12 onzas
- Sal y pimienta, al gusto
- 2 huevos, fritos en 1 cucharada de mantequilla

Instrucciones:

1. En una sartén mediana, freír el tocino hasta que empiece a dorarse y hacer su grasa. Agregue la cebolla y el calabacín.
2. Cocine y revuelva a fuego medio-alto hasta que el calabacín esté tierno y caramelizado y el tocino esté completamente cocido.
3. Sazonar al gusto con sal y pimienta mientras se cocina. Transfiera la mezcla de calabacín a un plato de servir y manténgalo caliente.
4. En la misma sartén, fríe dos huevos con mantequilla. Sirva los huevos sobre la mezcla de calabacín.

Día 30: Día del Cardio

Desayuno - Saltar

Almuerzo: Ensalada de atún

Ingredientes:

- 1 cucharada de aceite de oliva virgen extra
- 1 cucharada de jugo de limón fresco
- 1 racimo mediano de cebollino o cebolla de primavera
- 2 cucharadas de mayonesa
- 2 huevos orgánicos, duros
- 140 g de atún enlatado, escurrido
- 1 lechuga de cabeza pequeña, pequeña gema o romaní
- Sal como el Himalaya rosa

Instrucciones:

- Lave y escurra las hojas de lechuga y colóquelas en un tazón para servir. Agregue el atún rallado y drenado encima de la lechuga.

- Cubra con mayonesa, huevos duros y las cebollas de primavera picadas.
- Rocíe con aceite de oliva y sirva.

Cena: Sopa de Salchichas y Pimienta

Ingredientes:

32 oz. de salchicha de cerdo

3/4 de cucharadita de sal kosher

1 cucharadita de condimento italiano

1 cucharadita de ajo en polvo

1 cucharada de comino

1 cucharada de chile en polvo

1 cucharadita de cebolla en polvo

4 tazas de caldo de carne de res

1 tomates con jalapeños

1 pimiento verde mediano

10 oz de espinacas crudas

1 cucharada de aceite de oliva

Instrucciones:

1. En una olla grande, calienta el aceite de oliva y luego agrega salchichas a la olla.

2. Después de las salchichas, mezcle y déjela cocinar durante algún tiempo. Mientras tanto, corta el pimiento y luego agréguelo a la olla; sazonar con pimienta y sal.

3. Agregue los jalapeños y los tomates y revuelva. Agregue las espinacas en la parte superior y cubra con la tapa.

4. Cocine durante unos 6-7 minutos y deje que las espinacas se marchiten. A medida que esto cocina, preparar el caldo de res y las especias.

5. Mezcla las espinacas con la salchicha y añade especias. A continuación, agregue el caldo de carne de res y mezcle bien.

6. Cubra y cocine durante 30 minutos a fuego medio-bajo. Una vez hecho esto, retire la tapa y deje cocer durante 15 minutos.

Qué hacer y qué no hacer en ayunas para mujeres

Las mujeres con mayor riesgo de tener problemas con el ayuno es con sus hormonas. Nuestra casa juega un muy buen acto de equilibrio en un período de 28 días de duración (en promedio). A veces, el más mínimo cambio en nuestra dieta, salud mental, ambiente, toxicidad, o nivel de estrés puede causar un gran impedimento para aumentar la probabilidad de tener una fuerte disminución. Si no se hace correctamente, el enlucido intermitente podría ser uno de estos desencadenantes del desequilibrio hormonal debido a que esto puede causar en su cuerpo.

No son solo las hormonas sexuales las que pueden ser afectadas. El cortisol y las hormonas tridimensionales también son muy importantes para el monitor, especialmente si ha tenido problemas pasados con trastornos de la tiroides o fatiga total.

Seguir las estrías que se muestran abajo ayudará enormemente a mantener sus hormonas equilibradas y su nivel regulado. También es muy importante que verifiques el estado de tus vidas antes de comenzar. Si ya está tratando con un desequilibrio humano de cualquier tipo, tenga en cuenta que esto deberá preceder al plan de enfrentamiento intermitente. La mejor manera de hacer esto es probar con su ritmo diario de cortisol y su cantidad de líquido de forma homogénea con una solución

No hagas dieta

Ok, ¿estás listo para la razón principal por la cual el ayuno intermitente NO funciona para alguien? ¡Porque también tratamos de hacer dieta al mismo tiempo! Este no es el problema detrás del ayuno y, en última instancia, conducirá a atracones, fallas o problemas de salud. Durante el período de tiempo que está comiendo, necesita COMER. Muchos de los alimentos realmente densos en calorías y densos en calorías en ese tiempo no intentan estar en un déficit de calorías. Esto no va a funcionar. Me gusta pensar en un ayuno interesante como una opción más segura, para reducir calorías. Pero, definitivamente nunca lo hacen.

Enfócate en perder grasa

Con el fin de garantizar que no llegue a un déficit demasiado grande, su dieta necesitará una gran cantidad de grasas densas en nutrientes. Estos incluyen el aceite de nuez y coco cocido, nueces , mantequilla, pastos, aceite de aguacate, huevos, aguacate y aceite de aguacate. Cuando estos problemas se vuelven difíciles, puede estar seguro de que obtendrá suficientes nutrientes y calorías en su dieta diaria.

No solo eso, sino que cambiar a una dieta alta en grasas también garantizará que tus períodos de ayuno estén libres de estrés, de manera segura y cómoda. Con la reducción de grandes cantidades de grasa y la inclusión de una gran cantidad de grasa, su azúcar azul se volverá muy estable. En lugar de tener un rodillo corrector (lo que es lo que tiene que ver con nuestro aspirador azul cuando tenemos exceso de grasa en nuestra dieta), será muy probable. Cuando nuestros cuerpos se encuentran en la ruta de los corredores de ruedas, habrá un chapuzón en el sudor de blues unas pocas horas después de su última comida que provoca el hambre. Cuando no se produce glucosidad por vía oral, el cortisol, nuestra segunda línea, llegará a la sección. Por lo tanto, ahora tiene hambre, todavía se está agotando por otras 5 horas, y su cuerpo parece un evento terrible.

¡No lo hagas!

Sin embargo, cuando tomas un enfoque de alto contenido graso y se adaptan a la grasa, ese filtro en el dedo azul no tiene la tapa y el factor estresante no está allí porque no tienes un poco de azúcar. Su cuerpo ha aprendido a correr sin grasa, tanto en el día como en la cintura, en lugar de esperar por el siguiente mensaje. Ahora, no solo no tienes sentimientos de hambre, ¡pero estás eliminando el estresante incluso hasta ahora! Y, como se discutió anteriormente, la razón por la cual el festejo puede ser difícil para una mujer debido a que existe un gran inconveniente que puede evitar el estrés. Solo por comer mucha grasa y mucha comida, ¡hemos eliminado ese factor estresante!

Por lo menos por la primera semana o dos hasta que sepa qué intermitente le afectará. Una vez que su cuerpo se adhiere a este cambio, las posibilidades se mantendrán completamente mejor en el estado más rápido y comenzará a ver los grandes problemas. Pero, primero necesita eliminar todas las cadenas adicionales mientras su cuerpo se adapta y se utiliza para esta nueva fuente (grasa). Tomar caminatas en la naturaleza o una clase realmente grande será la mejor manera de obtener más durante este momento de la prueba. Después de eso, comience a incorporar sesiones cortas de HIIT como saltar la cuerda, correr, o levantar cargas en el gimnasio y ver cómo se siente. En resumen, el objetivo final es mantener el nivel de estrés en el cuerpo en todo momento bajo, lo que mantiene sus hormonas en equilibrio. Hacer ejercicio de forma íntima mientras su cuerpo está cambiando de forma segura algunos de sus cuerpos probablemente causará escándalo.

No te hagas gordo como tu objetivo principal.

Hay muchas personas que distinguen entre las personas que han tenido problemas con la composición de la composición de la carrocería simplemente por el aumento de la cantidad de intersticios. Y es verdad. Es ideal para perder peso, adelgazar y perder peso. PERO, no creo que ninguna mujer deba hacerlo por ese motivo. Esta no es la siguiente forma de obtener información sobre su cuerpo y tratar de aumentar su tamaño con los alimentos.

Esta es una dieta terapéutica con increíbles beneficios para la salud y debe verse como tal. Encuentre una mejor oferta detrás de sus cambios en la dieta. ¿Tienes cerebro cerebro o concentración real? El empaste intermitente es importante para la salud del cerebro. ¿Quieres ir bien y vivir más? Se ha demostrado que el encapsulamiento intermitente permite planear la vida útil y ralentizar el proceso de envejecimiento. ¿Necesitas obtener tus lípidos y marcadores de sangre en forma irregular? El encapsulamiento intermitente puede poner a esos fabricantes de marca en el rango sin el uso de la medicación.

Comience de nuevo.

El encapsulamiento intermitente no es algo que necesite dividir en todo o nada para que sea efectivo. De hecho, algunas personas pueden tener una mejor suerte para facilitar su camino hacia ella. Pase 3-4 semanas volviéndose adaptado a las grasas con un alto contenido de grasa directamente. Luego, agregue un ayuno intempestivo para unas pocas semanas por semana. Por ejemplo, intente pasar un

16/8 a lo largo de MOMENTOS y JUEVES y ver cómo se va. Si lo desea, agregue en más días a medida que le sea posible.

No continúes si te sientes mal.

Esto debería ir sin decir, pero obviamente si te sientes agotado, cansado, mareado o simplemente no te gusta, ¡entonces no lo hagas! Esto no es algo que se sienta bien para todos, así que preste atención, escuche a su cuerpo, y siempre haga lo correcto para usted.

No se preocupe por el resultado de una solución ideal.

Al igual que con cualquier consejo que doy, siempre recomiendo buscar la ayuda de una solución adecuada para guiarle a través de los cambios que desea hacer y ayudar a su manera. Esto hará que sea más fácil reconocer lo que es correcto para USTED en lugar de solo adivinar. Si desea ayudarlo a determinar su plan individualizado basado en el estado de su hogar, contáctese con un caso de 15 minutos gratis.

El Plan de 30 Días – Beneficios de Salud Física

"Un poco de hambre realmente puede hacer más por el enfermo promedio que los mejores medicamentos y los mejores médicos" - Mark Twain

En esta sección, analizamos con más detalle los beneficios clínicamente probados para la salud del plan de 30 días.

Vamos a mostrar que Mark Twain tenía razón hace tantos años, y que se puede cosechar los beneficios sin morir de hambre (Twain no era conocido por su uso sensible del lenguaje, este es el tipo que una vez amenazó con desenterrar a Jane Austen y golpearla de nuevo hasta la muerte con su propio).

Insulina, glucógeno y quema de grasa

Según lo cubierto por la ciencia, el principal beneficio de IF y nuestro plan de 30 días para la gran mayoría será la disminución del período de PRODUCCIÓN de INSULINA en el cuerpo, impulsando un ciclo virtuoso de aumento de la quema de grasa corporal.

En su texto más vendido IF Eat Stop Eat, Brad Pilon demostró que la cantidad de grasa almacenada liberada para oxidación (quema) a través del proceso de lipólisis aumentó en más de 50% después de sólo 24 horas de ayuno. Recibiremos siete éxitos de este tipo en nuestros 30 días, y los beneficios serán dramáticos.

Pérdida de peso

Los primeros piensan que todo el mundo piensa en cuando se menciona algo que ver con la dieta. Debido a su disminución de la ingesta calórica (alrededor del 30% para nuestro plan recordar), su cuerpo tendrá las condiciones necesarias no sólo para detener el aumento de peso, sino también para perder peso. Las investigaciones han demostrado que cada vez que ayunamos durante un período significativo (>18 horas), perdemos de dos a tres libras de peso.

La cantidad que pierdas dependerá de muchos factores, incluyendo tu tasa metabólica (que impulsa tu perfil normal de aumento/pérdida de peso), el peso actual, tu dieta y lo activo que eres. A medida que se familiarice con el régimen de 30 días, podrá monitorear cómo está afectando a su cuerpo y ajustar su ingesta de alimentos y el nivel de ejercicio para optimizarlo para usted. Como hemos dicho, la pérdida de peso no es el objetivo principal para la mayoría de las personas que se suscriben al plan, y, particularmente si usted está en forma y saludable, es posible cosechar los beneficios sin perder una sola libra y mantener su masa muscular - más sobre eso más adelante.

Beneficios hormonales

A medida que su cuerpo quema más reservas de grasa se invocan u optimizan varios procesos secundarios que a su vez derivan beneficios adicionales para nosotros, particularmente a nivel hormonal.

Adrenalina

La adrenalina y la noradrenalina (también conocidas como epinefrina y noradrenalina) son las hormonas de lucha o vuelo del cuerpo, es decir, en tiempos de estrés aumentan el flujo sanguíneo y el oxígeno que llega a los músculos, esencialmente aumentando su capacidad para lidiar con la situación para la lucha o huir. Los síntomas físicos son una frecuencia cardíaca y sudoración, y el estado de alerta mental y el enfoque se incrementa.

Se ha demostrado que todos los programas IF sirven para aumentar los niveles de adrenalina, porque el cuerpo ya está en un estado de mayor quema de grasa y no simplemente añadir a sus reservas de grasa. Los beneficios de esta respuesta en términos de energía y niveles de productividad son evidentes, sin embargo, hay que tener cuidado en el control de los niveles liberados, que exploraremos más adelante.

Hormona de crecimiento

Hormona de crecimiento humano (HGH) se produce la glándula pituitaria, no sólo para los niños (para quienes es esencial), pero en todos nosotros. HGH se libera entonces en el torrente sanguíneo, sólo momentáneamente, antes de que se envía al hígado para el metabolismo en varios factores de sangre, más notablemente Insulina-Like-Growth-Factor (IGFI).

Los estudios han demostrado que HGH puede aumentar exponencialmente después del ayuno – en un ejemplo extremo un hombre que emprende un ayuno de cuarenta días para fines religiosos se encontró que tiene 1,250% en la hormona de crecimiento por el final del período!

Pero, escuché que pregunta, seguramente eso significa más IGFI, y no aprendimos en la parte científica que la insulina es lo malo que aumenta la diabetes y impulsa la grasa y el azúcar y todo eso? ¿No es la insulina kryptonita para el dietista? Bueno, sí, pero la clave es en el corto tiempo de liberación que permite que el cuerpo para construir resistencia a la IGFI mientras que deriva los beneficios de HGH.

Y esos beneficios están bien documentados – HGH sintética está prohibida en los atletas como una droga que mejora el rendimiento por muy buena razón - aumenta la glucosa en la sangre por conducir más quema de grasa y aumenta en gran medida no sólo los niveles de energía, sino también la masa muscular, por lo tanto conferir una ventaja injusta.

No hay reglas contra el aumento natural de sus propios niveles de HGH, por supuesto, y no es sólo los atletas de élite y culturistas que pueden sentir los beneficios. Un efecto secundario conocido (y positivo) del aumento de la masa corporal magra y la pérdida de grasa es una piel más gruesa y apretada – o en otras palabras – ANTIaENVJECIMIENTO. Por lo tanto, se puede ver cómo hay beneficios para todos.

Hambre reprimida

Para muchas personas el mayor obstáculo para asumir cualquier programa dietético (y particularmente cualquiera que implique la palabra "ayunar"), es la idea de sentir hambre durante la mayor parte del tiempo. Nadie quiere pasar el día con dolores de hambre molestos siguiéndolos alrededor el hambre puede disminuir el estado de ánimo, la concentración, la capacidad de ser productivo, y la sensación general de bienestar.

Bueno, la buena noticia es que SI no debe hacerte hambre!

Hay mucha ciencia detrás de lo que nos da hambre, principalmente impulsado por el equilibrio de hormonas incluyendo nuestros viejos amigos (insulina, noradrenalina y glucagón) y la respuesta de nuestros cuerpos a los niveles fluctuantes de estos. Sin entrar más en la química, es un hecho establecido que el hambre alcanza su máximo de cuatro a cinco horas después de una comida, sólo para que la sensación de luego disminuir. La buena noticia es que podemos anular el impulso inicial para responder a nuestros dolores de hambre (mientras escribo esto mi estómago está retumbando, pero en realidad no tengo hambre, así que no voy a tomar ese aperitivo), y hacer esto después de sólo un par de días de apegarme a nuestro plan.

Esencialmente estamos aprendiendo la diferencia entre el hambre física (con cansancio, debilidad, irritabilidad y todo eso), y el hambre psicológica (una respuesta aprendida a nuestros dolores de hambre formados por hábito). Todo lo que se necesita es un poco de perseverancia, particularmente en los primeros días. Una vez que haya roto el sobre, como un avión que emerge de las nubes en un sol brillante, verá un mundo más claro impulsado por los procesos optimizados en su cuerpo; tendrás más energía, serás más productivo y te sentirás mejor!

Colesterol inferior

Junto con la presión arterial alta y la ansiedad y la depresión, colesterol alto es posiblemente el más ampliamente medicado para la condición a nivel de la población. Cientos de millones de personas en todo el mundo están tomando medicamentos a largo plazo para reducir su colesterol. En un nivel esto tiene sentido – colesterol alto es un factor de riesgo conocido para el ataque cardíaco y accidente cerebrovascular, y se puede regular farmacológicamente.

Sin embargo, este enfoque es un ejemplo clásico de llenar el cucharón y no fijar el techo. Mientras que una prescripción a largo plazo para los medicamentos para el colesterol puede ayudar a controlar este factor de riesgo, lo está haciendo unilateralmente, sin un beneficio más amplio para la salud y el bienestar del paciente.

¿Por qué no asumir todos los beneficios de bajar el colesterol mientras que también acumular en los beneficios asociados de una mejor dieta, estilo de vida y sensación de bienestar? Y hacerlo sin los riesgos asociados con cualquier medicamento a largo plazo – una década más o menos de nuevo

Pfizer bombeó miles de millones en un medicamento de gestión del colesterol que llamó torcetrapib, diseñado para reducir los ataques cardíacos – en este caso mediante el aumento de los niveles de "bueno" colesterol (HDL) en el cuerpo. Los resultados fueron asombrosos, asombrosamente malos. Las tasas de mortalidad de los que estaban en el estudio aumentaron en un cuarto, es decir, docenas de personas reales que mueren, ya que depositaron su confianza en una droga experimental basada en la ciencia aparentemente sólida.

Incluso si su medicamento no tiene una capacidad de muerte de grado armamentista a nivel de población, todavía no sabe qué efecto está teniendo en usted y también puede proporcionar una falsa sensación de seguridad que aumenta otros factores de riesgo en su estilo de vida. La buena noticia es que los niveles de colesterol se pueden controlar, y las relaciones entre "bueno" y "malo" se optimizan simplemente mediante el embarque en un programa DE.

Inflamación

La inflamación es definida por el diccionario médico Farlex como "Una respuesta protectora localizada provocada por lesiones o destrucción de tejidos, que sirve para destruir, diluir o cortar tanto el agente perjudicial como el tejido lesionado." Las causas de la inflamación incluyen lesiones físicas, exposición a extremos de calor o frío, agentes infecciosos como virus y bacterias, y exposición a rayos X y otras fuentes radiactivas.

Se considera que casi todas las enfermedades crónicas son causadas en última instancia por la inflamación, y uno de los factores más poderosos para aumentar la probabilidad de una respuesta inflamatoria a uno de estos desencadenantes es - sí lo has adivinado – OBESIDAD. Estudios recientes han demostrado que el ayuno induce un fuerte efecto antiinflamatorio en el cuerpo, mejorando no sólo la función inmune, pero el sistema nervioso en general. Una vez más tenemos una herramienta no química, de trabajo rápido y probada justo en frente de nosotros para mejorar nuestros niveles de salud y bienestar.

Libro 7: Ayuno Intermitente

*Una Guía Para Principiantes Baje 2
Kilos De Grasa Por Semana
Desarrolle Musculo Mejore Su
Figura Y Sea Mas Saludable*

Por

Beatrice Anahata

Introducción

Cuando se trata de ayuno intermitente, la mayoría de la gente tiende a pensar en la pérdida de grasa. Lo creas o no, el ayuno intermitente también puede ser una estrategia de nutrición eficaz para construir músculo. Recuerde algunos de los beneficios que mencioné anteriormente sobre el ayuno, específicamente aumento de la hormona de crecimiento y aumento de la eficiencia usando grasa para el combustible.

La hormona de crecimiento adicional le ayudará a construir más músculo, y usted será menos propenso a almacenar grasa mientras que se almacena en el músculo. Entonces, ¿cuál es la diferencia entre el ayuno para la pérdida de grasa y el ayuno para construir músculo? La respuesta está en una serie de calorías que necesita. El déficit calórico es el rey de la pérdida de grasa, y el excedente calórico es el rey para la construcción de músculo.

Esto significa que debes comer más calorías de las que quemas si quieres construir músculo. Imagina que eres un arquitecto que construye una casa de

2.600 pies cuadrados. Necesitarás un cierto número de ladrillos, por ejemplo, 6.000, por ejemplo, para construir esa casa. Si no tienes 6.000 ladrillos, entonces tendrás que degradar el tamaño de la casa que estás construyendo.

Tus músculos funcionan de la misma manera. Si desea construir músculo, debe proporcionar a su cuerpo suficiente de las materias primas (es decir, calorías que obtiene de los alimentos) necesarias para que suceda. Si no lo haces, estarás en el mismo barco que un arquitecto sin suficientes ladrillos. ¿Cuántas calorías necesitas para construir músculo?

Utilice esta ecuación simple:

Peso corporal en libras x16-Ingesta calórica diaria

Utilizándome como ejemplo:

Peso Corporal-195x16-3,120 calorías

Esto significa que necesito comer 3.120 calorías cada día para empezar a subir de peso. Una queja común de los chicos es que son un "ganador duro" o que tienen un metabolismo rápido relámpago. No importa cuánto coman; no parecen aumentar de peso. El problema no es que seas un ganador difícil, es el hecho de que no estás midiendo cuánto estás comiendo.

Podrías pensar que comes muchas calorías, pero hasta que la rastrees ¿cómo lo sabrás? En pocas palabras, no lo harás. Lo primero que tendrás que hacer es medir tu peso. Tienes que saber cuál es tu punto de partida. A partir de ahí, mide el número de calorías en todo lo que comes y regístralo.

Usa Google, My Fitness Pal, etiquetas de nutrición y cualquier otra cosa que puedas para hacerte una idea de cuánto estás comiendo. Nunca será exacto, y está bien. Quieres una medición aproximada de cuánto estás comiendo. A partir de ahí, realizar un seguimiento de las calorías en la aplicación de notas en su teléfono.

Esto será difícil, pero recuerda que tu mente, tus metas y tu fuerte determinación te llevarán a tu meta a largo plazo. ¡¡Vamos!!

¿Por que el ayuno puede hacerte quemar más grasa?

Haga clic para aclarar cuando hablemos de lo que he intentado, lo que hace que sea rápido durante 24 horas, 2 o 3 veces por semana. Este método se está convirtiendo en una forma muy popular de ayudar a quemar el cuerpo rápidamente en un período breve y para ayudar a mantener su peso de por vida.

Eso se dice aquí son 7 maneras en que este tipo de ayuno puede ayudarlo a quemar grasa corporal rápidamente

1. Sus hormonas quema grasa se incrementan

HGH (Hormona de Human Growth) es la hormona grasa más importante en nuestro cuerpo. Cuando tenemos un estado acelerado, la producción de esta hormona es increíble, lo que resulta en una mayor cantidad de grasa que se quema. El ayuno también permite que los niveles de insinuación en nuestro cuerpo se reduzcan para quemar y no quemarlo.

2. Tienes muchas más enzimas quemadas

Cuando estás produciendo más grasa para quemar grasa, entonces necesitas una mayor cantidad de grasa para ayudarlos a hacer su trabajo de forma adecuada. Los dos temas más importantes que se suponen en este tipo de problemas son tales como HSL y TESSU de Músculo TPL. Explicado simplemente, la enzima HSL alienta a su persona a que se libere para que se pueda usar en sus muñones y la LPL tiene la oportunidad de obtener su gran cantidad de combustible. El aumento de la velocidad aumenta la cantidad de estas dos enzimas que crean una gran cantidad de quemaduras en todo momento.

3. Realmente quemarás más calorias cuando tengas miedo

Tengo que admitir que no estaba seguro de esto en este momento, pero después de algunas semanas de mi fascinación, me encuentro teniendo una energía extra y estando más alerta y despierto. La razón de esto es que el corto plazo (12-72hrs) realmente aumenta su metabolismo y sus niveles de vida. Esto conlleva los resultados de las alarmas adicionales que se utilizan y, como todos conocemos, las quemaduras más grandes pueden quemar poco a poca

4. En lugar de quemar azúcar ahora quemas mas grasa

Cuando tengas un cuerpo grande, tu cuerpo primero quemará los carbos y luego lo que queda de tu corazón. Si no puede quemar esto en pocas horas después de esto, entonces se va a almacenar como grasa. Cuando estás festejando, no hay otra fuente de energía en tu cuerpo, por lo que tiene que quemar grasa corporal y no el azúcar en tu grasa se adhiere a la comida.

5. Usted puede entender lo que le cuesta comer.

 Cuando tomé la decisión de acelerar lo que más me sorprendió, supe que me convertí en los factores desencadenantes y los hábitos que me hicieron muy bien. Una parte de mi mal estado de salud se debió a la rutina y ciertas intuiciones y al ser capaz de ver estas cosas con mayor claridad, comencé a romper estos hábitos. Saber por qué y qué puede hacer para que ciertos alimentos sean un impedimento importante para detener esta razón puede ayudar a tener mejores hábitos

6. Tome el control sobre lo que come

Al hacer ayunos bruscos, te sientes mejor acerca de ti y obtienes una sensación de logro. Si tiene problemas con esto, esta respuesta puede ayudarlo a construir una solución alternativa. Teniendo en cuenta lo que se asegurará de que usted no es tan vulnerable a comer todos los malos alimentos que pueden aumentar de peso.

7. Todavía puede disfrutar de todos las comidas que desee.

Tenga en cuenta que el ayuno le permite quemar grasa y, en última instancia, perder peso mientras disfruta de los alimentos que le gustan. La decisión de los medios de ayuno en los otros días que usted puede tener los alimentos que disfruta, pero sin perder peso y aun así perder peso.

Con este tipo de alimento en su dieta, es mucho más probable que recurra al plan porque no se retiró. La mayoría de las personas le gusta llegar a sus goles porque dejan de hacerlo, por lo tanto, ser capaz de ser capaz de pasar el tiempo es la diferencia entre el fracaso y la suposición.

Consideraciones dietéticas y de ejercicio para el ayuno intermitente

¿Cómo afectará tu dieta a tus objetivos de pérdida de peso mientras practicas el ayuno intermitente?

El beneficio de pérdida de peso de la práctica de este tipo de ciclo de alimentación viene de no sólo estimular su metabolismo y otros procesos corporales a través del ayuno, sino simplemente de tener menos tiempo para consumir tantas calorías como lo haría durante un día normal. La mayoría de las personas tienden a picar durante todo el día, comer al menos tres comidas grandes, e incluso pueden consumir calorías por la noche a través de aperitivos o bebidas. Al poner un límite en el tiempo que las calorías deben ser tomados, la mayoría de las personas reducirá drásticamente el número total de calorías por día. El pastoreo es un término utilizado para describir el patrón de alimentación que muchas mujeres se encuentran haciendo, lo sepan o no. El acceso sin restricciones a los alimentos es común en la cultura actual y lo está poniendo en gran riesgo de exceso de consumo de calorías, lo que conduce a un aumento de peso continuo. Si eres alguien que está acostumbrado a este estilo de refrigerios constantes y comida sin restricciones, tu cuerpo se ha acostumbrado a ser alimentado todo el día. Esto conduce a una sensación continua de hambre y la necesidad de comer en todo momento durante todo el día, en lugar de sólo a la hora de comer. Puede tomar algún tiempo para volver a entrenar su cuerpo y cerebro para limitar las señales de hambre a las horas apropiadas del día. Apegarse a su patrón de alimentación intermitente en ayunas seguirá sintiéndose más fácil cada vez que complete un ciclo de ayuno.

Si tienes una dieta normal, lo que significa que comes una cantidad promedio de alimentos y no participas en atracones o comer en exceso de forma rutinaria, debes notar los beneficios de pérdida de peso del ayuno intermitente sin hacer cambios en los alimentos que comes. ¡Esta es una de las mayores ventajas de seguir la "dieta" de ayuno intermitente! Para muchas mujeres, una dieta tradicionalmente ha implicado restringir calorías durante un período prolongado. Este método de pérdida de peso no solo es difícil de cumplir, lo que limita el porcentaje de aquellos que cumplen a largo plazo, sino que cuando se restringen las calorías de manera extendida, también se crea una dependencia de la nutrición de alta calidad. Este es un gran problema para muchas personas que no tienen el tiempo para preparar constantemente comidas variadas y nutricionalmente densas varias veces al día, así como para aquellos que simplemente no están familiarizados con la ciencia nutricional y las necesidades de nutrientes. Contar calorías no tiene en cuenta las interacciones dentro del cuerpo que son específicas de cada persona y su dieta. Puede conducir a una preocupación por el seguimiento de los alimentos consumidos frente a las calorías gastadas, creando estrés mental y angustia, ¡un factor que contribuye al estancamiento de la pérdida de peso!

Al seguir un protocolo de ayuno intermitente, no tienes que preocuparte por el seguimiento de cuántas calorías consumes y registrar tu ejercicio para determinar cuántas has gastado. No tienes que jurar tus bocadillos favoritos, y no tienes que limitarte a consumir solo alimentos nutricionalmente densos que no tengas que preparar o que simplemente no te gusten. Seguir su dieta normal, pero planificarlo alrededor de horas específicas impulsará su metabolismo y, en última instancia, proporcionará la pérdida de peso que ha estado buscando. ¡Ciclismo de ayuno intermitente simplifica la dieta y la pérdida de peso para que todos y cualquier persona puede perder peso! Usted no tiene que preocuparse por preparar y cocinar alimentos saludables especiales, comprar suplementos caros o reemplazos de comidas, o pasar horas obsesionado con ciertos alimentos y negarse a sí mismo sus aperitivos y golosinas favoritas.

Si encuentras que durante tus períodos de alimentación tiendes a recibir una gran cantidad de comida chatarra o tiendes a compensar demasiado por tus períodos de ayuno, es posible que desees considerar hacer algunos cambios en la dieta para ayudarte a perder más peso rápidamente. Mientras que el ayuno intermitente simplifica la dieta al eliminar la necesidad de contar calorías y seguir un plan de dieta estricto, consumir demasiadas calorías no proporcionará pérdida de peso. ¡Es una herramienta de pérdida de peso simplificada y eficaz, pero no es una solución mágica para comer nada y todo lo que quieras en gran cantidad y perder peso! No hay una solución mágica, y si un programa de dieta alguna vez promete ser uno, ¡usted debe correr en sentido contrario tan rápido como sea posible! Es un concepto entendido que demasiadas calorías en y no suficientes calorías gastadas no conducirá a la pérdida de peso, y dependiendo de la diferencia entre los dos puede incluso conducir a aumento de peso. Incluso con el aumento en la función metabólica en reposo del acto de ayunar intermitentemente no negará completamente una dieta anormalmente alta en calorías durante las horas no ayunas. Cuando comienzas tu ciclo de ayuno intermitente, puede ser útil vigilar los tipos de alimentos que consumes durante tus días "normales" y tus períodos de no ayuno, así como la cantidad. Si usted siente que puede estar comiendo en exceso durante estos tiempos o eligiendo principalmente alimentos ricos en calorías, puede considerar hacer algunos cambios en la dieta para beneficiarse plenamente de los efectos de sus ciclos de ayuno intermitente.

Si bien no es necesario, puede optar por hacer cambios en su dieta para experimentar la mayoría de los beneficios del ayuno intermitente en el menor tiempo posible. No hay requisitos nutricionales específicos en los que se basa el protocolo de ayuno intermitente, pero un enfoque general en los alimentos que son menos procesados puede aumentar la calidad de sus calorías y resultar en una pérdida de peso más rápida y rápida.

Consejos de entrenamiento con pesas para una pérdida de peso más rápida

Vives un estilo de vida en forma durante todo el año, pero a veces nos damos cuenta de que la comida chatarra ocasional comienza a demostrar sus efectos. Siendo la diva del fitness educada, sabes que es hora de empezar a hacer dieta y cocinar tu entrenamiento para lograr tu objetivo.

Sea como fuere, por razones desconocidas cuando decides que es hora de perder grasa, lo primero que tendemos a hacer es rebotar en cardio, y no se prioriza el entrenamiento con pesas.

Si esto es con el argumento de que las ventajas de quemar calorías no se reconocen, usted piensa que el entrenamiento con pesas es para construir músculo y no quemar grasa, usted piensa que no se puede centrar en levantar y perder grasa mientras tanto, usted no sabe cómo hacer un entrenamiento de peso eficiente programa, o cualquiera que sea la razón. De una forma u otra tendemos a devolver los pesos en el estante cuando queremos centrarnos en perder grasa.

Aunque hay muchos beneficios de cardio para la pérdida de grasa, Este artículo cubre las ventajas de usar varios programas de entrenamiento de peso para perder grasa.

Nunca se puede escapar de una mala dieta con sólo ejercicio; por lo tanto, es necesario controlar la dieta también en algunos casos. Los ejercicios en sí mismos tienen un gran efecto en su pérdida de peso a largo plazo. Hay dos maneras de cómo esto puede ir:

• Ejercita más y come aún más, lo que resultará en aumentar de peso en lugar de perderlo.

• Haga ejercicio moderadamente y continúe con su dieta y tendrá una pérdida de peso acelerada.

Impulso del metabolismo muscular

En primer lugar, deberías saber lo que probablemente has oído normalmente: "El músculo quema grasa". En cualquier caso, ¿qué significa eso? Todas las cosas consideradas, el músculo no quema grasa exactamente, sin embargo, todo el músculo más preciso eleva su tasa metabólica en reposo (RMR).

El tejido adiposo (es decir, la grasa) no toma energía para sentarse en su cuerpo, esa es la razón por la que una vez que está allí permanecerá allí hasta que ejerza suficiente energía para comenzar a utilizarlo como su fuente de energía. Tejido muscular esquelético se llama "tejido activo" ya que requiere energía para mantenerse. Para simplemente sentarse en su cuerpo, cada libra de músculo en su cuerpo utiliza alrededor de 30-60 calorías por día.

Entrenamiento y dieta adecuados

Con la rutina de alimentación y el entrenamiento adecuados, cada uno es capaz de poner 5 libras de músculo en un año. Si estimamos que su metabolismo utilizaría 50 calorías por día para sostener ese músculo, esto significa que quemará 250 calorías más consistentemente (50 calorías / día x 5 libras). Con una libra de grasa que requiere que quemes 3,500 calorías, perderás 26 libras en un año sin gastar un momento adicional en cardio. ([250 calorías/día x 365 días/año]/3,500 calorías/libra de grasa).

En la actualidad, como estar estresados por el estado físico, a veces quitamos este consejo ya que preferiríamos no ponernos "grandes" o "abultados".

Nuestro público en general está familiarizado con la cantidad de 5 libras de grasa. Percibimos cómo nuestros cuerpos cambian cuando ganamos o perdemos 5 libras de grasa. Lo que no nos es familiar es lo que 5 libras de músculo es. El músculo es sustancialmente más denso que la grasa.

En la mayoría de los gimnasios, los entrenadores tienen una copia de 5 libras de grasa y 5 libras de músculo. Le animo a que pregunte a un entrenador que trabaja allí o a la persona de recepción si usted podría investigarlo. Usted se sorprenderá por la diferencia de volumen, y verá que no hay necesidad de preocuparse por la adición de 5 libras de músculo.

Quemadura de grasa post-Cardio

Esa hora de cardio fue genial para quemar esa energía almacenada, pero cuando terminas en la máquina de cardio, terminaste de quemar calorías. El entrenamiento con pesas, entonces de nuevo, mantiene tu metabolismo a una tasa de consumo de energía elevada durante 60 minutos después de que hayas terminado. ¡Otra bonificación al entrenamiento con pesas!

La ciencia del ejercicio llama a este efecto de postcombustión El consumo de oxígeno después del ejercicio (EPOC). Esto significa que después del entrenamiento de peso el cuerpo continúa necesitando oxígeno a una tasa más alta.

Entrenamiento de peso para bajar de grasa

Trabajalo duro

El crecimiento del tejido muscular sólo se empodera cuando se le aplica presión. Si usted utiliza pesos ligeros y hacer rep después rep, su músculo nunca tendrá el estrés aplicado a él que necesita para responder, así. Esto significa que, aunque comes más limpio y estás en un consumo de calorías reducidas menos, tus músculos no crecerán.

Numerosos dietistas se aligeran en su peso ya que se sienten pesados se necesita sólo durante una fase de carga, y las mujeres dietistas particularmente preferirían no levantar pesado por miedo a hacerse más grande en lugar de más pequeño. Estos son mitos sin duda.

Las damas no deben rehuir lejos de pesos más pesados porque no tienen suficiente testosterona para obtener el físico de un culturista.

Los entrenamientos de menor repost/peso pesado queman más calorías durante el entrenamiento debido a un mayor esfuerzo y te garantizarán que no perderás ni una onza de precioso músculo que quema grasa.

Este entrenamiento utiliza sobre todo pesas libres ya que las máquinas están diseñadas para apuntar a grupos musculares individuales. Esto reduce la cantidad total de músculo necesario para mover el peso. Los ejercicios serán principalmente compuestos para reclutar más fibras musculares para trabajar y descargar la construcción muscular y hormonas quema grasas. Del mismo modo, manténgase de pie en lugar de sentarse o acostarse para cualquier ejercicio de número que sea prudente.

Acelerarlo

Hacer repeticiones más altas con peso moderado podría ser beneficioso por varias razones con respecto a la pérdida de grasa. Las fibras musculares utilizadas durante las altas repeticiones son fibras musculares de lento-twitch. Estos contienen menos glucógeno; por lo tanto, menos glucógeno se agotará del cuerpo durante el entrenamiento. Esto es fundamental para mantener los músculos llenos y el metabolismo alto.

Además, el aumento de lactato de entrenamiento de alta rep apoya la producción de hormona de crecimiento (GH) que también es una hormona clave para perder grasa.

Las fibras lentas se recuperan más rápido entre conjuntos que las fibras de contracción rápida. Esto hará posible la adherencia a la utilización de intervalos de descanso más cortos, y mantener la frecuencia cardíaca durante todo el entrenamiento; quemando así más cantidades de grasa.

El mismo concepto de utilizar principalmente pesas libres y ejercicios compuestos como el entrenamiento de peso pesado también se aplica a la baja-peso, entrenamiento de alta calidad por encima. Por lo tanto, los mismos ejercicios se pueden aplicar sin embargo el peso debe ajustarse para tener en cuenta más conjuntos y representantes.

Opta por el entrenamiento de circuitos

El entrenamiento de circuito es un medio tipo de entrenamiento a intervalos y medio donde el anaeróbico (levantamiento) se combina con el ejercicio aeróbico (cardio), utilizando repeticiones más altas y pesos más ligeros.

En su circuito diario hará un set en una máquina, luego se moverá para hacer un conjunto en otra máquina, y en ese 'hasta que termine el circuito, rebote en una máquina de cardio durante 10 minutos, y volver a su primera máquina, sin descanso en el medio.

El ejercicio anaeróbico y aeróbico cada uno proporciona sus propios beneficios fisiológicos únicos. Una ventaja única que tiene el entrenamiento de circuito es que combina ambos. Los músculos de contracción rápida se utilizan principalmente en ejercicios explosivos anaeróbicos, mientras que los músculos de lento espasmo se utilizan principalmente en ejercicios de resistencia aeróbica.

Una cosa a tener en cuenta es que va a utilizar no menos de dos máquinas a la vez. Tenga en cuenta para ser cortés en el gimnasio y simplemente hacer entrenamiento de circuito durante las horas de apagado. El edicto de gimnasio no le permite reclamar más de una estación, mientras que otras personas están deseando obtener a través de su entrenamiento también.

Doblarse

Entrenamiento de los músculos dos veces por semana se beneficia de un entrenamiento más regular, así como la división le permite centrarse en la variación de intensidad. Es decir, el primer entrenamiento de la semana enfatizará los pesos más pesados y menos repeticiones, mientras que el segundo entrenamiento en la semana se centrará en el peso moderado y las repeticiones más altas.

Supersets

es una técnica de super intensidad para la pérdida de grasa y la construcción muscular. Con estos, simplemente haces dos ejercicios espalda con espalda sin descanso en el medio.

Hay varias razones por las que los superconjuntos son más eficaces que hacer la estación regular a la vez con descansos entre cada conjunto.

En primer lugar, los superconjuntos aumentan la producción de ácido láctico. Además, el superset es eficiente en el tiempo. Al hacer sets back to back, reduces tu tiempo total de entrenamiento mientras tanto haces la misma cantidad de trabajo.

implica hacer dos ejercicios sin descanso en el medio.

En conclusión, diferentes combinaciones de superconjuntos pueden aumentar la activación de la fibra muscular. Esto significa que puede utilizar combinaciones de ejercicios específicos para aumentar la intensidad del trabajo en un músculo específico, ayudándolo a desarrollarse más rápido.

Cambiar la mentalidad

Nunca intente perder peso extra simplemente y hacer un objetivo de perder ciertas libras en sus horarios semana o mes como tal enfoque nunca funciona cuando usted está apuntando a hacer ejercicio sobre una base a largo plazo.

En su lugar, ir para hacer ejercicio para ganar más masa muscular y también sentirse mejor consigo mismo en general. En cuanto a la parte que pierde grasa, deja que tu dieta te cubra en el sentido.

No pienses en hacer ejercicio como una formalidad, hazlo por tu placer y para ganar confianza en ti mismo. Concéntrese completamente en su plan de dieta, ya que es un factor más importante para perder peso que ir al gimnasio. Ejercicio en tales casos es un impulso a su campaña de pérdida de peso y también una manera de mantenerte alejado de la debilidad como resultado de la pérdida de peso.

Elegir su ejercicio

El levantamiento y el entrenamiento intermitente de alta intensidad son las herramientas más eficaces para bajar de peso a largo plazo, especialmente cuando estás en un plan de comidas. Usted sabrá acerca de ambos en esta sección.

Levantamiento de pesas o entrenamiento

Mientras haces levantamiento de pesas con un entrenador, trata de concentrarte en tus músculos principales y nunca te olvides de las sentadillas. La mayoría de las dietas tienen un efecto llamado 'efecto ahorrador muscular' que le ayudará en gran medida a preservar y construir masa muscular magra más.

Ponerse los músculos no es tan fácil como la mayoría de la gente piensa que es, necesita mucha determinación y coraje para mantenerse en el mismo horario durante mucho tiempo. Levantamiento de pesas le ofrecerá un poco de ayuda con la construcción y mantener los músculos y quemar más calorías mientras descansa, en comparación con lo que lo hizo anteriormente. Es un mito que desarrollarás músculos enormes si levantas pesas. Se necesitan muchos años de entrenamiento para alcanzar ese nivel.

Entrenamiento intermitente de alta intensidad (HIIT)

Esto también se denomina ejecución a intervalos o entrenamiento. Es un método de entrenamiento en el que se intercambian explosiones intensas de ejercicio anaeróbico - por ejemplo, sprinting con cortos períodos de recuperación. Uno de los impactos es que enfrías más calorías en menos tiempo contrastado con otros horarios de entrenamiento, como el cardio retrasado.

No te adelantes.

Debe hacer ejercicio regularmente, pero asegúrese de no exagerar. Tómese los días de descanso en el medio con suficiente sueño para satisfacer sus demandas. Hacer ejercicio más de lo que su cuerpo es capaz aumentará el riesgo de lesionarse. Además, también afectará negativamente el sistema inmunológico y aumentar las hormonas que están relacionadas con el estrés fisiológico, dejándote con más daño que bien.

Establecer metas

Siempre establece tus metas de pérdida de peso más de lo que crees que puedes lograr y para eso tendrás que trabajar más duro que antes. Siempre debe apuntar a perder más de 2 a 3 libras por semana.

Si usted está utilizando una calculadora de calorías durante su plan de dieta, no vaya por grandes déficits de calorías, pero tratar de establecerse idealmente por no más de 500 Kcal y también dependiendo de su tasa metabólica basal (BMR) y el nivel de actividad, disparar para una ingesta de energía razonable de 1300 a 170 0 Kcal.

Cómo incorporar el músculo de la construcción durante el ayuno intermitente

En los últimos años, muchas personas se han vuelto curiosas sobre el ayuno intermitente. Puede haber una variedad de razones para este creciente interés. Estas razones van desde querer perder grasa de la manera fácil, a los estilos de vida ocupados de las personas. Muchos no tienen inclinación a cocinar varias comidas al día. Algunas personas también tienen horarios ocupados donde son incapaces de exprimir en un almuerzo o desayuno.

En algunos casos, el ayuno intermitente es seguido por personas debido a ciertas creencias. Por ejemplo, por los musulmanes cuando ayunan durante el Ramadán o de otra manera de 5 am a 7 pm.

Cualesquiera que sean sus razones, es posible que se haya preguntado cómo puede acumular cualquier masa muscular mientras sigue este horario de alimentación. Mucha gente asume que es casi imposible ganar masa muscular mientras ayuna. El hecho es que, si pasas un poco de tiempo para planificar tu día y tus comidas de la manera correcta, ¡puedes construir músculos fácilmente mientras ayunas!

Estas son algunas de las cosas que debe tener en cuenta para maximizar su éxito.

Opta por sesiones de entrenamiento programadas hasta altas horas de la noche

Si usted está ayunando durante un período específico donde usted estará ayunando desde una hora fija en la mañana a una hora fija en la noche (por ejemplo, el Ramadán ayunar establecido de 5 am a 7 pm), es mejor si usted coloca sus sesiones de entrenamiento para después de las 7 pm, como despertar y hacer ejercicio antes de las 5 de la mañana será una tarea hercúlea.

Siempre es recomendable que consumas algo de comida antes de comenzar con tu programa de entrenamiento de resistencia, por lo que hacer tu sesión de entrenamiento antes de las 7 pm es extremadamente improbable. También necesitas consumir una cierta cantidad de carbohidratos y proteínas después de que tu programa de entrenamiento haya terminado para que tu cuerpo pueda comenzar el proceso de recuperación. Usted no será capaz de hacer esto si se supone que está ayunando para ese período en particular.

Cuando comiences con una sesión de entrenamiento nocturno, puedes asegurarte de consumir tu cena inmediatamente una vez que estés en casa del trabajo o tan pronto como termine tu período de ayuno. Esta comida puede actuar como un "precombustible" antes de comenzar a hacer ejercicio.

A continuación, puede comenzar su sesión de entrenamiento, una vez que haya terminado de comer, digamos alrededor de las 7:30 pm y continuar el entrenamiento durante una hora o por mucho tiempo que dure su entrenamiento, dándole tiempo para terminarlo por decir 9 pm. Esto le dará suficiente tiempo para exprimir una comida después del entrenamiento en su horario hasta que sea hora de acostarse alrededor de las 10 pm.

Consumir la mayor parte de su requisito calórico después de su sesión de entrenamiento

La segunda cosa más importante para usted al seguir este protocolo es estar seguro de que consume la mayor parte de su ingesta calórica requerida inmediatamente después de terminar de hacer ejercicio. Como se mencionó anteriormente, esta comida post entrenamiento ayuda al cuerpo con la regeneración. Ayudando al cuerpo a recuperarse del entrenamiento, Esta comida post entrenamiento ayuda en la generación de masa muscular magra en el cuerpo.

Para que esto funcione, primero necesitas averiguar el número de calorías que necesitas consumir en un día para que puedas acumular una cantidad adecuada de masa muscular. Una vez que descubra sus necesidades calóricas totales para el día, consuma alrededor del 20% de las calorías requeridas justo antes de comenzar a hacer ejercicio. Esta comida debe contener tanto carbohidratos como proteínas, ya que esta comida actuará como un combustible para su entrenamiento. Si no consumes carbohidratos o proteínas adecuadas, te sentirás extremadamente letárgico y cansado.

Después de terminar tu entrenamiento diario, la comida después del entrenamiento debe consistir en aproximadamente el 60% del total de calorías requeridas. Estas calorías también se pueden dividir en 2 o 3 comidas pequeñas en el lapso de tiempo que va desde después del ejercicio hasta la hora de acostarse.

Esta comida es probable que contenga un gran número de calorías que usted necesita para consumir en un corto lapso de tiempo. Es posible que le resulte difícil consumir la cantidad necesaria de calorías todos juntos. Ayuda a centrarse en el consumo de alimentos que tienen un gran número de calorías, como carne roja, frutos secos, bagels, avena cruda, etc.

También debe tener en cuenta que la comida que está consumiendo es inmediatamente después de terminar de hacer ejercicio. Por lo tanto, con este tipo de un plan de comidas configurado, usted debe consumir alimentos altos en carbohidratos que ayudarán en la construcción de músculo, en lugar de optar por alimentos que son altos en grasa y bajo en carbohidratos. Esto se debe a que inmediatamente después de hacer ejercicio, su cuerpo requiere carbohidratos. En este escenario, Si usted proporciona a su cuerpo con más grasa, tendrá un efecto perjudicial en su cuerpo.

Esto no significa que tengas que eliminar toda la grasa de tu dieta. Puedes consumir una comida que tiene una gran cantidad de carbohidratos o proteínas justo después de terminar tu entrenamiento y luego consumir una comida alta en grasas o proteínas altas justo antes de dormir. El punto es mantener el consumo de grasa baja en la comida que inmediatamente sigue a la sesión de entrenamiento.

Los alimentos grasos son más densos en calorías, y es extremadamente fácil comerlos en gran cantidad, por ejemplo, nueces, mantequilla, aceites, etc. Estos son más fáciles de consumir que una gran cantidad de alimentos ricos en carbohidratos, especialmente cuando ya te sientes saciado. Por lo tanto, es mejor si los alimentos grasos se consumen como una segunda comida pequeña justo antes de acostarse, mientras que los carbohidratos se consumen inmediatamente después de hacer ejercicio.

Trate de tomar una comida antes de las 5 de la mañana

Lo último que debe hacer mientras sigue este enfoque para construir músculo mientras que el ayuno intermitente es comer una comida inmediatamente después de despertarse. Para todas las personas que no están siguiendo ramadán y sólo están ayunando para perder peso / ganar masa muscular, esta comida se puede consumir en cualquier momento que naturalmente despertar.

Si sigues el Ramadán, es aconsejable que te despiertes antes, digamos alrededor de las 4:30 am, justo antes de que comience el ayuno, y consumas una proteína de digestión lenta, como la carne roja con un poco de queso cottage, que compensará el 20% restante de calorías que necesitas para consumar e. e.

También puede agregar algo de grasa o carbohidratos a esta comida, pero asegúrese de consumir alrededor del 35% de su proteína requerida en este momento. Esto asegura que hay un suministro constante de aminoácidos en el cuerpo mientras que ayunar durante todo el día.

Después de consumir la comida, puede volver a dormir si lo desea.

Asegúrese de que cuando siga este tipo de sistema de construcción muscular régimen de ayuno intermitente, que tenga en cuenta todos los puntos anteriores. Si intenta realizar un gran volumen de ejercicio muy intenso mientras consume muy pocas calorías, su cuerpo reaccionará negativamente a él, y usted se hará más daño que bien.

Lentamente, el cuerpo perderá todo el glucógeno almacenado y será privado de él. Esto resultará en letargo, la incapacidad para mantenerse al día con sus entrenamientos y la incapacidad para recuperarse. Para estar seguro de que esto no te sucede, tendrás que forzar te alimentes hasta que tu cuerpo se aclimate a este ciclo de comidas. Eventualmente, este enfoque comenzará a sentirse normal para usted y su cuerpo.

¿El ejercicio desempeña un papel en el ayuno intermitente?

Como se prometió, el ayuno intermitente producirá pérdida de peso para la mayoría de las mujeres independientemente de la incorporación de un régimen de ejercicio. Combinar su ciclo de ayuno intermitente con un estilo de vida que no sea sedentario será suficiente. No sentarse durante largos períodos de tiempo y movimiento regular son factores importantes en cualquier estilo de vida saludable y cualquier rutina de dieta dirigida a bajar de peso.

El movimiento regular e incluso el ejercicio pueden ser un aspecto importante de cualquier plan de pérdida de peso, pero el ejercicio por sí solo no cancelará las opciones dietéticas continuamente deficientes. Los alimentos que consumes tienen un mayor impacto en la regulación del peso que tu actividad física o condición física.

Por lo tanto, la conclusión es que la mayoría de las mujeres no necesitan hacer ejercicio para bajar de peso mientras practican el ayuno intermitente, pero si desea incorporar ejercicio estructurado en su rutina, ciertas actividades pueden darle la mayor cantidad de "bang para su dinero". Además, como bonificación, el ejercicio puede ser un supresor temporal del apetito, y un estudio de participantes con sobrepeso mostró que aquellos que se dedicaban a la actividad física cada dos días mientras seguían un programa de ayuno intermitente perdieron más peso que el grupo que No.

La mejor rutina de ejercicios para emparejar con su ciclo de ayuno intermitente es visitar el gimnasio tres veces por semana y realizar un breve calentamiento, una rutina de levantamiento de pesas, y algunas poses de enfriamiento y estiramiento. Ahora, sé lo que estás pensando. No se deje intimidar por la mención de ejercicio o levantamiento de pesas. Como se prometió, la adición de actividad física regulada a su alimentación en bicicleta es opcional, y es posible que no necesite o desee incorporarla a sus prácticas de ayuno intermitente. La belleza de este plan está en su eficacia universal, ¡puede beneficiar a todos los constructores de cuerpos para ti!

Para aquellos que están interesados en una rutina de entrenamiento que optimizará su pérdida de peso mientras sigue un plan de alimentación intermitente en ayuno, he simplificado la ciencia detrás de estos ejercicios específicos, así como creado un régimen fácil de seguir que proporcionará con confianza en el gimnasio. Y por supuesto, no tienes que preocuparte por estos ejercicios de levantamiento de pesas que te hacen parecer voluminoso o musculoso; están específicamente orientados hacia el cuerpo de las mujeres y cuando se combinan con el ayuno intermitente, ¡puede ayudarle a lograr un aspecto tonado y saludable!

Levantar pesas quemará calorías mientras que proporciona un impulso adicional a su metabolismo (además de la estimulación metabólica mayor ayuno intermitente proporciona.). Los estudios han demostrado que incluso siguiendo activamente un plan de dieta y perder peso, levantamiento de pesas puede construir músculo.

Reglas para incorporar ejercicio simple en tu rutina intermitente de pérdida de peso en ayunas:

- En los días que está ayunando, haga una actividad física ligera como yoga, natación de baja intensidad, o cardio ligero como un paseo rápido o trote lento.

- En los días en que no está ayunando, realice una actividad física más intensa como entrenamiento a intervalos de alta intensidad o levantamiento de pesas.

- Beber mucha agua al hacer actividad física, en días de ayuno y no ayunar!

Un ejemplo de un ejercicio de entrenamiento a intervalos de alta intensidad puede ser tan simple como sigue:

Tres rondas: 20 segundos de ejercicio y 10 segundos de descanso entre cada ejercicio.

1.Air boxing: Párese con el pie derecho ligeramente delante de su izquierda y sus caderas apuntando hacia su lado izquierdo. Coloca los brazos en la postura de un boxeador y golpea con el brazo derecho hacia el lado izquierdo, y luego golpea con el brazo izquierdo hacia el lado derecho. Repetir.

2.Air boxing (otra vez): Gire su postura para que su pie izquierdo esté ligeramente delante de su derecha y sus caderas apuntan hacia su lado derecho. Una vez más, toma la postura de tu boxeador y golpea con el brazo izquierdo primero seguido por tu derecha.

3.Jumping jacks: Simplemente haz tantas tomas de salto como puedas en los 20 segundos de tiempo asignado.

4.Squats: Haz tantas sentadillas como puedas en los 20 segundos de tiempo asignado, asegurándote de que estás en cuclillas lo suficientemente profundo como para sentir que tus músculos del muslo comienzan a cansarse.

Un ejemplo de una rutina simple de entrenamiento con pesas para mujeres:

Una rutina de levantamiento de pesas para las mujeres no tiene que ser complicada, pesada o producir resultados voluminosos. Involucrar a los músculos en la actividad de levantamiento de pesas mantendrá los huesos fuertes y saludables, disminuirá los riesgos de la osteoartritis y construirá masa muscular, aumentando así la velocidad de su metabolismo y proporcionándole los brazos y piernas tonificados que la mayoría de las mujeres buscan. ¡Levantamiento de pesas no siempre tiene que incluir levantar pesas reales! Los ejercicios de peso corporal son increíblemente eficaces para aumentar ligeramente la masa muscular de una mujer y dar forma a su cuerpo.

¡Siempre calienta antes de comenzar tu rutina!

Empieza haciendo sentadillas. Trate de hacer en algún lugar entre 8 y 12 sentadillas, tomar un pequeño descanso, y repetir una vez más.

Utilice una mancuerna ligera en cada mano (aproximadamente 8 libras) para hacer dos conjuntos de filas, en algún lugar entre 8 y 12 filas por juego. Párese con los pies separados, en línea con las rodillas, y las rodillas ligeramente dobladas. Mantén la espalda plana e inclínate hacia adelante desde las caderas. Levanta las pesas hasta el pecho mientras tiras de los hombros hacia atrás. Los codos deben estar doblados y apuntando hacia atrás mientras las palmas de las manos están orientadas.

A continuación, usa tu peso corporal para hacer flexiones. Empieza a hacerlos de rodillas y muévete empujando completo cada vez que te sientas capaz. Una vez más, haz dos conjuntos de 8 a 12 flexiones, aumentando el número a medida que ganas fuerza y eres capaz.

Finalmente, termina tu rutina con un tablón. Para ello, tendrás el pecho del suelo con los antebrazos, mientras que los dedos de los dedos de los dedos de los dedos del suelo miran hacia el suelo. Baja la cintura hacia el suelo hasta que el cuerpo se convierta en una línea recta, paralela al suelo. Comience manteniendo esta posición todo el tiempo que pueda, eventualmente trabajando su camino hasta una retención de 60 segundos.

No se deje intimidar por la incorporación del ejercicio en su rutina de ayuno intermitente. Aumentar su actividad física beneficiará su pérdida de peso y proporcionará un impulso aún mayor de energía. ¡No sientas que necesitas empezar todo a la vez! Es posible que te resulte más fácil comenzar tu rutina de ayuno durante unas semanas antes de agregar una rutina de ejercicios. ¡El aspecto más importante de cualquier programa de pérdida de peso es hacer lo que funciona para usted! Esto aumentará la probabilidad de que se quede con él el tiempo suficiente para ver los resultados.

¿Qué hacer con la baja energía?

La baja energía es uno de los obstáculos más difíciles de superar (aparte del hambre) cuando estás en una dieta IF. La razón más importante de esto es que hay muchas causas diferentes. Con el hambre, hay razones definidas por las que podrías tener hambre. Ghrelin y varias señales psicológicas causan hambre. Entonces, ¿qué causa la baja energía? Podrían ser cientos de factores físicos diferentes. Así que, en lugar de centrarnos en lo que causa el hambre, vamos a saltar directamente a las soluciones. Estas soluciones incluyen ver a tu médico para que tenga sangre en caso de que tengas bajos nutrientes vitales, hacer ejercicio, tomar una ducha, meditar, siesta, salir al exterior y cambiar tu método IF.

Ver a su médico

Lo primero que debes hacer cuando estás demasiado cansado mientras ayunas es consultar a tu médico. Es muy importante descartar una causa física antes de pasar a algo como hacer ejercicio. No es necesario ver a un especialista; sólo su GP amistoso local hará. Es posible que desee llamar con anticipación y comprobar que han trabajado con pacientes con dietas especiales antes. No todos los médicos estarán familiarizados con los beneficios de IF.

Después de que hayas encontrado un médico para ver, pide una consulta que sea más conveniente para ti. En el tiempo entre su cita y ahora puede ser mejor tomar un descanso de su ayuno si se siente mal. Su salud siempre debe ser lo primero.

El día de la consulta, el médico te hará muchas preguntas sobre tu dieta. Asegúrese de venir preparado con su historia clínica, y todos los detalles de su dieta preparada. Lo más probable es que el médico te recete cierta cantidad de análisis de sangre o suplementos. ¡Incluso pueden sugerir algunas de las cosas que ya has leído este libro! Su médico es su pareja en su viaje de pérdida de peso/salud, por lo que es fundamental que siga sus consejos. Asegúrate de preguntarle a tu médico si puedes continuar o no tu ayuno mientras esperas los resultados de tu examen si él o ella los ha ordenado.

Una vez que los resultados de la prueba estén de vuelta, su médico o un enfermero pueden llamarlo con sus resultados. Pueden pedirle que vuelva para una cita de seguimiento. Si su fatiga es explicable por los resultados de su análisis de sangre, su médico trabajará con usted en una solución adecuada a su situación.

Ejercicio

Hay muchos tipos de ejercicio por ahí, pero los beneficios son todos los mismos - mejora de la salud, fuerza, y el beneficio de las endorfinas naturales. El ejercicio también ha demostrado proporcionar un impulso natural a tu nivel de energía. Por esta razón, IF y ejercicio generalmente van de la mano. Sin embargo, ciertos tipos de ejercicio pesado que requieren mucha energía (calorías) probablemente deben evitarse mientras están en un ayuno. ¡Por ejemplo, probablemente no debería correr un maratón de campo a través mientras que también ayunar! Aquí hay cuatro grandes ejemplos de ejercicio que funciona bien con el ayuno.

Corriendo

Hay cientos de libros, artículos y sitios web dedicados a los beneficios de correr. A menos que sufra de una enfermedad médica grave, no hay desventajas para correr. Incluso hay algunos antropólogos que argumentan que el cuerpo humano fue construido para correr a larga distancia.

Uno de los mejores programas para un corredor principiante se llama "Couch to 5k". Es de uso gratuito y no requiere ningún equipo especial. Simplemente corres tres veces a la semana usando un horario especial, especialmente para principiantes. Las tres sesiones de la primera semana comienzan con un paseo de 5 minutos. Luego, 60 segundos de correr. Finalmente, 90 segundos de descanso. Repita durante 20 minutos. Eso puede parecer fácil de manejar, pero si estás empezando, es posible que te sorprenda su dificultad. Puede leer sobre el programa completo en el sitio web de Cool Running, coolrunning.com.

Los beneficios de correr para enfocar y la atención fueron mostrados en un estudio de científicos de la Universidad de Illinois en 2003. Veinte hombres fueron probados usando un dispositivo en sus cabezas que midió la actividad cerebral. Se midieron antes y después de 30 minutos en la cinta de correr con pruebas mentales. Las áreas del cerebro conocidas por contribuir al enfoque y la atención fueron significativamente más activas después de la carrera. ¡Usted puede utilizar estos mismos beneficios a su ventaja mientras que rápido!

Yoga

El yoga es un ejercicio mental tanto como físico. Se originó en la India alrededor del siglo VI o V a. C. En ese entonces, el Yoga era sobre todo una práctica religiosa. Ha recorrido un largo camino desde sus orígenes. Ahora todos en todo el mundo participan en Yoga por sus muchos beneficios. Tiene un núcleo muy espiritual para su práctica, pero no tienes que creer en nada para probarlo y experimentar sus beneficios. Se ha demostrado para reducir el riesgo de enfermedades del corazón, así como ayudar a energizar a quienes lo practican.

La mejor manera de comenzar el yoga es poner las manos en la enseñanza de un "yogui" local o profesor. Son bastante fáciles de encontrar a través de Internet en estos días - sólo tiene que buscar "práctica de yoga [su ciudad aquí]". ¡Obtendrás muchos resultados!

Otra forma de empezar el yoga es haciéndolo tú mismo en casa. Puede buscar poses para principiantes en línea, o incluso ver videos en sitios web populares como YouTube que le guiarán a través de todo lo que necesita hacer. Lo mejor es comenzar con pequeñas secuencias de yoga corporal total de 15 a 20 minutos antes de pasar a cualquier cosa avanzada. Todo lo que necesitas para empezar es una estera. Incluso una toalla funcionará si no tienes una colchoneta de yoga.

Es mejor realizar su práctica de yoga a la misma hora todos los días. Incluso podría dedicar un cierto espacio en su hogar o lugar de trabajo para este propósito.

Natación

¡No hay nada como saltar a un charco de agua fría para despertarte! Esto, combinado con el ejercicio es una gran manera de despertarse si se siente fatigado. Para rematar, ¡es barato! Todo lo que necesita es una piscina local y un traje de baño. Si aún no sabes nadar, hay muchas clases que se ofrecen en los centros recreativos locales. Este ejercicio se utiliza mejor por la mañana o por la noche después del trabajo. Hay muchas ventajas para nadar sobre otro ejercicio.

El agua te hace muy boyante. Cuando estás sumergido hasta el cuello, eres un 90% boyante. Eso significa que el ejercicio es mucho más fácil. No te dejarás en el suelo tan fuerte, y tendrás mayor flexibilidad. También hay resistencia constante del agua a tu alrededor. Se estima que hay entre un 12 y un 14% más de resistencia en el agua que en tierra. Eso significa que trabajarás más duro para la misma cantidad de ejercicio que en tierra. Por último, el agua es ideal para mantenerse fresco. Esto hace que sea una gran opción si odias sudar y calentarte cuando haces ejercicio.

Además de las vueltas de natación, hay una gran cantidad de opciones de ejercicios acuáticos, incluyendo:

1. Caminar por el agua: simplemente camine en aguas profundas del cuello.

2. Aeróbicos acuáticos: ejercicios realizados para aumentar la frecuencia cardíaca durante 20 minutos o más.

3. Entrenamiento de resistencia al agua: el uso de equipos de ejercicio de agua, tales como flotadores, para aumentar la resistencia y la fuerza.

4. Entrenamiento de flexibilidad: aumentar su rango de movimiento a través del estiramiento.

5. Wáter Yoga: yoga diseñado para realizarse en una piscina de agua.

6. Funcionamiento en aguas profundas: simula correr en tierra con dispositivos de flotación especiales.

Cada uno de estos ejercicios, o incluso simplemente nadar, aumentará la vigilia y ayudará a combatir la fatiga.

Baile

¡La danza es ejercicio y también mi favorito personal! Es particularmente bueno para quitar la mente de cualquier estrés que pueda tener porque tienes que coordinar los movimientos y enfocarte. Muchas clases de ejercicios hoy en día incluso incorporan danza. ¿Has oído hablar de Zumba? ¿Qué tal Jazzercise? Estos son dos de los muchos tipos de ejercicios populares en estos días que incorpora fuertemente la danza. Bailar es una manera eficiente de subir su ritmo cardíaco, divertirse y obtener un gran cardio también. Si crees o no puedes bailar bien, el movimiento será suficiente para despertarte.

Su primera, más fácil y más barata opción es encender las melodías y entrar en el ritmo simplemente. ¡Usted puede hacer esto por sí mismo, o con otros si usted está lo suficientemente seguro! Ya que es sólo para despertarse, no hay razón para preocuparse si lo está haciendo "correcto". Los pinceles hacen grandes micrófonos improvisados si quieres cantar a lo largo.

Tu segunda opción es tomar una clase de baile. Simplemente busque en línea clases de baile cerca de usted. Habrá muchos para elegir. Estos son algunos de los mejores tipos de baile para aumentar su estado de alerta al aumentar su frecuencia cardíaca:

1. Zumba
2. Jazzercise
3. Baile oscilante
4. Baile de salsa
5. Danza del vientre
6. Baile de pértiga

Si todavía no puede decidir sobre una clase, escuche el tipo de música que se reproduciría en la clase.

Elige la clase para la que más te guste la música. Esto hará que la clase sea más divertida. Por lo tanto, es más probable que sigas adelante.

Ducharse

Ducharse es algo que probablemente ya hagas por la mañana para despertarte. Si trabajas desde casa o tienes acceso a un gimnasio con ducha en el trabajo, esta es una gran opción rápida que puedes usar en tu descanso para el almuerzo. Te sentirás más limpio y estarás más alerta. Si sientes que una ducha completa sería demasiado para tomar, no te preocupes. No es necesario usar jabón, champú, acondicionador o cualquier otra cosa que normalmente hagas en la ducha. Esto es puramente con el propósito de despertar. Para optimizar tu experiencia, sigue estos pasos:

1. Entra en la ducha y enciende el agua a una temperatura cómoda.

2. Disfrute del agua tibia durante 5 minutos.

3. Después de que se sienta cómodo, gire el agua para que esté tan fría como pueda tomarla

durante 30 segundos. Cuanto más frío, mejor.
Este paso es importante.

4. Después de que sus 30 segundos estén arriba,
   gire el agua para que esté tan caliente como
   pueda tomarla durante otros 30 segundos. Una
   vez más, cuanto más caliente, mejor. Esto
   también es importante. Aumentará el flujo
   sanguíneo y le estimulará aún más.

5. Termine la ducha con unos 30 segundos más de
   agua fría. Una vez más, tan frío como puedas
   soportarlo.

Esta es una forma de algo llamado "hidroterapia
caliente y fría". Ha existido por miles de años.
Reduce el estrés y aumenta la tolerancia al estrés.
Fortalece el sistema inmunitario. El agua fría tensa
los vasos sanguíneos, aumentando la presión
arterial, que es fantástica para la salud del corazón.
Y, por último, pero no menos importante, sin duda
te despertará!

Meditación

Si bien es ideal para enfocar tu mente en combatir
el hambre y los antojos, también es fantástico para

ayudarte a aumentar el estado de alerta y combatir la fatiga. Esto puede parecer un poco paradoja al principio. ¿Cómo puede algo relajante y calmante hacer que te sientas más alerta y despierto? Te sorprenderá descubrir que ha habido estudios que demuestran que la meditación es una gran herramienta para este propósito. Más que eso, la meditación puede ayudarte mentalmente a enfrentarte y acostumbrarte a tu nueva dieta IF.

El estrés es una razón muy grande por la que nos cansamos en primer lugar. Cambiar tu estilo de vida puede ser muy estresante. Por esa razón, probablemente estarás bastante cansado cuando comiences tu dieta IF. La parte del cerebro que es más activa durante eventos estresantes o agotadores es la amígdala. Durante la mediación, la amígdala disminuye significativamente su actividad. La meditación le ayudará a manejar y mantener este beneficio. A menudo, es posible que descubras que tu estrés estaba fuera de lugar o que se basara en el miedo a que la meditación te ayude a superarlo.

Otro beneficio de la meditación es que no tiene efectos secundarios como las bebidas energéticas azucaradas. Las bebidas energéticas, el café y los suplementos son soluciones muy temporales. Y es peligroso beber demasiado en un día. A menudo te dejan sintiéndote más cansado de lo que empezaste después. ¡Afortunadamente, la meditación no tiene efectos secundarios! Meditas todo lo que quieras sin negativos después. De hecho, un producto químico que se utiliza a menudo en bebidas energéticas es la DHEA. Se ha demostrado que su cuerpo produce naturalmente más DHEA cuando usted medita. Es una gran alternativa natural.

Para sentirse más despierto, es importante que duermas bien. La meditación ayuda a aumentar la calidad de su sueño. Te hará más consciente en tus horas de vigilia para que te vayas a la cama a tiempo y te relajes. Esto es importante para su salud en general, pero especialmente mientras usted está ayunando y su cuerpo está quemando sus recursos energéticos.

Ir al exterior

Salir al exterior es una opción natural y fácil para ayudar con la fatiga. Se ha demostrado que la luz ayuda con muchos trastornos del sueño y el estado de ánimo, como la depresión estacional y el trastorno de fase del sueño retrasado. A veces, estas condiciones se tratan con equipos de luz especiales.

Sin embargo, todo lo que necesita para aumentar la vigilia sería de 10 a 20 minutos pasados al aire libre. Ir al aire libre para hacer algunas compras de comestibles rápidos le quitará la mente de las cosas y puede agregar fácilmente 1-2 horas a su rápido.

¿Qué tipo de progreso debe ver?

Al igual que con cualquier nuevo régimen de alimentación o ejercicio, puede esperar que haya algunas fluctuaciones a lo largo de su semana. Mientras que en general usted puede esperar perder 3-8% peso corporal (y un poco de su cintura!) dentro de sus primeras 3-24 semanas, lo importante a recordar es que puede haber algunos arriba y abajo para comenzar. Sin embargo, con el tiempo, usted debe esperar ver la pérdida de peso a lo largo de su rápido, sin importar el tipo que haya elegido. La pérdida de peso debe ser constante, y mientras que algunos ayunos pueden hacer que pierdas más peso (porque algunos ayunos pueden hacer que pierdas músculo, como se ha discutido), usted debe notar estos efectos no importa qué rapidez ha elegido.

Usted debe ver una disminución en la grasa y un aumento en la masa muscular (a menos que usted está haciendo un rápido extendido) una vez que su cuerpo se ha normalizado. Su ropa encajará de manera diferente, se moverá de manera diferente, y su gusto en los alimentos puede incluso cambiar a medida que su paleta se limpia a través del ayuno.

Después de haber estado en un ayuno durante aproximadamente una semana más o menos, debe notar que no se siente tan hambriento como solía hacerlo. Su cuerpo se ha adaptado al nuevo horario de alimentación, y usted debe ser capaz de conseguir a través de sus ayunos un poco más fácil. De hecho, tu cuerpo habrá dejado de anhelar comida a veces solía estar acostumbrado a ser alimentado y ahora anhelará comida para el nuevo horario en el que lo has forzado. Este es un gran progreso porque muestra que su cuerpo se está adaptando y entonces será más fácil para usted continuar su ayuno.

Su estado de ánimo se estabilizará si usted está en el nivel correcto de ayuno para sí mismo - si no se ha estabilizado después de unos diez días, tendrá que considerar una de las opciones que discutimos anteriormente: o bien cambiar su ciclo de ayuno mediante la disminución de sus días de ayuno o disminuir intensidad de entrenamiento.

Existe la posibilidad de que tengas que cambiar las actividades que haces en qué momento. Tal vez no te estás concentrando tan bien por la tarde como antes. Bueno, trata de mover esas actividades a la mañana cuando estés más alerta. Usted debe notar mayor claridad ya que ha simplificado su rutina de alimentación e hizo los ajustes adecuados para disminuir los efectos negativos de tener demasiada grasa en su cuerpo (letargo, problemas para enfocar, etc.).

¿Cómo puede realizar un seguimiento de su progreso?

Comience por registrar su peso antes de comenzar su plan, así como sus medidas. Tome antes de las fotos. Esta combinación es la mejor manera de ver su verdadero éxito desde casa. Si tienes una membresía en el gimnasio o acceso al personal de entrenamiento, puedes pedirles que te ayuden con estas cosas.

El médico también puede ayudarte con algunas mediciones importantes como la presión arterial, los niveles de colesterol, los azúcares en la sangre y otras pruebas médicas específicas que no se pueden hacer en casa. Si esto le interesa, entonces trate de reservar con su médico aproximadamente una vez al mes para realizar un seguimiento de estas mediciones. Estas pueden ser algunas de las mejores medidas de su verdadera salud porque son factores internos que están directamente influenciados por la dieta y el ejercicio, a diferencia de la imagen corporal estricta (sólo porque una persona es delgada, no significa que esté sana por dentro; viceversa para alguien que es muy musculoso).

Elige un día y una hora constantes, semana a semana, para mostrar tus verdaderos resultados. Como se mencionó anteriormente, usted puede notar algunas fluctuaciones desde el principio, pero esta línea de base le ayudará a realizar los efectos verdaderos más adelante. No sólo eso, sino que si ves una fluctuación de 1-2 libras en una semana, eso no es nada de lo que preocuparse; de hecho, eso es bastante normal.

A medida que su ayuno continúa, ahora tendrá una línea de base y un programa de medición consistente para ayudarle a mantenerse enfocado y en el camino. Es importante que elimine tantas variables como sea posible, para obtener los resultados más precisos posibles.

Otras formas menos científicas de medir tu progreso es llevar un registro de cómo te sientes cada semana, tanto con respecto a los sentimientos generales sobre el ayuno, como también en lo que respecta a cómo te sientes a nivel mental y físico.

Observe cómo su ropa encaja de manera diferente a medida que pasan las semanas. ¿Tienes un par de pantalones en particular o una camisa que sea demasiado ajustada o mal ajustada en este momento para que te sientas cómodo? Añádalo a su evaluación cada semana y vea cómo su cuerpo se está adaptando por cómo ese artículo de ropa está empezando a encajar. Tal vez usted está aumentando su tamaño muscular, y usted tiene una camisa que necesita para llenar más - esta es la misma situación: probarlo cada semana para ver cuando finalmente se ve de la manera que desea. Las imágenes ayudan mucho con esto porque a medida que avanzas cada semana, puedes ver cambios físicos que es posible que no note en el espejo. Nos miramos mucho a nosotros mismos durante un día, por lo que la imagen capturada de una foto puede ayudarnos a darnos cuenta de las diferencias cuando las ponemos una al lado de la otra.

Los niveles de energía también pueden cambiar a medida que avanza según el proceso. Pueden subir y bajar a medida que pasan las semanas, así que haga un seguimiento de estos, también. Es posible que puedas resolver algunos problemas reflexionando sobre cuándo te sientes cansado y cuánto duran tus peleas de letargo. A veces la cafeína te ayudará a través de estos momentos si encuentras que realmente estás luchando, o tal vez incluso una siesta. La siesta puede ayudarte a superar algunos de tus antojos y proporcionarte un impulso mental también.

Efectos de la pérdida de peso

Sorprendentemente, hay positivos y negativos asociados con la pérdida de peso. Hemos discutido muchos de los aspectos positivos ya, pero algunos de los efectos secundarios negativos pueden ser cosas como la piel suelta, ver estrías que no habías notado antes, tener que comprar ropa totalmente nueva (¡esto puede ser una tarea costosa!), y tener que ajustar ciertas medicamentos que dependen de la hormona y el equilibrio de peso.

Estos efectos negativos a menudo pueden ser compensados por la paciencia, la determinación y la asistencia de su médico. Una vez que hayas descubierto que vivir una vida sana y en forma vale la pena estos posibles contratiempos, superarás cualquier obstáculo establecido en tu camino y abrazarás al nuevo tú.

Es probable que tengas más energía y te sientas más seguro de lo que tenías antes. Tus entrenamientos se volverán más complicados y divertidos, y notarás que eres capaz de más tipos de actividad que antes. Con un poco de entrenamiento o asistencia de entrenamiento personal, o haciendo un poco de investigación y con suerte recibiendo comentarios experimentados de alguien que sabe cómo entrenar correctamente, usted será capaz de probar nuevos ejercicios dentro y fuera del gimnasio. Esto le ayudará a superar cualquier estancamiento potencial que puede ocurrir cuando su cuerpo se ajusta y crea una nueva homeostasis que necesita para trabajar más allá.

Cuando pierdes cantidades saludables de peso, te vuelves más recortado y en forma. Es posible que te encuentres abierto a nuevas experiencias como forro de cremallera o buceo que no te sentías seguro de probar antes. Tal vez te unirás a ese equipo deportivo para el que querías pero nunca te sentiste lo suficientemente apto para. La confianza que sentirás al representar a tu mejor yo, a través de tu arduo trabajo y determinación se mostrará a través de cuando te hayas adaptado a tu transformación. Usa ese atuendo, prueba esa actividad, sé competitivo contigo mismo para tu mejor marca personal en correr o levantar.

Preparación y prevención de contratiempos

Inevitablemente, te vas a morir con obstáculos. Algunos de ellos te van a desviar del rumbo, ¡lo siento, pero está destinado a suceder! La vida está pasando a tu alrededor, y podría lanzarte una bola curva como un embarazo inesperado (ya sea a ti mismo o a tu pareja) o una oportunidad de vacaciones que te impide comer como lo habías planeado. Incluso si algo como esto sucede, hay algunos pasos que puede hacer para prepararse y prevenir algunos de estos contratiempos.

Tener un plan de respaldo: es posible que tenga su corazón establecido en un plan de ayuno específico, pero mantenga una copia de seguridad lista por si acaso. Si te estás desviando regularmente, el plan que has elegido no funciona para ti, ¡prueba tu plan de respaldo! Ten tus razones preparadas para por qué no puedes unirte a una noche de beber o tener ese regalo. Sus amigos y familiares respetarán sus decisiones, y probablemente apreciarán que usted está ayunando! Ya sabes, por si estás malhumorado.

No te pongas en situaciones que sepas que podrían tentarte hasta que termine tu ayuno. Si sabes que el cumpleaños de tu mejor amigo se acerca, pero quieres hacer un rápido extendido, asegúrate de que tienes suficiente tiempo para hacer tu ayuno y recuperarte de él antes de ese día. De lo contrario, ¡tenga su plan de copia de seguridad listo para ir! Trate de minimizar la comida de kryptonita que tiene en la casa, incluso ahora. ¿Eres una persona de fichas? ¿O tal vez un monstruo de galletas? Hazlo, así que tienes que planificar y actuar conscientemente para conseguir estos bocadillos favoritos para que sea menos probable que lo hagas. Esto protegerá su plan de ayuno y también su cintura.

Planifique con anticipación y planifique con frecuencia. Si comienzas con un plan completo para tus comidas y tus entrenamientos, tienes más posibilidades de tener éxito. Planificalos con la mayor antelación posible, para que no tengas que preocuparte por los ajustes de última hora o, lo que es peor, para que no te quedes atascado cuando pierdas tu motivación para entrenar o apegarte a tu régimen de ayuno. Ya sea que esto implique planificar comidas detalladas cada día para su plan, programar su entrenamiento y tiempos de ayuno apropiadamente, o incluso crear programas de entrenamiento para usted durante la duración de su ayuno, usted está en control de cada paso que da. Puede ayudarle a planificar todas estas cosas, o al menos esbozarlas para que no se ponga en una situación en la que tiene que utilizar su plan de copia de seguridad como su plan principal!

Pide ayuda. Una vez más, dígale a su familia y amigos lo que está planeando hacer. Si tienes pareja, aunque no deberías esperar que nadie te acompañe a este esfuerzo a menos que él o ella quiera, puedes pedirles que te ayuden en los peores momentos. Tal vez puedan preparar más comida, para que no tengas que trabajar con comida si estás luchando con tu ayuno. Tal vez puedan planificar sus días de re-alimentación con una emocionante cena juntos para celebrar su éxito. Si todo lo demás falla, son un oído comprensivo cuando las cosas se ponen difíciles.

Cambios generales en el estilo de vida

Cuando decides añadir ayuno a tu forma de vida, lo primero que debes recordar es que necesitas un estilo de vida saludable. Eso significa incluir todos los elementos incluidos en este capítulo. Si aún no los incluye, ahora es el momento de empezar. Usted encontrará el ayuno bastante difícil si alguno de estos elementos faltan en su vida, así que utilizar estos como un trampolín porque son necesarios.

Ejercicio

Vivimos en una sociedad muy sedentaria. Es por eso que mucha gente tiene problemas de peso y movilidad. En nuestra casa, por ejemplo, mi esposo y yo éramos personas con sobrepeso promedio cuyas vidas estaban ocupadas, pero no fomentamos el ejercicio. Los problemas de movilidad de mi esposo comenzaron hace años, y cuando decidimos hacer ejercicio, lo tomamos lentamente al principio, caminando por el patio varias veces y luego aumentando eso gradualmente. No me digas que no puedes hacerlo. Probablemente éramos las personas más incómodas que puedas imaginar, y nos las arreglamos para hacerlo. Tienes que mover el cuerpo, o te darás cuenta de que es demasiado difícil salir de tu silla. Incluso si no puedes hacer ejercicio extenuante, empieza pequeño. Entonces, comenzamos a nadar, y eso es un ejercicio maravilloso porque también te enseña a respirar de la manera correcta. Hay todo tipo de ejercicios que puedes hacer que son divertidos y el ejercicio no tiene que ser la palabra sucia que el público está haciendo.

Si tienes un perro, es a una buena razón para ir a dar un paseo. Si usted está en casa, todavía se puede hacer ejercicio porque el ejercicio se puede hacer en cualquier lugar y en estos días hay tantas aplicaciones disponibles que incluso se puede hacer ejercicio en la privacidad de su propia casa. Necesitas saber que el ejercicio te ayuda a distribuir los alimentos que comes en los lugares correctos del cuerpo y si simplemente te sientes y comes, todo ese alimento se convertirá en grasa.

Agua

Beber agua es esencial si usted está pensando en entrar en ayuno. Deberías estar bebiendo hasta 8 vasos al día, y mucha gente simplemente no hace eso. Echemos un vistazo a lo que hace el agua potable. El agua ayuda con el transporte de todos los nutrientes en los alimentos que usted come a todas las diferentes áreas del cuerpo. Ayuda a mantener tu cuerpo hidratado, y aunque no pongas mucho valor en eso, vamos a tratar de mostrarte lo que sucede cuando no bebes suficiente agua. Los desechos y las bacterias en el cuerpo no se eliminan. Existe el riesgo de enfermedades como el cáncer de colon. Aparte de estos, el cuerpo necesita agua para mantener la inflamación a raya, y si usted está tratando de perder peso mediante el ayuno, el agua es esencial. Las frutas y verduras crudas también contienen agua, por lo que le están ayudando a obtener un poco de agua en su sistema, pero si se trata seriamente de utilizar un sistema de ayuno desintoxicación, el agua es vital para la imagen. Acostúmbrese a beber agua y mucho, pero vidrio por vidrio, en lugar de tragarla en un par de sesiones. Necesitas tener agua durante todo el día así que siempre lleva una botella contigo y si no te gusta el sabor de la misma, usa saborizantes como una rodaja de limón e incluso haz agua en té verde durante parte del tiempo.

Dormir

Necesitas dormir ocho horas por noche. Si usted es insalubre y quiere ayunar, entonces usted necesitará toda la ayuda que pueda obtener de la naturaleza. Dormir es la manera de la naturaleza de sanar el cuerpo y si te privas del sueño, no esperes permanecer en un ayuno por mucho tiempo porque fallarás. Hay otras razones para querer dormir durante 8 horas. Durante el ayuno, esas ocho horas te están ayudando a pasar el período de ayuno sin siquiera pensar en ello. Eso es muy valioso de hecho si quieres hacer el trabajo rápido para ti.

Nutrición

Tiene sentido que si ayunara durante un período y luego comieras quince panecillos, aún conservarías el peso que dijiste que querías perder. Sé honesto contigo mismo mientras estás ayunando. El ayuno no es una moda. Es una elección de estilo de vida. Has elegido este estilo de vida porque quieres perder peso. Aunque usted tiene una licencia para disfrutar de alimentos, hay un muy poco de sentido en incluso tratar si usted no puede ser sensato acerca de sus opciones de alimentos. Necesitas comer una variedad de frutas y verduras y evitar todos esos alimentos altos en azúcar y carbohidratos que sabes que son malos para ti. Tu cuerpo necesita una cierta cantidad de carbohidratos, pero necesitas equilibrar tu alimentación para que lo disfrutes, pero para que sea nutricionalmente sano también. Digo esto porque hay que recordar que vengo de una familia de "gorditos" y sé todos los trucos del libro en lo que se refiere a las trampas. Cuando haces trampa, la única persona que está siendo engañada eres tú mismo.

Conclusión

Hemos llegado al final del libro. Gracias por leer y felicitaciones por leer hasta el final.

Espero que el libro haya abierto los ojos a las interminables formas a través de las cuales se puede perder 3 libras de grasa a la semana, construir músculo, mantenerse magro y sentirse más saludable.

Libro 8: Ayuno Intermitente

Como Comer Lo Que Y Aun Así Perder Peso Rápidamente Y Ganar Musculo Magro Para Principiantes

Por

Heather Trill

528

Introducción

A menos que seas una de las pocas personas afortunadas en el planeta que puede comer lo que quieran pero nunca parece ganar una onza, es probable que hayas estado a dieta o dos.

Y con tantas dietas de moda para elegir - la dieta de pomelo, la dieta de sopa de repollo, la dieta de alimentos crudos y la dieta de jugo, cada uno más soso y doloroso que el que vino antes de ella - probablemente encontró uno que le ayudó a perder una libra o dos.

Pero según la historia de la mayoría de las dietas, es probable que esos molestos kilos de más desvirtuados sigan rondando, tan tercos como las hormigas en un picnic de verano.

Eso es porque la mayoría de los dietistas de moda encuentran que mientras que su última dieta les ayudará temporalmente a bajar unas cuantas libras, no les enseña cambios duraderos, así que en la mayoría de los casos, el peso sólo vuelve a fluir, por lo general con unas cuantas libras extra vengativas , sólo para enseñarnos una pequeña lección.

Por lo tanto, es volver a los libros y volver a las dietas, sólo para perder - y ganar - todo de nuevo.

Lo que este libro cubre

Veremos algunos de los beneficios que obtenemos para ayunar, además de lo que se trata el ayuno intermitente. También veremos de qué se trata el ayuno intermitente y qué implica exactamente.

Si hay una cosa en la que los expertos están de acuerdo, que el ciclo de la dieta yo-yo causa estragos en el metabolismo, frenándolo a un rastreo y haciendo perder peso mucho más difícil en el futuro.

Entonces, ¿se acabó todo menos el llanto, y deberías ir a la cocina y preparar un lote de brownies de doble caramelo y olvidarte de ello?

Bueno, no, no tires la toalla todavía. Hay cosas que usted puede hacer para detener el ciclo viscoso y acelerar su tasa metabólica de nuevo.

Con el ayuno intermitente, puede bajar de peso rápidamente, sin sentirse demasiado privado en el camino.

"Para la transformación del cuerpo, el ayuno intermitente funciona." Este libro contiene algunos de los consejos útiles sobre cómo lograr un rápido exitoso y de la manera correcta, siga leyendo para ser iluminado más.

Capítulo 1: Todo sobre el ayuno intermitente

El ayuno intermitente no es una dieta de hambre. Por otro lado, tampoco es una manera de comer una dieta constante de comida chatarra y salirse con la suya. El ayuno intermitente es un programa planificado de alimentación que le permite comer una dieta normal y saludable la mayor parte del tiempo, y luego requiere que pase un corto período de mucho menos comida que consume mucho tiempo. Hay algunos planes intermitentes de ayuno que dividen los períodos de ayuno y no ayuno en pocas horas, como ocho horas de comer seguidas de doce o dieciséis horas de ayuno.

Más comúnmente, los ayunos intermitentes se dividen por días de la semana.

En la Dieta Rápida Intermitente, usted come una dieta "normal" durante cinco días de la semana, intercalado con dos días de ayuno. Aunque la investigación sobre el ayuno intermitente sigue

las etapas iniciales, hay suficiente evidencia de que comer de esta manera puede ayudar a arrojar grasa, regular algunas de las hormonas asociadas con la obesidad y el hambre, e incluso mejorar los niveles generales de colesterol.

Porque el ayuno intermitente puede tener un efecto beneficioso sobre las hormonas que estimulan el almacenamiento de grasa y el hambre, puede ser una estrategia muy útil para perder peso y arrojar grasa corporal. También puede ser una muy buena manera para las personas que de otra manera no siguen una dieta saludable para romper las adicciones a los alimentos que no son saludables y aprender a tomar decisiones alimentarias más saludables en general.

En la Dieta Rápida Intermitente, usted come una dieta saludable que es cercana o igual a sus requisitos calóricos diarios durante cinco de siete días. En los dos días de ayuno, las mujeres consumen 500 calorías por día mientras que los hombres consumen 600 calorías. Debido a que seguirá comiendo durante los días de ayuno, este método de ayuno intermitente generalmente no conduce a comer en exceso en días que no están ayunando, lo que puede ser un efecto secundario no deseado de otros planes de ayuno.

El ayuno no es algo nuevo. Los seres humanos han estado ayunando durante gran parte de la historia debido a la escasez de alimentos o a razones religiosas/espirituales. Hoy en día la gente ayuna mucho menos que antes, y esto es bastante lógico con toda la comida a la que tenemos acceso.

El ayuno intermitente, por otro lado, es bastante nuevo. Es una forma nueva y diferente de planificar sus comidas. La investigación ha demostrado varios beneficios con respecto a nuestra salud y

longevidad cuando se intermitente rápido. Ha demostrado que, cuando se hace correctamente, maneja nuestro peso corporal, prolonga la vida, regula la glucosa en sangre y mucho más. Normalmente estamos acostumbrados a comer tres comidas al día, y tal vez incluso consumir refrigerios entre esas comidas. Pero el ayuno intermitente es diferente. Con el ayuno intermitente está eligiendo conscientemente omitir ciertas comidas. Esto se puede hacer un día a la semana, pero también puede significar que se salta el desayuno todos los días y que el almuerzo será su primera comida del día. Hay varias maneras de hacerlo, pero esto realmente depende de sus objetivos.

El significado de Ayuno Intermitente es que te privas de comida en ciertos puntos del día. Sólo comerás entre ciertas horas, las llamadas "Ventanas de tiempo". Usted elegirá estas ventanas de tiempo por lo que más le convenga a lo largo de su día. Por ejemplo, si elige comer de 12:00 PM a 08:00 PM, entonces esa será su ventana de tiempo. Te asegurarás de consumir todas tus calorías en esas horas y nada fuera de ellas.

El número de comidas que comes también depende de ti. Puede elegir dividir todos sus alimentos entre 5 o 6 comidas, pero también puede elegir comer 1 o 2 comidas. A pesar de todo, el concepto principal es: consumir todas sus calorías entre ciertas horas (su ventana de tiempo). Por lo tanto, el ayuno intermitente no es una dieta, es sólo una manera diferente de consumir sus calorías. No tiene nada que ver con lo que comes, sino que se trata de cuando comes. Por supuesto, usted necesita comer alimentos saludables y asegurarse de que no comer en exceso en primer lugar con el fin de estar saludable, pero el ayuno intermitente en sí proporciona grandes beneficios.

Capítulo 2: A quién y a qué ayunar

¿Quién debe y no debe probar el ayuno intermitente?

La mayoría de las personas pueden seguir con seguridad la Dieta Rápida Intermitente; sin embargo, usted debe consultar a su médico antes de comenzar la dieta, ya que no se recomienda para algunas personas.

Personas que no son buenas candidatas para la dieta rápida intermitente

En particular, las mujeres embarazadas o lactantes no deben intentar el ayuno intermitente. Las pautas calóricas para los días de ayuno son simplemente demasiado bajas. Sin embargo, una vez que haya tenido a su bebé y/o haya terminado de amamantar, el ayuno intermitente puede ayudarlo a recuperar su cuerpo antes del embarazo.

Las personas con diabetes tipo 2 no deben realizar esta dieta. Aunque algunas pruebas muestran que puede corregir desequilibrios o insensibilidad a la insulina, una vez que se ha diagnosticado diabetes tipo 2, no se recomienda ayunar.

Las personas con antecedentes de trastornos alimenticios no deben seguir una dieta de ayuno. Si sientes que puedes tener un trastorno de la alimentación o que corres el riesgo de padecer uno, no se recomienda que pruebes la Dieta Rápida Intermitente.

Los niños y adolescentes no deben seguir la Dieta Rápida Intermitente. Por favor, consulte a un pediatra o nutricionista si está buscando un plan de pérdida de peso para cualquier persona menor de dieciocho años de edad.

Personas que son bien adaptadas para la dieta rápida intermitente

La Dieta Rápida Intermitente puede ser un gran plan para cualquier persona que sea saludable, pero le gustaría perder peso y arrojar grasa corporal. Sin embargo, el formato de la dieta puede hacer que sea especialmente beneficioso para algunos grupos específicos de personas.

Personas que actualmente se suelen una dieta poco saludable:

Las personas que comen una buena oferta de comida rápida, alimentos procesados y azúcar pueden beneficiarse del enfoque nutricionalmente equilibrado de la Dieta Rápida Intermitente. El enfoque de los días de ayuno y no ayuno se centra en los alimentos integrales: principalmente carnes magras, frutas y verduras frescas, lácteos bajos en grasa y cereales integrales. Muchas personas encuentran que después de comer este tipo de dieta durante unas semanas, son más capaces de apreciar alimentos enteros más saludables y tener una mejor comprensión de lo que hace una dieta completa.

Personas que son adictas a los alimentos azucarados o a las calorías vacías:

Muchas personas se vuelven adictas a los alimentos azucarados, los refrigerios procesados con alto contenido de carbohidratos y las bebidas calóricas vacías, como las gaseosas y las bebidas de café mezcladas, que tienen muchas calorías y poca o ninguna nutrición. Para algunas de estas personas, la Dieta Rápida Intermitente puede tener el beneficio adicional de ayudarlos a romper esas adicciones. Esto no es sólo debido al enfoque en alimentos enteros, sino también debido a las restricciones calóricas en los días de ayuno. Cuando solo tienes de 500 a 600 calorías para usar en un día, es difícil justificar gastar la mitad en una cola. Después de una o dos semanas de vivir sin esos alimentos, muchas personas informan que los antojos y los síntomas de abstinencia sub-lado.

Personas que necesitan un plan especialmente simple:

Algunas personas naturalmente lo hacen mejor cuando los pasos y las opciones son muy limitados. Una dieta con demasiadas variaciones y opciones o que requiera demasiada planificación y toma de decisiones a menudo son difíciles de mantener para estas personas. La dieta rápida intermitente es simple, sencilla y trazada paso a paso. Debido a las limitaciones calóricas, los planes de comidas para el día en ayunas son extremadamente simples, y las recetas a menudo tienen solo unos pocos ingredientes.

Capítulo 3: Mitos detrás del ayuno intermitente

Con toda la información sobre fitness y nutrición flotando en la web, puede ser muy fácil perder de vista lo que es real y lo que es ficción. Las recomendaciones sobre qué dieta debe implementar varía mucho; muchos son válidos, pero también hay algunos mitos comunes.

Sin saber que esos mitos son falsos, la gente puede implementar el consejo equivocado, saboteando así su propio progreso (mientras tiene una muy buena ética de trabajo). Yo personalmente, me enfado mucho cuando veo esto. Solía ser el novato que buscaría en cada foro de la web, emocionándose mucho con la implementación de los falsos consejos que recibiría. Y al final sabotearía mi propio progreso.

Con el tiempo comencé a ver que muchos mitos sobre nutrientes y ayuno intermitente simplemente no eran ciertos. Pero fue cuando encontré mentores que tenían los resultados que quería que comprendiera completamente lo que tenía que hacer para obtener los mismos resultados que ellos. Para ser honesto, sin embargo, para llegar al punto en que pude ver plenamente qué consejo era falso y cuál no era muy lento y frustrante. Quiero ahorrarles este proceso desacreditando los mitos comunes del Ayuno Intermitente. Pero antes de profundizar en él, permítanme explicar por qué y cómo se forman los mitos:

1. Falta de conocimiento y/o interés.

Con todas las pruebas científicas recién descubiertas, hay personas que quieren sacar conclusiones al respecto mientras carecen de los conocimientos necesarios para hacerlo adecuadamente. Para que puedan sacar conclusiones adecuadamente sobre los resultados de un estudio en particular, primero necesitan una formación académica en ese campo específico. La mayoría de las veces no tienen uno, por lo que simplemente sacan conclusiones que son falsas. Además de eso, hay personas que tienen el conocimiento adecuado, pero que simplemente repiten lo mismo una y otra vez (mientras que un poco sabiendo que es incorrecto).

Esto suele ocurrir cuando las personas pierden interés en el campo específico que están estudiando y no quieren poner en el esfuerzo para sacar conclusiones adecuadamente sobre un resultado en particular. Otra razón principal es que los científicos tienen miedo de perder credibilidad. Es muy vergonzoso que los científicos admitan que se equivocaron sobre un determinado tema cuando descubren que lo contrario de lo que predican es cierto. La mayoría de las veces los científicos no publican sus resultados recién descubiertos con el fin de conservar su credibilidad.

2. Acondicionamiento Social

Cuando repites una mentira lo suficiente, eventualmente se convierte en la verdad. Si sigues escuchando algo que no es (o es) cierto, eventualmente pensarás que debe ser verdad. Esto también se llama condicionamiento social. ¿Por qué? Porque nosotros, como seres humanos, no tenemos suficiente energía ni tiempo para probar todo nosotros mismos. Necesitamos que otros "inventen la rueda" para nosotros, para que podamos centrarnos en otras cosas más importantes. Así que, si bien el condicionamiento social puede ser muy útil, también puede sabotearnos. En algún momento, cuando estos mitos socialmente condicionados se difundan lo suficiente, será muy difícil ir en contra de él y descubrir la verdad.

3. *(Falso) Marketing*

Suplemento, alimentos y fitness empresas están constantemente tratando de vendernos productos mediante la presentación de información falsa. Estas empresas se benefician enormemente de personas que no tienen suficiente conocimiento sobre fitness o nutrición, porque son más fáciles de manipular. Utilizan la manipulación y las mentiras para promocionar falsamente sus productos a personas que no están bien informadas. Por ejemplo, la industria del grano está constantemente afirmando que usted necesita comenzar su día con un cereal saludable (leer: lleno de azúcar), o la industria alimentaria que está constantemente diciendo que usted necesita alimentar a su cuerpo durante todo el día beneficiarse de las personas que piensan que constantemente necesitan comprar grandes cantidades de alimentos.

Los mitos comunes sobre el ayuno intermitente son los siguientes:

Mito 1: Tendrás hambre mientras ayunas

La mayoría de las personas que escuchan acerca del ayuno intermitente por primera vez tienen miedo de tener hambre mientras ayunan. Si bien esto podría ser cierto para el principio cuando intenta implementar el ayuno intermitente, esto sin duda desaparecerá muy rápidamente. ¿Por qué? Bueno, casi todo lo que hacemos en nuestra vida cotidiana son hábitos formados. Tenemos hábitos para que el cuerpo no necesite usar la fuerza de voluntad para hacer ciertas cosas. Dicho esto, cuando su cuerpo le está dando una señal de que usted tiene hambre, en realidad es un desencadenante de hábito.

La mayoría de las veces no tienes mucha hambre, pero como normalmente comes en ese momento recibirás un desencadenante de hábito. La primera vez que implemente el ayuno intermitente, será difícil ignorar estos desencadenantes del hambre. Esto se debe a que toma alrededor de 30-60 días para formar un nuevo hábito o eliminar uno viejo. Si persistes durante los primeros 60 días, será mucho más fácil ignorar estas señales e incluso eventualmente desaparecerán. Su cuerpo enviará señales de hambre a diferentes partes del día. Por lo tanto, cuando comience a implementar el ayuno intermitente, asegúrese de ignorar las señales de hambre que recibe fuera de sus ventanas de tiempo durante al menos los primeros 60 días. Cuando lo haces eficazmente, tu cuerpo aprenderá a enviar señales de hambre a diferentes partes del día.

Mito 2: El ayuno intermitente causa deficiencias de nutrientes

Muchas personas piensan que no recibirás suficientes vitaminas cuando estés ayunando, pero esto no es cierto. Cuando estás ayunando, estás 'enseñando' a tu cuerpo a comer a ciertos intervalos. Al hacer esto, no perderá vitaminas y/o minerales esenciales. Además, los nutrientes que pierdes en un día de ayuno se recuperan de nuevo cuando comes.

Además, puede tomar su dosis de vitaminas tomando píldoras que las contengan si realmente desea consumir nuestras vitaminas en ciertas horas del día.

Mito 3: Te mueres de hambre a propósito

Hoy en día, nos apresuramos a etiquetar "perder ciertas comidas" como morirse de hambre. Estamos tan acostumbrados a tener comida a nuestro alrededor las 24 horas los 7 días de la semana que nos asustamos cuando nos saltamos una comida. Sin embargo, yo no llamaría "saltarse una comida" lo mismo que "morirse de hambre". La verdadera inanición es cuando tu cuerpo agota todas sus reservas de grasa y comienza a consumir tus músculos para obtener energía, lo que lleva a la muerte muy rápidamente.

Sin embargo, con el ayuno intermitente, este no es el caso. Los períodos de ayuno son muy cortos y obtienes suficientes calorías de tus comidas (además de tus reservas de grasa) para mantener tus niveles de energía.

Mito 4: El ayuno intermitente tendrá un efecto negativo en su rendimiento de entrenamiento de peso

Otro mito traído al mundo sin evidencia real y legítima que lo respalde. La investigación realizada por varias personas que estaban ayunando durante

546

el Ramadán concluye que las actividades aeróbicas tuvieron un efecto negativo insignificante en su rendimiento. Esto es incluso mientras se deshidrata, ya que el Ramadán implica la restricción de líquidos.

Más estudios que no implicaron la restricción de líquidos han encontrado que el entrenamiento de fuerza no se ve afectado por el ayuno, incluso cuando el individuo está ayunando durante 3 días seguidos. Por lo tanto, que la gente piensa que no puede rendir bien mientras que en un estado de ayuno simplemente no es cierto.

Mito 5: Necesitas comer comidas pequeñas durante todo el día para mantener tus niveles de azúcar en la sangre bajo control

Algunos "expertos en salud" afirman que comer comidas pequeñas te ayudará a controlar el azúcar en sangre. Pero la cosa es, los niveles de azúcar en la sangre están bien regulados y mantenidos cuando estás sano. No suben y bajan tanto cuando te quedan sin comida durante un par de horas, o incluso un día.

Además, si lo miras desde una perspectiva evolutiva, es totalmente normal quedarse sin comida durante un par de horas, días o incluso una semana. Nuestros antepasados a veces tenían que pasar por momentos en los que no tenían ningún alimento disponible, y esto no tenía un gran impacto en sus niveles de azúcar en la sangre. Por lo tanto, el mito de que usted necesita comer pequeñas durante todo el día para mantener sus niveles de azúcar en la sangre bajo control simplemente no es cierto.

Mito 6: En su mayoría perderás músculo y poca grasa cuando ayunas

Exactamente lo contrario es cierto. La grasa es una molécula de alta energía y contiene mucha más energía que la proteína (es alrededor de 2 veces más energía densa que la proteína). Por lo tanto, tiene sentido para el cuerpo para utilizar primero las grasas almacenadas como una fuente de energía que la proteína. Además, el propósito principal de la grasa es ser un reservorio de energía para nosotros cuando los alimentos son escasos.

Las proteínas en nuestros músculos contienen mucha menos energía, por lo que no es eficiente para el cuerpo utilizar la proteína como fuente de energía. Además, el propósito principal de la proteína es más crítico para nuestro músculo esquelético y para nuestros cuerpos para funcionar correctamente en lugar de proporcionar al cuerpo con energía. Además, si comparas las reservas de calorías que se encuentran en grasas y proteínas, verás una tremenda diferencia. Alrededor del 85% de nuestras reservas calóricas están en reservas de grasa y 14% de proteína. Obviamente, la grasa es la molécula de almacenamiento de energía más importante. Por lo tanto, desde un punto de vista fisiológico, tiene sentido que nuestros cuerpos primero vayan a nuestras reservas de grasa para obtener energía cuando los alimentos son escasos.

Mito 7: Es malo para ti cuando te saltas el desayuno, y también te engordará

Es cierto que las personas que se saltan el desayuno son más propensas a estar gordas. Esto se debe al hecho de que la mayoría de los capitanes de desayuno tienen hábitos alimenticios inconsistentes y muestran mucha menos preocupación por su salud. Otra razón por la que las personas que se saltan el desayuno son más pesadas que las que no lo hacen, es que las personas que se saltan el desayuno son más propensas a estar a dieta. Y estar a dieta puede llevar a comer atracones. Además, las personas que hacen dieta tienden a ser más pesadas que los no dietéticos en primer lugar.

Por lo tanto, es lógico que la mayoría de la gente piense que saltarse el desayuno en sí te engorda. Pero como se explicó anteriormente, es lo que hacen los capitanes del desayuno además de saltarse el desayuno lo que los engorda, y no el salto real del desayuno en sí.

Mito 8: El ayuno es malo para las mujeres

A algunas personas les gusta argumentar que el ayuno intermitente es malo para las mujeres. La gente piensa que puede afectar negativamente los niveles hormonales y tolerancia a la glucosa, así como conducir a la disminución de la satisfacción y el hambre frecuente en las mujeres. Mientras que algunos estudios apoyan esa teoría, otros estudios han demostrado que las mujeres pueden seguir practicando el ayuno intermitente sin ningún efecto en sus cuerpos o niveles de hambre.

Como mujer, puedo dar fe de que a veces, estoy harto de hacer dieta, pero eso tiene algo que ver con cuando estaba contando macronutrientes y mi ingesta de calorías que mi practicando ayuno intermitente. Me encanta el ayuno intermitente. Tengo más control de lo mucho que tomo en mi cuerpo y siento que soy capaz de lograr más satisfacción con mis comidas si puedo tomar más debido a mi ayuno durante todo el día.

¿Echo de menos desayunar? La verdad es que no. Extraño comer comidas de desayuno en restaurantes de comida rápida, que son malos para ti de todos modos. Si aún así sigues teniendo problemas, la página de ayuda de Este es. Claro, no puedo conseguir esa galleta de chorizo de Carl's Jr que puede ser mala para mi cuerpo y la ingesta diaria de calorías, pero siempre puedo hacer algo así en casa para más barato con menos calorías. Prefiero saltarme el desayuno de todos modos para que pueda entrenar ayunas y no preocuparme por empacar o hacer el desayuno antes del trabajo. ¿Quién necesita trabajo extra por la mañana? ¡Ese es el momento que me quitan jugando con mi teléfono o durmiendo!

Mito 9: El entrenamiento rápido es malo para ti

Hubo un tiempo en que la gente pensaba que el entrenamiento en ayunas era ideal para quemar grasa, especialmente si estás realizando cardio. Los levantadores de pesas profesionales estaban preocupados de que el entrenamiento en ayunas puede causar catabolismo, que es la descomposición del músculo. Esta es también la razón por la que algunos atletas intentan consumir algo alrededor de 30 minutos después de un entrenamiento para que puedan cumplir con una "ventana metabólica."

Estudios recientes han demostrado que incluso 60 minutos de correr mientras que el ayuno afectará insignificantemente su crecimiento muscular. El entrenamiento rápido no afectará negativamente su rendimiento de fuerza como se pensó una vez. Sin embargo, todavía hay cierto malestar cuando se trata de entrenamiento de peso en ayunas debido a la capacidad de sintetizar proteínas. Para ayudar en la síntesis de proteínas, se recomienda consumir hasta 10mg de BCAA (aminoácidos de cadena ramificada) antes y después del entrenamiento con peso.

Mito 10: Comer comidas grandes por la noche te hará ganar peso

Es posible que hayas oído este dicho antes: "Come como un rey por la mañana, come como un príncipe

552

para almorzar y come como un pobre para cenar". ¿Qué significa eso? Básicamente significa comer sus comidas más pequeñas por la noche y sus comidas más grandes por la mañana. La idea es que consumir comidas grandes por la noche te hace ganar mucho peso. Mientras que, comer grandes cantidades de carbohidratos por la noche te hará pesar más por la mañana que si fueras a consumir sólo proteínas; que es sólo debido al hecho de que consumir más carbohidratos significa que su cuerpo retendrá más agua.

Más carbohidratos significan más peso de agua. Tiene sentido, ¿no? Los carbohidratos tienden a aferrarse a más agua que las proteínas o grasas. Estudios recientes han demostrado que consumir comidas grandes por la noche no te hace ganar más grasa. En realidad, estudios recientes han demostrado que sus tiempos de comida no importan. ¿No has comido durante todo el día? Entonces siéntete libre de comer por la noche. Si tiene ganas de ayunar durante todo el día y comer una comida por la noche, siéntase libre de hacerlo. La profesional de la competencia, Sonya Thomas, también conocida como La Viuda Negra, consume una comida grande al final de un día en lugar de comidas pequeñas durante todo el día. Usted puede pensar que los comedores competitivos son individuos de conjunto pesado, pero ella definitivamente te sorprenderá.

Capítulo 4: Beneficios del ayuno intermitente

Como eran algunos beneficios del ayuno, hay personas que están utilizando esto para perder exceso de peso además de algunos lo están utilizando para aumentar sus problemas de salud. Algunas personas también dicen que el ayuno es una estrategia para parecer jóvenes y poseer una vida más larga. Esta es la razón por la que este procedimiento suena intrigante a mi opinión. El simple hecho es que las mismas razones por las que me gustaría revelar los beneficios de ayuno intermitente junto con usted.

Realmente, este estilo de ingesta no es tan desafiante. La acusación en la corte es esencialmente comer lo que necesites dentro de un día y luego la noche es probable que ayuna. ¡No indica comida! (Además del agua). Es completamente diferente de nuestros hábitos alimenticios habituales. Sin embargo, se puede ver como un extremo de pérdida de peso, pero el ayuno es realmente un gran medio para que cualquiera busque y se sienta muy bien por dentro y por fuera!

555

El ayuno periódico puede ayudar a aclarar la mente y fortalecer el cuerpo y el espíritu. Aunque la gente comúnmente cree que privarse de alimentos durante demasiado tiempo es insalubre para usted, los científicos han demostrado que el ayuno intermitente proporciona muchos beneficios.

1: Elimina los antojos de comida y azúcar

Muchas veces cuando nos sentimos "hambrientos" realmente sentimos antojos de azúcares y carbohidratos. Cuando usted está ayunando, su cuerpo cambiará de usar carbohidratos como combustible a usar sus reservas de grasa quemada en su lugar. Su cuerpo aprenderá que los carbohidratos no son necesarios para la energía y que puede utilizar la grasa ya almacenada en su cuerpo para la energía.

Aparte de eliminar sus antojos de azúcar, también eliminará los antojos de la comida en sí. Debido a que su cuerpo "se dará cuenta" de que no necesita alimentos para la energía, no lo anhelará demasiado a menudo. Por lo tanto, mediante la eliminación de todos los desencadenantes de hambre que obtendrá a través del día. Esta es la razón por la que el mito de "comer 5-6 veces al día" no es cierto. Cuando comes 5-6 veces al día e incluso implementas carbohidratos, nunca permitirás que tu cuerpo queme grasa. Esto es debido al hecho de que el cuerpo utilizará los carbohidratos como energía primero antes de usar la grasa en su cuerpo.

2: Aumenta la sensibilidad a la insulina

La insulina es una hormona en el cuerpo que regula la función de las células. La insulina es hecha por el páncreas y se secreta cuando comemos alimentos. Luego se une a las células de señal y permite que nuestro cuerpo almacene los azúcares como energía. Cuanta menos insulina necesitemos para almacenar estos azúcares, más sensibles seamos a la insulina, y mejor puede hacer su trabajo a largo plazo.

Cuando comemos de 5 a 6 veces al día, nuestros niveles de insulina se mantienen demasiado altos durante un largo período de tiempo. Esta insulina no se utilizará eficazmente, y esto eventualmente elevará nuestra resistencia a ella. Cuando somos resistentes a la insulina, podemos desarrollar diabetes tipo 2 o prediabetes. La diabetes es una enfermedad que nos impide almacenar todos los azúcares que consumimos, porque la insulina que produce nuestro páncreas no funcionará correctamente. Cuando esto sucede, los azúcares no se almacenarán como energía y permanecerán en nuestro torrente sanguíneo, lo que conduce a niveles altos de azúcar en la sangre y endurecimiento de los vasos sanguíneos.

Esto eventualmente puede causar enfermedades renales, ataques cardíacos, disfunción eréctil, y pérdida de la visión, accidentes cerebrovasculares, daño a los nervios y problemas de salud mucho más críticos. Sin embargo, cuando ayunas durante un largo período de tiempo, estás forzando a tu cuerpo a usar la grasa almacenada como energía y no como alimento que estás digiriendo. Esto permitirá que su cuerpo cree menos insulina y por lo tanto se vuelve más sensible a la insulina, previniendo todos estos problemas.

3: Es muy simple el ayuno intermitente es muy simple.

No requiere mucho esfuerzo para planificar la cantidad, calidad y tiempo de sus comidas. Cualquier practicante activo del gimnasio pone mucho esfuerzo en preparar sus comidas para realizar un seguimiento de sus calorías. Este método está bien por sí mismo, pero puede ser muy drenante de energía y consume mucho tiempo.

En esta época, ya no tenemos mucho tiempo debido a nuestros estilos de vida rápidos y exigentes, por lo que es mejor ahorrar tiempo eliminando tareas innecesarias como la preparación de comidas. Cuando estás ayunando sólo tienes que preocuparte por 1 o 2 comidas, y siempre sabes a qué horas del día vas a comer. Esto le permitirá dedicar una mayor cantidad de tiempo a tareas más importantes.

Cuando te das cuenta de que la preparación de comidas no es tan importante, notarás que sigues obteniendo los mismos resultados con menos esfuerzo. Esto también se denomina principio 80/20. El 80% de nuestros resultados provienen del 20% de nuestros esfuerzos. Depende de nosotros averiguar qué 20% importa. Y a menudo, la preparación de comidas no pertenece al 20%.

Además, debido a que usted está comiendo una o dos comidas grandes una opinión, no será necesario realizar un seguimiento constante de sus calorías. Y es mucho más difícil consumir sobre las calorías diarias en una o dos comidas (a menos que esté comiendo comida chatarra, por supuesto).

Nota: Si usted es un culturista profesional, entonces esto no se aplica a usted. No puedes esperar entrar en competiciones y ganarlas sin estar lo más magra posible. Por lo tanto, para aquellas personas que están participando en competiciones, recomiendo encarecidamente que realice un seguimiento de todas sus calorías y se adhieren a lo que funciona!

4: Es flexible

Tener planes de comidas estrictos puede ser muy difícil de sostener. La mayoría de nosotros tenemos trabajos importantes y exigentes que no nos permiten comer cuando lo necesitamos. Más bien, tenemos descansos en los momentos en los que realmente no los necesitamos. O estamos viajando mucho, lo que nos impide comer nuestras comidas cuando sea necesario. El ayuno, sin embargo, proporciona una gran cantidad de flexibilidad. Debido a que tiene una ventana de tiempo corto, puede elegir cuándo comer. Esto le dará la oportunidad de comer cuando más le convenga.

Para mí personalmente, se hace muy difícil planificar mis comidas y mantenerme al día de mi horario de comidas cuando estoy viajando o trabajando. El ayuno me permite ir sin comer durante mucho tiempo y simplemente comer cuando más me convenga.

5: Beneficios para la salud

Los estudios muestran que el ayuno intermitente tiene muchos beneficios para la salud. Las personas que tienen sobrepeso o sufren de enfermedades como la diabetes pueden beneficiarse al máximo del ayuno intermitente.

Las personas con sobrepeso o las personas con diabetes tipo 2 perderán más peso y mejorarán su salud cardíaca cuando ayunan ocasionalmente. Incluso si no reducen las calorías en la toma (sino que permanecen en modo de mantenimiento), verán resultados. Pero, por supuesto, si quieres maximizar tus resultados, asegúrate de tener un pequeño déficit de calorías y comer alimentos saludables.

Otros beneficios para la salud son:

- Limitar la inflamación
- Reducción de la presión arterial
- Mejorar la función pancreática

- Protege contra las enfermedades cardiovasculares
- Reducir los niveles totales de colesterol y LDL
- Mejora la sensibilidad a la insulina

Mientras que el ayuno intermitente en sí es saludable para las personas diabéticas, puede ser perjudicial debido al hecho de que usted se está privando de nutrientes en ciertos momentos del día. Así que de nuevo, el ayuno intermitente es saludable para usted si usted es diabético, pero asegúrese de consultar a su médico primero!

6: Pérdida rápida de peso

Como se indicó anteriormente, normalmente recibirás energía de los carbohidratos que consumes. Esto evitará que queme sin la grasa que tiene almacenada en su cuerpo. Sin embargo, cuando estás ayunando, estás forzando a tu cuerpo a usar la grasa que has almacenado para obtener energía. Esto por sí mismo conducirá a la pérdida de grasa instantánea y rápida, lo que significa que no sólo se verá mejor, pero en realidad será más saludable también.

Además, debido a que usted está ayunando durante 1 o 2 días cada semana, usted está automáticamente cortando muchas calorías (1000-4500 calorías a la semana). Esto resultará en una pérdida de peso masiva y rápida, lo que le permite perder aproximadamente 0.5-1 libras a la semana! Usted será capaz de mantener su músculo y perder la grasa, lo que resulta en increíbles transformaciones del cuerpo.

7: Mejora la salud del cerebro

El ayuno intermitente también tiene muchos beneficios para el cerebro. Mejora el funcionamiento de la memoria y acelera el aprendizaje. También aumenta su BDNF (Factor Neurotrópico Derivado del Cerebro), que a su vez construye los tejidos cerebrales. Esto te hará más inteligente y te ayudará a ganar músculos más fuertes.

Algunos otros beneficios son:

Previene la depresión

Los investigadores han demostrado que tener bajo BDNF está relacionado con la depresión. Bueno contra la enfermedad de Alzheimer Investigación se llevó a cabo con 2 ratones con la enfermedad de Alzheimer. Uno era el ayuno intermitente y el otro ratón seguía la dieta estándar (ambos estaban consumiendo la misma cantidad de calorías).

Fueron puestos en un laberinto de agua Morris, y el ratón que era Ayuno Intermitente encontró su camino mucho más rápido que el otro.

Aumenta la producción de cetona

El ayuno intermitente estimula activamente la producción de cetonas. Las cetonas son ácidos que son hechos por el cuerpo para ayudar a utilizar la grasa como una fuente de energía en lugar de usar carbohidratos como una fuente de energía.

Eficaz contra el trauma cerebral

El ayuno reduce la disfunción mitocondrial, el estrés oxidativo y el deterioro cognitivo que generalmente resultan de traumatismos cerebrales.

Previene la enfermedad de Huntington

Esta enfermedad agotará sus niveles de BDNF, pero las investigaciones mostraron que las ratas en ayunas con la enfermedad de Huntington mantuvieron sus niveles de BDNF estables.

Desintoxicación

Está destinado a limpiar el sistema humano de toxinas que se acumulan durante la rápida comida rápida y comidas pesadas.

Capítulo 5: ¿Funciona realmente el ayuno intermitente?

El ayuno intermitente está destinado a permitir que su cuerpo tenga suficiente hambre para consumir de la energía almacenada sin estar en inanición. El modo de hambre es cuando tu cuerpo ha carecido de calorías durante tanto tiempo que cuando comes en lugar de usar la energía el cuerpo la almacenará inmediatamente en reservas por si ocurre otra inanición. Esta es la razón por la que la moda de la "dieta yo-yo" fue tan infructuosa : la gente se puso en hambre y en realidad aumentaría de peso una vez que comenzaron a comer de nuevo. Esta es también la razón por la que es importante tener un horario de ayuno adecuado ya que desea evitar el modo de inanición.

Investigación sobre la pérdida de peso ha existido desde la década de 1920. Los estudios que implican ayuno han mostrado los mismos resultados con todo, desde moscas de la fruta hasta monos. El ayuno afecta realmente lo que pierdes. La mayoría de las dietas harán que pierdas grasa, agua e incluso un poco de músculo, pero se ha demostrado que el ayuno intermitente realmente concentra tu pérdida de peso solo en grasa. Esto lo hace eligiendo dónde está la mejor fuente de energía durante su estado de ayuno. Normalmente su cuerpo elegiría glucosa en el torrente sanguíneo o glucógeno almacenado temporalmente en el hígado ya que son más fáciles de procesar.

Cuando ayunas estos se vuelven indisponibles que obliga al cuerpo a elegir la única otra energía almacenada disponible – grasa. Esto es especialmente cierto con el ejercicio. Si usted ha tratado de beber batidos de proteínas antes de un entrenamiento y no ha notado ninguna mejora esto es porque su cuerpo está eligiendo consumir el batido en lugar de cualquier exceso de grasa corporal que tiene. Hacer ejercicio en un estado de ayuno obliga al cuerpo a consumir grasa para mantener sus niveles de energía.

Cuando ayunas, además de hacer que tu cuerpo queme grasa también aumentas tu sensibilidad a la insulina. Cuando pensamos en insulina la mayoría de la gente piensa en ella como algo que los diabéticos necesitan, la razón por la que lo necesitan es porque su cuerpo no están produciendo lo suficiente. La insulina regula la cantidad de glucosa en la sangre y aquellos que tienen sobrepeso a menudo encuentran que sus niveles no son correctos porque el cuerpo produce mucho. Al ayunar podemos aumentar la sensibilidad ya que su cuerpo está siendo privado de la glucosa fácilmente disponible que tendría de comer con demasiada frecuencia.

Esta es una herramienta muy importante ya que con la desensibilización su cuerpo puede optar por almacenar más del glucógeno que está haciendo en lugar de quemarlo haciendo que su nivel de glucosa en sangre fluctúe de maneras que no debería. A medida que el problema de la obesidad crece en todo el mundo, la cantidad de investigación sobre el fenómeno dietético también crece. El ayuno tiene su propia plétora de ciencia detrás de por qué realmente funciona. Entonces, ¿qué pasa en un día en el que no ayunas?

La ingesta regular de alimentos permite al cuerpo seguir usando la glucosa en el torrente sanguíneo, ya que es fuente de energía. La sensibilidad a la insulina será normal (o en algunos casos insensibilidad). Las reservas de glucógeno fácilmente procesables estarán llenas, lo que significa que cualquier energía adicional que el cuerpo reciba entrará en almacenamiento como grasa. No importa si usted come 20 calorías o 200 sobre su cantidad necesaria, cualquier exceso se convierte en grasa y su cuerpo no tiene necesidad de consumir cualquier energía almacenada.

El ayuno se puede ver como un método de entrenamiento, estás entrenando a tu cuerpo para ser más eficiente en cómo consume la nutrición que le das. Las razones fisiológicas por sí solas son lo suficientemente buenas, pero ¿qué pasa con los beneficios que también provienen de perder peso? Aquellos que pesan menos disfrutan de un riesgo mucho menor para una variedad de diferentes problemas de salud, también son vistos como socialmente superiores (algo controvertido pero por desgracia cierto) y los beneficios emocionales de haber perdido exceso de peso también pueden conducir a un Vida. Pérdida de peso también puede conducir a la mejora en otras áreas – las personas más pesadas encuentran que tienen malas rodillas o problemas de espalda de la tensión de llevar peso extra.

Las ventajas del ayuno que podrían declararse anteriormente son las típicas. El hecho en esto es parte de los beneficios que se mencionan anteriormente es siempre que cada individuo que tiene ventajas de ayunar es el resultado de la creencia de que todo el mundo es exclusivo. Y absolutamente, cada individuo que va a ayunar obtendrá el asunto que desea ser!

El ayuno intermitente ha crecido hasta convertirse en una sensación en este momento. Usted puede encontrar fueron informes recientes que mostraron que con alguien que lo ha probado, cayeron unas cuantas libras, y aumentaron la cantidad de su propia salud. Simplemente para presentarte una percepción, el ayuno intermitente es un estilo de comer en el que es probable que alternativas tus intervalos de ayuno, a menudo solo teniendo agua, así como en la mano opuesta, el no ayuno es simplemente comer exactamente lo que eliges que no importa cómo sean los alimentos grasos.

Sencillamente, una persona puede comer todo tipo de cosas que quiera a lo largo de un período de 24 horas y ayunar durante las siguientes 24 horas. Esta técnica para el control de peso se basa en la investigación junto con las prácticas éticas en todo el mundo. Cuando la persona va a presentar un ayuno intermitente, entonces sin duda obtendrá lo que podría estar deseando.

Es probable que observe que hay numerosos tipos de ayunos intermitentes. Usted puede encontrar que ahora tenemos 2 tipos de ayuno intermitente estos son los comúnmente utilizados, así como el más fácil. En primer lugar podría ser el ayuno diario en el que la persona sólo crece para tomar una vez aproximadamente cada 20-28 horas dentro de un período de 4 horas. La segunda razón es el ayuno de 1-3 veces por semana, también conocido como ayuno de día diferente, cuando un hombre o una mujer come cualquier cosa que desee en un solo día junto con el ayuno todo el día siguiente.

El ayuno intermitente tiene muchos efectos beneficiosos como se prueba en la vida silvestre como los animales y también los primates. Un informe descubre que un hombre que hace el ayuno está a punto de disminuir los niveles de insulina que está teniendo y estará a punto de mejorar la resistencia de las neuronas dentro del cerebro. En 2008, se elaboró una encuesta sobre el ayuno intermitente, además de establecer que la vida útil de un individuo mejora del 40,4% y del 56,6% en C. El público que hace los diversos días de ayuno ha indicado que tienden a renunciar a más peso en comparación con aquellos que están recibiendo la dieta normal. Junto con el estudio de 2009 mostró

571

que el ayuno intermitente alrededor de las ratas mejoró la supervivencia de las ratas después de tener una insuficiencia cardíaca continua a través de pro-angiogénicos y luego estas personas tienen una larga vida útil también.

El estudio sólo hay precaución es generalmente que hay pocos estudios que se han completado a las personas que hacen ayunos intermitentes. Los resultados con la frecuencia superior dentro de la composición del cuerpo y los entrenamientos son interesantes y aún no se ha explorado en su comunidad de investigación. Sin embargo, hay muchos resultados positivos. El mes pasado, un estudio que había sido realizado por la Academia Nacional de Ciencias publicó un libro que asegura que la reducción de calorías 30% por día planea aumentar el rendimiento de la memoria de los ancianos. En el último año 2007, la revista Free Radical Biology & Medicine indica al público el hecho de que aquellos que están teniendo que lidiar con el asma bronquial que más rápido tenían muchos menos síntomas y además reducen los marcadores en la sangre que están en comparación con el primero.

Capítulo 6: Nutrición y capacitación

Una parte importante del ayuno intermitente es comer. Sí, eso suena auto explicativo, ¿no? Déjame explicarte. Comer es muy importante en nuestro día a día y debemos considerar lo que consumimos con mucho cuidado. Con el ayuno intermitente, puedes consumir alimentos más altos en calorías como esa hamburguesa de seis dólares de Carl's Jr o esa pasta de Olive Garden sin preocuparte demasiado por la ganancia excesiva de grasa, pero tienes que asegurarte de que tu cuerpo reciba sus nutrientes adecuados.

A pesar de que usted está usando el ayuno intermitente para algunas dietas flexibles, alimentos con menos calorías con un perfil de nutrición alto le ayudarán a sentirse lleno por más tiempo. ¡Es esa fibra la que te llena el estómago! Y bueno, la fibra también hace que tu sistema se mueva, si sabes a lo que me refiero. Si estás practicando la Dieta de Día Alternativo o la Dieta 5:2, encontrarás que si consumes una hamburguesa para tus 500 calorías, te mueres de hambre antes de dormir. Sí, esa hamburguesa puede saber muy bien, pero no te llenará el estómago lo suficiente. Además, ¡no podrás comer las papas fritas!

¿Cómo puedes conseguir una hamburguesa sin papas fritas? En los días en que necesite consumir alrededor de 500 calorías, lo mejor es consumir 500 calorías en verduras porque llenará su estómago y se sentirá satisfecho. No sé tú, pero la mayoría de las veces, si como una pequeña comida antes de acostarme, no podré dormir. ¡Necesito comer para dormir! Suena gracioso, pero es cierto! Como mencioné en la sección anterior, todavía puedes perder peso cuando consumes alimentos "malos", pero lo importante es que comas menos calorías de las que tu cuerpo quema en un día. No dejes que los alimentos consuman tus pensamientos. Si quieres comer fuera, hazlo, pero también toma nota de que debes tomar decisiones saludables o comer alimentos saludables el resto del día.

Comer comida chatarra todo el día puede sonar atractivo, pero el azúcar y la sal definitivamente te harán zumbar más que si hubieras estado bebiendo. Hablando de beber, trata de evitar beber tus calorías. ¡Esos pasan rápido y los extrañarás cuando lo estén! Claro, puedes tener un Starbucks Frappuccino, pero ¿has visto cuántas calorías hay en una? ¿O cuánto azúcar hay en él? Mi bebida favorita, el crujiente de cinta de caramelo Frappuccino, en un tamaño Venti sin crema batida puede ser más de 60 gramos de azúcar. En serio, ¡cuidado!

También, es muy importante recordar que mientras que el alcohol puede ser grande, puede tener algunos efectos secundarios negativos. El alcohol es una bebida calórica vacía, lo que significa que no ayuda a que su cuerpo funcione en absoluto. ¡Sólo estás bebiendo calorías! ¡Ni siquiera se convierte en energía utilizable para que tu cuerpo la use! Otra nota importante a tener en cuenta es que el alcohol come músculo. ¿Qué significa eso exactamente? Si bebes alcohol, puede comer el músculo y hacer que realmente pierdas músculo. ¿No es triste? Pones todo ese trabajo en ganar algún tipo de masa muscular, no lo arruines bajando tu peso corporal en alcohol, ¿de acuerdo? Eso no es un movimiento inteligente, especialmente porque el alcohol tiene calorías. ¡No sólo queman como calorías vacías!

Aquí hay un consejo especial: Si vas a hacer ejercicio por la mañana o mientras ayunas, consume una taza de café o cafeína. Una taza de café antes de cualquier rutina de ejercicio aumentará tu metabolismo y hará que te quemes más cuando entrenas.

Además, te da ese impulso de energía que necesitas para seguir trabajando duro. ¿No es un gran consejo? Mi bebida favorita de Starbucks es del menú secreto llamado "La viuda negra" (no debe confundirse con el comensal competitivo) que es simplemente té negro helado y café negro helado. Te dará una gran patada y suprimirá cualquier apetito que puedas tener hasta que termines de ayunar. ¡De nada! Las personas que se dedican a su condición física o a las personas que quieren bajar de peso pueden querer incluir el entrenamiento físico en sus horarios diarios.

Un aspecto del entrenamiento físico implica entrenamiento con pesas, que es esencial para construir un metabolismo más rápido porque mientras el cuerpo está en reposo, se quemará más si el cuerpo contiene más músculo. Eso significa que usted es capaz de comer más para mantener su peso corporal! ¿Quién no quiere eso? Si levantas pesas que son lo suficientemente pesadas como para crear alguna dificultad para ti, puedes construir más músculo e incluso hacer que tu corazón bombee.

¡Una frecuencia cardíaca elevada significa que estás ardiendo más!

Aquí hay un pequeño consejo para usted, sólo porque me importa: No se olvide del día de las piernas! En primer lugar, los músculos de las piernas se encuentran entre los más grandes del cuerpo. ¿Conoces ese músculo que te gustaba decir de niño? ¡Sí, el glúteo Máximo! El glúteo Maximus es el músculo más grande del cuerpo. Si no lo trabajas, te estás perdiendo el entrenamiento de uno de los músculos principales y estás limitando severamente tu potencial metabólico!

No te adormezco sin olvidar un músculo tan grande. En segundo lugar, ¿alguna vez has visto a esos tipos en el gimnasio que entrenan su parte superior del cuerpo casi todos los días pero se ven un poco fuera de lugar? Sí, bueno, olvidaron el día de las piernas. Por lo general, tienen patas delgadas que hacen que sus cuerpos estén tan desequilibrados. Tengo un amigo que sólo trabaja los músculos que ve tan típicamente sus piernas y ciertas partes de su parte superior del cuerpo son más pequeñas.

No seas ese tipo. No se olvide de entrenar uniformemente sus músculos! ¡El equilibrio es la clave! Se hace mucho más difícil de arreglar que una vez que se ha desarrollado mucho en un área, pero están subdesarrollados en otra. Realizar cardio también es esencial para bajar de peso. Puede crear un gran déficit calórico si pones el esfuerzo en ello, pero también es muy bueno para tu corazón. La salud del corazón se puede mantener mediante cardio adecuado. Si bien no estoy de acuerdo en que usted debe utilizar cardio para su pérdida de peso porque un número de personas de disgusto personas se han asociado con cardio que sólo conducirá a más disgusto para cardio en el futuro, creo que la aptitud cardiovascular en el mantenimiento de la salud adecuada así que incluso si su objetivo no es perder peso, creo que es importante seguir realizando cardio, pero en cantidades moderadas.

No te hagas odiar el cardio forzándote a través de largos episodios de entrenamientos cardiovasculares, que conozco muy bien. Los estudios han ido y vuelta sobre muchos aspectos de la aptitud física y la pérdida de peso, pero si desea optimizar su pérdida de grasa, realizar su cardio después de su entrenamiento de peso. Si realizas tu entrenamiento con pesas después de tus entrenamientos cardiovasculares, es posible que hayas gastado la mayor parte de tu energía para que no puedas rendir correctamente tan bien como podrías haber tenido. Aunque es importante calentar los músculos, no los canses con un entrenamiento cardiovascular largo.

Además de optimizar tus entrenamientos, si realizas tus entrenamientos cardiovasculares después de tus entrenamientos de levantamiento de pesas, se ha demostrado que tu cuerpo quema más grasa que si fueras a invertir el orden de tu entrenamiento, así que si la idea no te activa al principio , al menos usted puede esperar para quemar más grasa con esta rutina de entrenamiento!

Piense en eso como un truco de la vida de entrenamiento secreto! ¡De nada! Por supuesto, su cuerpo requiere una cierta cantidad de calorías para operar correctamente. Si usted está en un déficit calórico constante durante el entrenamiento con pesas, todo lo que puede intentar hacer es mantener la cantidad de músculo que tiene. Usted no va a ganar ningún músculo a través de un déficit calórico, por lo que si usted está tratando de perder peso, usted encontrará al final de su período de pérdida de peso, su cuerpo aumentará de peso en la misma cantidad de calorías que estaba consumiendo antes cuando usted estaba manteniendo su peso.

Es un hecho muy triste de la dieta. Una nota importante a tomar es que usted no debe estar entrenando extrañamente cuando se ayuna. Eso no quiere decir que no puedas resolver cuando estás ayunando. Los estudios han ido y viniendo con respecto a la pérdida de grasa con entrenamientos en ayunas. Como dije antes, lo único que importa es si las calorías que gastas son más que las calorías que ingieres. Si su cuerpo no funciona bien hambriento, no haga ejercicio en ayunas! Funciona para algunos, pero no para todos. Sin embargo, si entrenas ayunas, debes asegurarte de comer una comida adecuada en algún momento después de entrenar.

Asegúrate de que tu comida esté equilibrada para que tengas reparación de proteínas o músculos y carbohidratos para obtener energía. Si bien realmente no creo que sus músculos pueden llegar a ser "catabólicos", es importante comer para restaurar su energía. Odio cuando me siento completamente fatigado el resto del día después de hacer ejercicio! Antes dije que entreno temprano por la mañana antes del trabajo, pero sigo ayunando después. No he notado una gran cantidad de pérdida muscular en absoluto a menos que mi ingesta disminuye drásticamente. Prefiero hacer ejercicio por las mañanas porque el gimnasio está menos lleno de gente, puedo simplemente sacar mi entrenamiento del camino y seguir con mi vida. Además, las estadísticas muestran que si programas tus entrenamientos por la mañana, lo más probable es que los realices en comparación con si tus entrenamientos son por las noches, lo cual, a través de la experiencia, puedo dar fe.

De todos modos, ayuno hasta más tarde en el día para evitar que coma atracones. El entrenamiento ayunado también hace que mis sesiones de cardio sean más fáciles ya que no hay nada que me entorpezca o me haga sentir letárgico. Esto fue principalmente a través de prueba y error, pero así es como responde mi cuerpo. Como he expresado a menudo a lo largo de este libro, usted debe hacer lo que funciona mejor para su cuerpo! ¡Todos nuestros cuerpos no funcionan ni reaccionan igual! Con eso en mente, debes adaptar tus entrenamientos de acuerdo a cómo reacciona tu cuerpo. Algunas personas desarrollan ciertas partes del cuerpo mucho más rápido. Para mí, mis pantorrillas se desarrollan bastante rápido, lo que puedo decir por el inmenso dolor en mis espinillas cuando corro. Los glúteos de algunas personas pueden crecer más rápido, pero algunas personas pueden no crecer músculo fácilmente en absoluto.

Esto no sólo se aplica a los músculos. Algunos cuerpos simplemente queman grasa más rápido y no ganan nada fácilmente, mientras que otros ganan grasa rápidamente y ni siquiera pueden obtener la grasa. No es justo, ¿verdad? Sólo tienes que averiguar qué tipo de cuerpo tienes y averiguar qué tipos de entrenamientos funcionan mejor para ti. Puede que no todos seamos dotados genéticamente, ¡pero eso no significa que no podamos hacer nada al respecto!

Capítulo 7: Tipos de ayuno intermitente

El ayuno intermitente puede tomar varias formas. La persona que diseña el método generalmente determina la diferencia. Sin embargo, el factor de ayuno y comer será la constante. Todos los métodos tienen sus recompensas, por lo que realmente no importa, qué método adoptas. Por lo tanto, ve por aquel con el que te sientas más cómodo y que sientas que puedes lograr.

La probabilidad de que te adhieras a las reglas es mayor si eliges una con la que te sientas cómodo. Para los principiantes, se recomienda que usted vaya por una ventana de ayuno más corta y una ventana de alimentación más larga. Su cuerpo puede tomar entre dos a cuatro semanas para adaptarse completamente al nuevo sistema de alimentación y este es el punto donde usted tiene que ser fuerte para resistir las tentaciones y evitar todos esos antojos.

La mayoría de las personas ya están acostumbradas a comer cuando les convenga, por lo que participar en IF puede ser muy estresante, especialmente en el período de inicio. Su apetito disminuirá naturalmente una vez que su cuerpo se adapte al nuevo sistema de alimentación. También te sentirás mucho más delgado, enérgico y alerta a medida que vayas más allá. Estas son algunas de las técnicas DE:

Método de ayuno Número 1

Martin Berkhan diseñó el primero. Su método es bastante fácil de mantener y muy popular. La regla de su técnica es que las mujeres y los hombres tendrán 10 y 8 horas comiendo ventana respectivamente, dejándolos así con 14 y 16 horas de ventana de ayuno. Los resultados positivos pueden verse obstaculizados por ventanas de alimentación inconsistentes, por lo que es vital mantener las ventanas.

Martin es de la opinión de que las comidas deben ser consumidas alrededor de los períodos de entrenamiento. Por ejemplo, si se supone que las 7 p. m. es el final de su ventana de alimentación, las 5:30 p.m. debe ser un buen momento para el entrenamiento y las comidas. O podrías terminar tus ventanas de ayuno con entrenamientos de esa manera, podrás consumir los nutrientes necesarios para reponer los perdidos justo después de tu entrenamiento.

Método de ayuno Número 2

La siguiente técnica es la dieta guerrera de Ori Hofmekeler. Este método podría considerarse más difícil. En esta técnica, sólo se le permite comer una vez al día, que es por la noche. Se espera que ayunar durante 20 horas al día. Presumiblemente, nuestros ancestros sobrevivieron haciendo esto.

Aunque es imposible saber con certeza si nuestros antepasados hicieron esto o no, este método sigue siendo muy eficaz. Las personas que se han dedicado a este método han registrado importantes diferencias positivas. Este método podría no ser el mejor para empezar; sin embargo, el método del Marin sería mejor para principiantes y después de un tiempo, puede reducir su ventana de alimentación hasta que le queden sólo 4 horas.

Usted debe entender que este método no permite pequeños entre comidas y como tal, no se sumerja en el extremo profundo de la piscina sólo para luchar por mantenerse al día con las 4 horas de la ventana de comer. Hay ciertas reglas de guía sobre lo que puedes y no puedes comer. Este es uno de los métodos más estrictos de ayuno intermitente y como tal, tendrá que mantener las opciones de alimentos aprobados, este método es muy difícil y como tal no se recomienda tanto como los otros.

Método de ayuno Número 3

El tercero es el método diseñado por Brad Pilo y se conoce como el método Eat Stop Eat. Este programa es un bestseller en Internet. Este método básicamente pide que se haga un ayuno completo de 24 horas 2 o 3 veces en una semana. Durante el período en el que no estás ayunando, se te permite comer lo que quieras. Haciendo esto, usted consumirá menos calorías y perderá peso como resultado de esto. Todavía puede comer sus alimentos favoritos; sin embargo, debe ser en un día que usted no está ayunando.

Para aquellos que no quieren dejar ir sus comidas favoritas, este es un gran alivio. A pesar de ello, puede ser muy difícil pasar 24 horas sin comida. Como se indicó anteriormente, el método de Martin es muy bueno para los principiantes desde donde se puede trabajar su camino hacia arriba.

¿Cómo se decide entre estos métodos?

El hecho de que un método funcione para alguien a tu alrededor no significa que funcione para ti. Adapta tu ayuno para que se adapte a ti mismo y mientras haces esto, debes tener en cuenta tus requisitos de trabajo, patrones de sueño, hábitos alimenticios, etc.

Siempre es mejor permitir que sus horas de sueño caigan dentro de su ventana de ayuno y puede esperar hasta seis horas después de despertarse para comenzar su ventana de alimentación. Eso es si te parece el método de Martin. Algunos otros compromisos sociales pueden hacer que el IF sea realmente difícil de mantener.

Te guste o no, tu vida social se verá afectada por tu ayuno. Aquí, usted necesita ser inteligente para que funcione para usted. Por ejemplo, Hugh Jackman estuvo en IF mientras practicaba para la película – Wolverine. A pesar de los rigores de dicho calendario, se apegó a su programa IF.

A menudo se siente como una tortura y algunas personas se dan por dados por ti y simplemente toman algo de comer. Esto puede llevar a un sentimiento de culpa o puede dejarte sintiendo que fallaste. Han fracasado porque sus objetivos no eran realistas. Establecer metas razonables y marcar el éxito medible es vital para lograr el éxito.

Capítulo 8: Plan de ayuno intermitente

El hecho de que varias personas tengan diferentes necesidades hace que sea extremadamente difícil darle un plan IF. Sin embargo, puede utilizar las siguientes guías para planificar el programa.

Conozca sus metas.

Usted debe ser consciente de su número de calorías y cuántas calorías debe consumir con el fin de mantener el déficit calórico de alrededor de 500 por día, es decir, si desea adoptar el plan IF. Usted debe mantener un excedente calórico si desea construir su cuerpo; sin embargo, todas las calorías necesarias deben ser consumidas durante la ventana de alimentación. Es más difícil consumir muchas calorías debido al marco de tiempo por el que tienes que consumir los alimentos, pero si eres capaz de consumir una gran cantidad de calorías no es probable que ganes grasa, si estás en el programa de ayuno intermitente.

Puedes seguir comiendo lo que estás comiendo en este momento si estás de acuerdo con tu nivel de peso, solo asegúrate de que tus comidas se consumen durante la ventana de alimentación. En otras palabras, si desea mantener su peso actual pero se vuelve más saludable, mantenga la misma ingesta de calorías que actualmente tiene pero adopta el horario intermitente. Si desea bajar de peso adopte el programa de ayuno intermitente y reduzca su entrada calórica actual en 500 calorías. Y si quieres ganar músculo, asegúrate de que mientras haces ejercicio mantienes el programa de ayuno intermitente y aumenta tu ingesta de calorías en 500 calorías al día.

Conozca su horario

El tiempo es el foco principal del ayuno intermitente y no particularmente de lo que comes. Para que usted haga efectivamente el plan IF, su período de alimentación y tiempo de corte deben cumplirse estrictamente. Las ventanas de alimentación y ayuno generalmente controlan la vida de los involucrados en IF. Ellos constantemente tienen que comprobar su tiempo y planificar en consecuencia.

Una planificación adecuada puede ayudar a evitar todos estos inconvenientes. Considere sus preferencias y horario: ¿Cuándo se levanta de la cama? ¿Cuándo es la hora del almuerzo en tu oficina? ¿Prefieres ayunar antes de dormir por la noche o después de la noche después de la noche de sueño? Puedes diseñar tu ventana de alimentación para que comience 6 horas después de despertarte si prefieres acostarte con el estómago lleno. ¿Qué pasa cuando tienes hambre en el trabajo? ¿Tendrás la oportunidad de tomarte un descanso y comer cuando comience la ventana de alimentación? Debe tener en cuenta todo esto antes de establecer su plan IF.

¿Cuántas comidas comerás?

Lo que quieras, infórmelo en tu plan. Algunos prefieren tener una o dos comidas grandes durante su ventana de alimentación, mientras que otros pueden preferir comer pequeñas comidas a través de la ventana de comedor. ¿Cuándo estás haciendo ejercicio?

Se recomienda un programa regular de ejercicios. Sin embargo, debe tener esto en cuenta en su plan. ¿Quieres entrenar con el estómago lleno o con uno vacío? Por lo general, es mejor tener su comida después de los entrenamientos porque de esta manera, el cuerpo puede recuperar la energía perdida y el combustible necesario para el metabolismo se puede obtener de las comidas.

Capítulo 9: Métodos de ayuno intermitente

Generalmente se acepta que hay 5 métodos que se pueden utilizar para el ayuno eficaz. Estos han sido elaborados por gurús de la dieta o por científicos y se cree que son eficaces por sus propias razones. Como todo el mundo es diferente puede ser que encuentre un método más atractivo que otro o que un método funcione mejor para usted. Puesto que individualmente es difícil saber cuál es lo que será algo que usted puede tener que probar por sí mismo antes de obtener resultados.

Método 1: Leangains

Este método está destinado a aquellos que pasan mucho tiempo en el gimnasio, se centra en la pérdida de grasa y la construcción de músculo y fue creado por Martain Berkhan. Si usted no está tratando de ganar músculo esto podría ser un problema porque muchos que quieren perder peso no quieren volverse musculosos.

El programa aboga por ayunar durante 14-16 horas al día, aunque durante este tiempo se le permite el café negro, goma de mascar sin azúcar, refresco sin calorías y agua. Esencialmente usted se está permitiendo cantidades muy pequeñas de calorías la FDA considera cualquier producto que tiene menos de 5 calorías una porción como libre de calorías ya que su cuerpo necesita consumir más que eso para procesar los alimentos. La mayoría de las personas encuentran la manera más fácil de seguir esto es simplemente demasiado rápido a través de la noche y la mañana, aunque todavía son capaces de tomar su café de la mañana como de costumbre.

Durante las 6-8 horas restantes, los participantes pueden "alimentarse" y esto cambiará dependiendo de los días que haga ejercicio. En los días en los que entres en el lugar tendrás que consumir un nivel más alto de carbohidratos mientras que en los días de descanso necesitarás un mayor nivel de grasas. Su consumo de proteínas debe permanecer constante y alto – el nivel esperado es de aproximadamente 20g/día. Si no eres nutricionista es fácil ver dónde una aplicación como Calorie Counter podría ser esencial hasta que te des cuenta de las cosas. Los alimentos que consume también deben ser enteros y sin procesar tanto como sea posible, aunque esto es una comprensión básica de cualquier dieta saludable.

Hay algunos pros y contras a este método. En primer lugar, si usted no tiene tiempo para una comida el programa le permite tener una proteína o batido nutricional en su lugar, aunque esto no está destinado a ser una característica regular ya que puede empujar su cuerpo demasiado lejos por tener muy pocas calorías.

Otro beneficio es que no hay un tiempo de comida establecido dentro del horario de alimentación que puede comer todo el lapso de 6-8 horas dentro de la razón, aunque muchos todavía programan 2-3 comidas dentro de ese tiempo.

Aunque hasta ahora se podría pensar que este es un programa fácil el énfasis con ganancias magras es lo que se come. Las pautas dentro de lo que puedes comer son bastante estrictas y tendrás que repasarlas en profundidad para asegurarte de que todos tus alimentos estén dentro de ese parámetro.

Tiempo de Windows

Depende de usted elegir cuándo tiene lugar su ventana de tiempo, pero se recomienda cronometrar inteligente y mantenerse coherente con su ventana de tiempo. Es importante mantenerlo sostenible, por lo que necesita establecer la ventana de tiempo en los momentos que le conviene bien. Por ejemplo, si usted es alguien que va al gimnasio cada mañana, no será muy inteligente para llenarse a sí mismo justo antes de ir.

O si usted es alguien que tiene un trabajo de 9-5, no recomendaría tomar todas sus calorías mientras usted está trabajando, ya que esto puede evitar que se mantenga enfocado en su trabajo. Además, somos criaturas de hábito, así que usa esto a tu favor.

Decidir de antemano en qué momento su ventana de tiempo comenzará cada día, y mantenerse coherente con esa ventana de tiempo! Apegarse al programa será más difícil cuando no seas consistente, debido al hecho de que estás rompiendo repetidamente el hábito y porque no te estás dando la oportunidad de formar el hábito en primer lugar.

Tipos de alimentos

El tipo de alimentos que comas depende de tus objetivos, grasa corporal, edad y sexo. Generalmente, usted debe comer una gran cantidad de proteína, incluso en los días que no son de entrenamiento. Sin embargo, no consuma demasiado, ya que esto podría conducir a toxicidad proteica. Es importante comer más carbohidratos que grasas en los días de entrenamiento, pero reducir el consumo general de carbohidratos cuando usted está tratando de perder grasa corporal. Independientemente de sus objetivos, usted debe comer alimentos enteros y sin procesar la mayoría de las veces. Ocasionalmente puedes tener días de trucos, pero hazlo con moderación.

Beneficios de Leangains

Ahorra dinero

Cuando se salta ciertas comidas para el desayuno y el almuerzo, esto le proporcionará una buena oportunidad para ahorrar dinero. Muchas personas subestiman la cantidad de dinero que gastan en el desayuno y el almuerzo todos los días.

Sin contar calorías

Cuando eliges comer en una ventana de poco tiempo o comer todas tus calorías en una o dos comidas, será extremadamente difícil consumir demasiadas calorías (si no estás comiendo comida chatarra). Por lo tanto, usted se ahorrará el problema de microadministrar su ingesta de calorías cada vez.

Quema grasa

Cuando usted está siguiendo la dieta Leangains, usted comerá automáticamente menos carbohidratos de lo normal. Esto resultará en la quema de una gran cantidad de grasa corporal. Tu cuerpo se adaptará al hecho de que no estás comiendo muchos carbohidratos y queque la grasa que tengas para recibir energía.

Contras de Leangains

Leangains proporciona mucha flexibilidad cuando se trata de cuando se come, pero es muy estricto en el tipo de alimentos que se pueden comer. La mayoría de las veces esto no será un problema para los adictos al gimnasio activo, porque los más comprometidos son disciplinados cuando se trata de nutrición.

Método 2: La Dieta Guerrero

Esta dieta es ideal para aquellos que les gusta superar y dedicar a sus objetivos. El lenguaje de la dieta es muy simple y el proceso aún más simple. Esto es ideal para aquellos que están muy ocupados o que no quieren gastar ningún tiempo o esfuerzo ajustando su vida a una dieta. Esta dieta no tiene períodos de alimentación, o restricciones y está más orientada a aquellos que se sienten cómodos comiendo. De hecho, el problema con la Dieta Guerrero es que muchas personas pueden encontrarse en el hambre, ya que es demasiado extrema para aquellos que no están en el rango promedio.

El programa implica un ayuno de 20 días y luego un período de 4 horas en el que comer una sola comida grande. Sin embargo, durante los 20 días de ayuno se le permiten unas porciones de verduras crudas, jugo fresco, y proteína magra si se desea. De esta manera esto no es una dieta de ayuno tradicional como las otras porque no estás ayunando totalmente y puedes consumir alimentos durante el período de ayuno. La intención aquí es que el subcomer promueva el estado de alerta al afectar el Sistema Nervioso Simpático.

El período de sobrealimentación que sigue a esto maximiza la recuperación del ayuno sin hacer que el cuerpo entre en hambre ya que ha consumido calorías mínimas para mantener el metabolismo en marcha. El programa aboga por comer por la noche para hacer que el cuerpo produzca hormonas y queme grasa durante el día tanto como sea posible. Según Ori Hofmekler, quien creó la dieta, el orden en el que usted come alimentos durante sus grupos de alimentos es más importante que cualquier otra durante el período de cuatro horas. Aboga por comer verduras, seguido de proteínas, y luego grasas y sólo entonces si usted tiene hambre recurriendo a los carbohidratos.

Esta es, con mucho, una de las dietas de ayuno más populares, ya que todavía permite a los participantes comer durante el período de ayuno y no es un verdadero rápido. Muchos también han dicho que realmente se sienten más alerta y tienen más energía practicando este método. Parece que esta dieta tiene muchos más profesionales que los demás, pero una vez más se queda corto en que el período de alimentación es bastante estricto, especialmente el orden de comer. Además, también es fácil comer en exceso o al menos consumir demasiadas calorías ya que está comiendo durante el día y luego comer una comida más grande por la noche.

Si su BMR es bastante bajo, esto podría ser un desastre para usted, ya que podría comer suficientes calorías pastando durante el día que su cena "grande" no es necesaria. La programación estricta también puede causar problemas sociales ya que es posible que no pueda comer con otros o tenga que comer en un orden diferente. También va a ser difícil de seguir si no te gustan las comidas grandes o no te gusta comer mucho por la noche.

Beneficios de la Dieta Guerrero

• Comer bocadillos en las ventanas de ayuno

Uno de los principales beneficios de esta dieta es que ocasionalmente puedes comer en tu ventana de ayuno. Puede consumir frutas, verduras y jugo de fruta.

• Muy saludable

Otro beneficio de esta dieta es que usted está recibiendo todos los nutrientes que necesita sobre una base diaria. Contras de la dieta de guerrero Esta dieta puede ser muy difícil de sostener debido al hecho de que es muy estricta sobre cuándo y qué comer. No muchas personas pueden permitirse comer por la noche, y algunas personas encuentran muy difícil comer constantemente saludablemente.

Método 3: Comer y detener

Este método es bastante difícil para aquellos que comienzan a ayunar, especialmente si una de las razones que tiene para tener sobrepeso es el pastoreo. La fase de parada de este programa implica un ayuno de 24 horas, y aunque al principio se le permite aclimatarse a ella eventualmente se espera que vaya durante las 24 horas completas.

La idea detrás de esto es que estás restringiendo tu ingesta calórica semanal general sin tener que limitar lo que estás comiendo en el resto del tiempo. Este programa también aboga por el entrenamiento de resistencia como un ejercicio para maximizar los beneficios. De manera similar al programa Leangains todavía se le permiten bebidas sin calorías como soda dietética y café, aunque no goma de mascar. No hay un horario establecido aquí para que pueda cronometrar su ayuno como desee - si decide terminar su ayuno con una comida o un pequeño aperitivo no es importante siempre y cuando haya completado el período de 24 horas.

Aunque 24 horas puede parecer excesiva la flexibilidad de este programa puede hacer de este un programa más fácil para los principiantes ya que no tiene restricciones alimentarias. El creador, Brad Pilon, sugiere pasar el primer día ayunando todo el tiempo que puedas antes de comer y luego extender gradualmente ese tiempo cada semana hasta alcanzar tu meta. También sugiere comenzar el ayuno en un momento en que estás ocupado para que no note su falta de comer tanto. Aunque no hay requisitos dietéticos establecidos, todavía se espera que usted comerá saludable en sus días de no ayuno y las 24 horas simplemente está destinado como y impulso adicional para reducir sus calorías en los otros días.

La mayor estafa de este método es obviamente el tiempo extendido sin alimentos. La mayoría de las personas lucharán con dolores de cabeza, calambres estomacales, fatiga y ser desagradables simplemente debido al hambre. De hecho, muchas personas se enojan y se ponen malhumoradas cuando tienen hambre por lo que puede ser tentador atragantarse para deshacerse de esto, pero este período se trata de autocontrol. Si usted está nervioso acerca de lo bien que puede controlarse durante este período, entonces esta dieta puede ser demasiado difícil de seguir. En otras palabras, esto no está destinado al dietista casual, esto está más dirigido a aquellos que ya tienen un estilo de vida saludable pero necesitan un impulso adicional para llegar a sus objetivos de pérdida de peso.

Beneficios de Eat Stop Eat

• Déficit de calorías sin uso de fuerza de voluntad

Debido a que estás limitando la alimentación por sólo uno o dos días, no requerirá ninguna (o mucha) fuerza de voluntad. Cuando sepas que puedes comer lo que quieras después de soportar el ayuno de 24 horas, será mucho más fácil apegarte a él.

• Coma lo que quiera

También puedes comer lo que quieras, cuando quieras, así que esto ayudará a prevenir esos desagradables atracones. Lo único es que la moderación es la clave. Sólo debe consumir alimentos malos con moderación. Tener una o dos manos de papas fritas está totalmente bien, pero comer una bolsa de patatas fritas al día no lo es.

Contras Eat Stop Eat

Puede ser difícil ser disciplinado en la dieta Eat Stop Eat, incluso cuando puedes comer lo que quieras. Algunas personas tienen dificultades para comer mala comida con moderación o atracones en los días que pueden comer. Si te encuentras luchando con la falta de autocontrol, entonces no te recomendaría este método.

Método 4: Alternando dias de dieta

Este es probablemente el plan más fácil de los cinco aquí y está diseñado para aquellos que tienen como objetivo alcanzar y mantener un objetivo específico. El programa aboga por comer muy poco un día seguido de una ingesta normal al día siguiente. Si usted está utilizando el día promedio de 2000 calorías como una guía esto significaría que su día de ayuno debe estar entre 400 Para 500 calorías. También hay una herramienta convenientemente disponible en línea del Dr. James Johnson que creó la dieta para calcular esto en función de sus necesidades.

El médico también aboga por los productos de reemplazo de comidas como batidos y barras en días bajos en calorías para maximizar su ingesta nutricional en esos. Estos productos también son más fáciles de racionar durante el día que tratar de calcular las cantidades de alimentos y necesidades y luego descomponerlos a la ración. La idea detrás de esto es que una vez que haya comenzado a obtener el agudeza del racionamiento usted mismo, puede comenzar a pasar a alimentos regulares en sus días de ayuno mientras todavía se mantiene en la cantidad guiada.

Como método este es el más bien soportado, probablemente porque ha sido formulado por un médico. Este programa le da la necesaria reducción de calorías del 30% mientras que le da alrededor de un 1-2% de pérdida de peso por semana (alrededor de 2 libras para la mayoría de las personas). Sin embargo, puede ser fácil "olvidar" que estás haciendo dieta en esos días alternos que podrían causar atracones y la dieta fracasar. El plan también aboga por la planificación de comidas para que no te encuentres en esta situación o te obliguen a comer comida rápida.

Una de las diferencias más notables con esta dieta es que no aboga por resultados rápidos, sino una tasa más sostenida con el tiempo, esto puede ser frustrante y muchos sentirán que no están obteniendo resultados o que la dieta no está funcionando.

Cada uno de estos métodos tiene pros y contras, y con cualquier método de pérdida de peso es posible que no vea resultados inmediatos por lo que es importante seguir con él. Si usted lucha con el momento de las comidas o no puede estirarse ayunar durante el tiempo que las dietas requieren también puede considerar programas como la Dieta Primal o la alimentación intuitiva. Comer CUANDO, por ejemplo, entrena a los dietistas para escuchar cuando su cuerpo les da señales sobre cuándo comer. Si usted es un pastor por naturaleza, aunque este es un camino fácil para comer en exceso y puede simplemente ser el momento de dominar su fuerza de voluntad y trabajar con un método de ayuno intermitente.

Beneficios de este método

• Pérdida rápida de peso

Debido al hecho de que usted está cortando una gran cantidad de calorías todos los días, verá resultados muy rápido. Muchas personas informan que pierden alrededor de 1-2 libras a la semana.

• Coma lo que prefiera

No hay ninguna restricción sobre qué comer, pero se recomienda comer alimentos enteros y sin procesar. Sin embargo, solo puedes comer la cantidad máxima de calorías que necesitas para mantener tu peso en los días de calorías normales.

• No requiere mucha fuerza de voluntad

Debido a que solo está reduciendo calorías durante 2-3 días a la semana, no usará demasiada fuerza de voluntad. Puede ser difícil al principio, pero es mejor comenzar la dieta muy pequeña. Comienza por reducir algunas calorías en los días bajos en calorías y gradualmente seguir aumentando esto.

Método 5: Método Rápido/Feast

Si usted es un fan de los días de trucos este podría ser el uno para usted, las otras dietas han abogado por la merienda o bebidas como trucos durante su período de ayuno, mientras que este realmente combina los tres y luego todavía le permite un día de trucos a la semana. El resto de la semana se divide utilizando diferentes métodos de ayuno. Al igual que con el programa EatStopEat, los creadores sugieren usar tu tiempo más ocupado como tu período de ayuno para que no te des cuenta de que estás ayunando tanto.

A diferencia de los otros planes, sin embargo, este también tiene un programa de entrenamiento complementario para que los participantes maximicen los resultados que tienen tan fácilmente como sea posible. De esta manera, a pesar de que usted no está siguiendo como estricto de un régimen dietético es un mayor impacto en su estilo de vida ya que tendrá que seguir un régimen de ejercicio también. La mayor ventaja de usar este método es que para aquellos que no son buenos en la planificación o programación de tiempos de alimentación este programa tiene todo ya programado para usted. Convenientemente esto le permite tener su día de trucos mientras que todavía le da estructura y recompensas máximas.

Lo opuesto a esto es que un día de trucos a menudo puede convertirse en dos y luego todo el programa falla por lo que aunque no requiere tanta fuerza de voluntad como EatStopEat significa que usted necesitará lo suficiente para mantener su trampa en el control. Además, dado que el horario planificado varía a diario no hay mucho espacio para la flexibilidad y puede ser inconveniente para encajar en un estilo de vida ocupado. El calendario proporcionado con el programa proporcionará algo de ayuda, pero sigue siendo el mayor impacto en su día en comparación con los otros programas.

Beneficios de este método

• Pérdida de grasa

Al ayunar durante 36 horas, usted está tomando una menor cantidad de calorías. Esto conducirá a una rápida pérdida de grasa.

• Días completos de trucos

El modelo Rápido/Feast le permite implementar días completos de trucos. Esto es excelente para el diente dulce común y le ayuda a mantener su metabolismo funcionando.

• Elimina los antojos de comida

Mediante la implementación de días de trucos, se hace más fácil resistir los alimentos no saludables en el camino. Le dará a su cuerpo un descanso mental y físico. Eliminar los antojos de comida le ayudará a evitar comer comida chatarra en exceso.

Contras de Eat Stop Eat

El método es relativamente difícil de seguir debido a las dos razones siguientes:

1) Muy difícil mantener sus calorías en cheque

Para la mayoría de las personas será muy difícil mantener sus calorías en control durante sus días de trucos. Si no está familiarizado con la cantidad de calorías que contienen la mayoría de los alimentos, es casi imposible no cruzar demasiado su límite.

2) Los ayunos de 36 horas pueden ser muy largos

Si nunca has ayunado antes, puede ser muy difícil sostener el ayuno de 36 horas. La mayoría de las personas que hacen esta versión de Ayuno intermitente ya están familiarizados y avanzados con él, por lo que son capaces de sostenerlo más fácil.

Sin embargo, al igual que la Dieta del Día Alternativo, comience este modelo comenzando pequeño. No intente ayunar durante 36 horas a la vez, sino que comience poco a poco ayunando durante 12 horas y aumente gradualmente el tiempo.

Capítulo 10: Eficiencia en el ayuno intermitente

Recuerdo que cuando empecé, cometí algunos errores críticos que ralentizaron el proceso de implementación del ayuno intermitente. Quiero mostrarle exactamente cómo implementar el ayuno intermitente de manera eficiente sin cometer errores innecesarios.

Paso #1: Comience con el porqué

Con todo lo que haces en la vida, deberías saber las razones detrás de ella. Hacer ciertas cosas sin saber exactamente por qué las estás haciendo eventualmente hará que fracases. Lo mismo ocurre con el ayuno intermitente. Antes incluso de empezar a implementarlo, debe saber por qué desea implementar el ayuno intermitente. Nuestras diferentes personalidades bien, ¿cómo se hace esto? Los seres humanos tenemos personalidades diferentes (o diferentes a sí). Tenemos un yo más bajo, un estándar y un yo más alto. Tendemos a cambiar entre estas personalidades a lo largo del día, dependiendo de la hora, el lugar, la situación y el entorno en el que nos encontramos.

Cada una de estas personalidades está motivada por diferentes cosas y necesitas alinear todas estas personalidades con el mismo objetivo: implementar el ayuno intermitente. Y cuando tu objetivo (implementar el ayuno intermitente) no esté alineado entre estas personalidades, eventualmente te sabotearás a ti mismo. Por lo tanto, la clave es encontrar razones que sean emocionalmente convincentes para usted para que todas sus personalidades logren un objetivo en particular.

Por ejemplo, supongamos que está de humor estándar; de repente decides perder 10 libras de grasa corporal y tu motivación es porque quieres lucir bien. Te das cuenta de que necesitas cambiar tus patrones alimenticios, así que sigues una dieta. Bueno, es muy bueno seguir una dieta, y "verse bien" es una muy buena razón para perder grasa corporal. Sin embargo, hay un problema... sólo sabes por qué tu quieres perder 10 libras de grasa corporal. Pero, ¿qué pasa con tu yo superior o tu yo inferior? ¿Por qué 'ellos' quieren perder la grasa corporal? ¿Qué pasa si te pones en un estado de ánimo estresado y ansías algo de comida chatarra?

Lo más probable es que pienses "atornillar esta dieta" y sabotearte a ti mismo. O cuando estás en un yo superior, no te importa específicamente verte bien, así que piensas "¿por qué molestarte?"

Cómo reconocer a nuestras diferentes personalidades

Así que de nuevo, la clave es encontrar razones que sean emocionalmente convincentes para usted para todas sus personalidades. ¿Y cómo reconoces a tus diferentes yo? Simple, por los patrones de pensamiento que tienes. Normalmente, cuando tienes patrones de pensamiento negativos, tiendes a estar en tu yo inferior. Cuando tienes pensamientos neutrales, estás en tu ser estándar, y si tienes pensamientos muy positivos, estás en tu ser superior. Tu yo inferior: Tiende a estar motivado por razones egoístas, irracionales y un poco más infantiles siendo mejores que los demás, mostrando a la gente una lección, siendo perezoso, evitando la responsabilidad, etc.

Tu Ser Estándar: Tiende a estar motivado por razones lógicas, racionales y éticas como: saber que necesitas hacer XYZ para obtener un cierto resultado, hacer realidad tu responsabilidad, etc.

Tu Ser Superior: Tiende a estar motivado por un sentido de propósito superior como: motivar e inspirar a los demás, tener un impacto positivo en el mundo, contribuir a la sociedad, etc.

Ejercicio: Determine sus propias razones para implementar el ayuno intermitente

Ahora que sabe cómo crear sus propias razones para implementar el ayuno intermitente, es hora de que las determine. Tómese de 10 minutos a media hora para sentarse y llegar a todas las razones por las que desea / necesita implementar el ayuno intermitente. Les he mostrado todos los beneficios del ayuno intermitente y también les he mostrado que los mitos más comunes sobre el ayuno intermitente simplemente no son ciertos. Ahora, tómese el tiempo para ver las razones que más le obligan.

Además, otras razones personales para implementar el ayuno intermitente. Estas razones deben ser emocionalmente convincentes para ti y moverte hacia tu meta. Además, solo tener razones negativas o positivas para implementar el ayuno intermitente

616

no es lo suficientemente bueno. Es necesario tener ambos (e incluso razones lógicas).

Una vez más, tómese de 10 minutos a media hora para encontrar razones para su yo inferior, yo estándar y uno mismo superior. ¡Asegúrese de encontrar tantas razones como sea posible!

Paso #2: Elija qué modelo de ayuno intermitente

Desea implementar, hemos discutido varios modelos de ayuno intermitente que puede implementar. Estos modelos son muy similares, pero difieren en la ejecución real. Una vez más, el modelo que debe implementar depende completamente de usted, pero depende de sus objetivos. Debe definir claramente sus objetivos y comprobar qué modelo de ayuno intermitente es la mejor opción para su objetivo personal.

Por supuesto, también puede mezclar los conceptos de estos modelos de ayuno intermitente. Por ejemplo, he implementado una variación del modelo Leangains y el modelo de dieta de día alternativo. Me gusta mucho el concepto del modelo Leangains, pero hay algunas cosas que no son prácticas para mí. Así que decidí crear pequeñas modificaciones en el modelo mezclándolo con el modelo de Dieta de Día Alternativo. Para ser honesto, sin embargo, no recomiendo que cree una variación de los modelos si es nuevo en el ayuno intermitente.

Le recomiendo que primero elija un modelo, lo ejecute y vea lo que sucede. Si usted encuentra que no es práctico para usted, entonces puede ser inteligente hacer algunos pequeños ajustes en el modelo o tratar de implementar otro.

Paso #3: Divida los principios de su modelo elegido en hábitos que puede implementar

Estos hábitos se discuten en el siguiente capítulo, Capítulo 11. Una vez más, todo lo que los seres humanos hacemos en la vida es un hábito aprendido. Los hábitos pueden ser nuestro mayor activo o nuestra mayor responsabilidad. Por ejemplo, alguien que está haciendo ejercicio a diario ha formado un gran hábito (leer: activo). Pero alguien que está comiendo comida chatarra todos los días ha formado un hábito muy perturbador (leer: responsabilidad). Quieres formar grandes hábitos que te ayuden a avanzar hacia tus metas.

Pero implementar estos hábitos puede ser muy difícil, porque exige fuerza de voluntad para crear un hábito. Así que lo que querrás hacer es dividir todos los principios en hábitos diminutos que puedas implementar fácilmente. Al principio se sentirá como si no estuvieras haciendo ningún progreso, pero puedo asegurarte que lo harás si lo haces consistentemente.

Además, no cometa el error de tratar de implementar demasiados hábitos a la vez. Tienes una cantidad limitada de fuerza de voluntad y cuando implementas demasiados hábitos, quemarás toda tu fuerza de voluntad muy rápido, lo que resulta en sabotear tu progreso o descartar todo el modelo de ayuno intermitente.

Paso #4: Revisar y visualizar sus hábitos además de implementar uno al mes

Para implementar correctamente los hábitos elegidos en el paso 3, es necesario implementarlos muy lentamente. Sé que mucha gente quiere hacer el cambio muy rápido, así que deciden revisar su dieta dentro de una semana. ¡Esta no es la manera correcta de hacerlo! No importa cuánta fuerza de voluntad tengas, cada ser humano tiene un punto de quiebre. El punto de quiebre es el punto en el que quemas toda tu fuerza de voluntad y descartas todos tus hábitos elegidos. Cuando eso sucede, usted no está haciendo progreso, o peor, en realidad está yendo hacia atrás!

Capítulo 11: Hábitos que se pueden adaptar para el ayuno exitoso

Para que sea más fácil para usted, he dividido todos los modelos de ayuno intermitente del capítulo 3 en pequeños hábitos aquí abajo:

Leangains

Hábito 1: Iniciar la ventana de alimentación en la hora X (el momento en que desea comenzar su ventana de alimentación todos los días).

Hábito 2: Rompe tu ventana de alimentación en X+8 horas (8 horas después de haber comenzado tu ventana de alimentación).

Hábito 3A (Para personas que intentan perder peso): Come 25% de carbohidratos, 40% de proteína y 35% de grasa de tu consumo total diario de calorías.

Hábito 3B (Para personas que intentan aumentar de peso): Come 50% de carbohidratos, 35% de proteína y 15% de grasa de tu consumo total diario de calorías. Asegúrese de comer aproximadamente

621

200-400 calorías más de las que se muestra para aumentar de peso correctamente.

La dieta de los guerreros

Hábito 1: Iniciar tu ventana de alimentación en La hora X (el momento en que quieres comenzar tu ventana de alimentación todos los días, pero tiene que ser por la noche).

Hábito 2: Rompe tu ventana de alimentación en X+4 horas (4 horas después de haber comenzado tu ventana de alimentación).

Hábito 3: Reemplazar los refrigerios malos (alimentos procesados, etc.) por frutas

Hábito 4: Comienza a comer pequeñas porciones de la proteína fuera de tu ventana de alimentación (alrededor de 100 calorías por comida).

Hábito 5: Sustituya las bebidas malas (refrescos, etc.) por zumo de fruta y agua.

Eat Stop Eat

Hábito 1: Elige un día en el que quieras ayunar durante 24 horas y comienza ayunando durante 12 horas ese día.

Hábito 2: Aumenta tu ayuno a 16 horas ese día.

Hábito 3: Aumenta tu ayuno a 20 horas ese día.

Hábito 4: Aumenta tu ayuno a 24 horas ese día.

Hábito 5 (para las personas que quieren ayunar durante 24 horas en otro día): Repite el hábito #1 para habitar #4 para otro día.

Dieta de día alterno

Primero, determina cuántas calorías necesitas para mantener tu peso.

Hábito 1: Asegúrese de consumir la cantidad de calorías necesarias para mantener su peso todos los días.

Hábito 2: Coma el 80% de sus calorías en días bajos en calorías.

Hábito 3: Disminuye eso al 60% de tus calorías en días bajos en calorías.

Hábito 4: Disminuye eso al 40% de tus calorías en días bajos en calorías.

Hábito 5: Disminuye eso al 20% de tus calorías en días bajos en calorías.

Modelo ayuno/Feast

Hábito 1: Soportar un ayuno de 12 horas seguido de un día normal de comer

Hábito 2: Soportar un ayuno de 18 horas seguido de un día normal de alimentación

Hábito 3: Soportar un ayuno de 24 horas seguido de un día normal de comer

Hábito 4: Soportar un ayuno de 32 horas seguido de un día de trucos

Hábito 5: Soportar un ayuno de 36 horas seguido de un día de trucos Cómo implementar un hábito

Entonces, ¿cómo implementas los hábitos sin quemar toda tu fuerza de voluntad?

Implementar un hábito al mes. Por ejemplo, decida que va a ejecutar el hábito 1 en el día 1 hasta el día 30. Si lo ha hecho con éxito, puede proceder a implementar el hábito 2. Si te das cuenta de no ejecutar el hábito 1 en algún lugar entre el día 1 y el día 30, reinicia el ciclo. Sé que suena muy aburrido y molesto de hacer, pero esta es la única manera de hacerlo con eficacia.

Además, te das cuenta de que cuanto más haces algo, más fácil se pone. Sólo la primera semana o dos será la más dura, y después de eso puedes estar casi 100% seguro de que seguirás adelante.

Otra cosa a tener en cuenta es que si usted ha implementado el primer hábito con éxito, pero se da cuenta de que no se ejecuta mientras intenta implementar el hábito 2, es necesario volver atrás y comenzar los 30 días de nuevo con el hábito 1.

El objetivo no es hacer todos los hábitos durante 30 días una vez, sino más bien mantener esos hábitos. Por lo tanto, asegúrese siempre de que los hábitos que implementó anteriormente se están llevando a cabo mientras se hacen los más nuevos.

Revise y visualice sus hábitos.

Además, necesita tomar aproximadamente 10 minutos al día para revisar y visualizarse eficazmente haciendo los hábitos. Si haces esto, constantemente te recordarás por qué estás haciendo lo que estás haciendo y te ayudas a hacer que el hábito sea parte de tu realidad.

Para revisar eficazmente tu hábito, lee las razones por las que quieres implementar esos hábitos. Después de eso, tómese 7-10 minutos para visualizar haciendo el hábito con éxito.

Capítulo 12: Qué puede causar fallas en el ayuno intermitente

Muchas personas pueden no sostener el ayuno. En este capítulo, vamos a ver algunos de los factores que pueden causar que las personas no tengan éxito en hacer un buen y requerido ayuno.

Motivo #1: Sus razones no son lo suficientemente fuertes

Como se indicó anteriormente, usted necesita llegar a varias razones convincentes para implementar el ayuno intermitente en su vida. Si no tienes suficientes razones que te obligan emocionalmente en todo momento, será más probable que fracases. Además, existe la posibilidad de que la gente cuestione su decisión y si usted no es capaz de explicarse completamente a sí mismo exactamente por qué necesita implementar el ayuno intermitente, en algún momento pensará: "¿Por qué molestarse? Al diablo con esto."

Solución:

La solución es muy simple - indicar al menos 15 razones que emocionalmente te obligan por qué debes hacer ayuno intermitente. Esto te ayudará a apegarte a él, incluso cuando la gente cuestione tu comportamiento.

Motivo #2: ir muy rapido

Incluso si usted está haciendo todo bien, lo más probable es que todavía está fallando en mantener su dieta de ayuno intermitente. ¿por qué? Porque estás tratando de implementar todos los hábitos a la vez. Si bien entiendo que quieres implementar el ayuno intermitente en tu vida rápidamente, no es la manera más inteligente de hacerlo. Nosotros como seres humanos tenemos una cantidad limitada de fuerza de voluntad, y cada vez que intentas implementar un nuevo hábito, te acuestas un poco.

Por lo tanto, usted puede entender que si usted intenta implementarlos todos a la vez, va a agotar toda su fuerza de voluntad muy rápidamente. Cuando esto sucede, has llegado a tu punto de quiebre. Cuando hayas llegado a tu punto de quiebre, lo más probable es que te rindas en el ayuno intermitente y volverás a hacer las cosas a la antigua. O peor aún, tendrás la posibilidad de que desarrolles malos hábitos.

Solución:

Como se ha explicado anteriormente, debe identificar si es un alumno lento o un alumno rápido. ¿Qué tan rápido eres capaz de implementar las cosas? Esta es una pregunta que sólo se puede responder experimentando con ella. Comienza de forma pequeña y gradualmente, luego aumenta una serie de hábitos que tomas.

Tenga en cuenta que todo el mundo tiene un punto de quiebre y todos se rendirán cuando hayan llegado a este punto de quiebre. Si te das por vencido con el tiempo, incluso mientras haces todo bien, elige aplicar los hábitos un poco más lento de lo que habías planeado. Vea la implementación del ayuno intermitente como un maratón, no como un sprint.

Lento pero constante siempre ganará la carrera. Es la persona que implementa las cosas lenta pero consistentemente que tiene éxito, a diferencia de la persona que sale todo durante las primeras 2 semanas y renuncia después de eso. En resumen, da un paso a la vez y mantente constante.

Razón #3 demasiadas distracciones

Para citar a Jim Rohn, "Eres el promedio de las 5 personas con las que pasas más tiempo". Con esta cita, Jim Rohn está tratando de decir que asumirás los hábitos de las personas con las que pasas más tiempo, te guste o no. Esto se debe a que los seres humanos somos criaturas sociales y uno de nuestros deseos primarios es pertenecer a un grupo de personas.

Pero también (como se discutió anteriormente), usted tiene tanta fuerza de voluntad que puede utilizar para mantener sus propios hábitos cuando está con estas 5 personas. Si usted es alguien que come sano todo el tiempo, pero sus 5 personas son adictos a la comida chatarra, no tomará mucho tiempo hasta que se pille comiendo comida chatarra regularmente.

Estas 5 personas pueden ser una bendición o una maldición para tus metas. Si tienen los mismos objetivos que tú, será mucho más fácil tener éxito. Si este no es el caso, se preparará para el fracaso.

Por lo tanto, puede haber una posibilidad de que usted no sea capaz de seguir con el ayuno intermitente debido a estas personas.

Solución:

Lo primero que debes darte cuenta es que no es su culpa que no tengas éxito con el ayuno intermitente. Es sólo que tu y sus objetivos están en conflicto. Una manera de evitar esto es preguntándoles si quieren ayudarlo con el problema. Explíqueles por qué el ayuno intermitente es tan importante para usted y muéstreles qué resultados le brinda. Pregúnteles si pueden respetar su decisión y si pueden comer en diferentes momentos si usted está cerca.

Personalmente le pedí a mis amigos que tuvieran en cuenta que era muy difícil para mí seguir ayunando cuando comieran constantemente a mi alrededor, y rara vez tuve algún problema con ellos. Si aún así sigues teniendo problemas, visita la página de ayuda de M. Si algunas personas realmente no quieren cooperar, elijan retirarse de su presencia cuando comen. En resumen, elimina todas las distracciones. Como se indicó anteriormente, usted necesita llegar a varias razones convincentes para implementar el ayuno intermitente en su vida. Si no tienes suficientes razones que te obligan emocionalmente en todo momento, será más probable que fracases.

Conclusión

¡Felicidades, has llegado al final del ayuno intermitente! Espero que sepas mucho más sobre el ayuno y que tú (si aún no lo has hecho) comiences a implementar el ayuno intermitente en tu vida. Ahora que sabes que el ayuno proporciona muchos beneficios, es fácil de implementar y que los mitos comunes no son ciertos, espero que estés motivado para implementar la información.

La verdad es que con el ayuno intermitente realmente no hay uno, ya que es mucho más fácil de hacer de lo que parece. Para bajar de peso con el ayuno intermitente no cambias tus hábitos alimenticios saludables en absoluto, excepto por uno o dos períodos de 24 horas cada semana donde no consumes calorías. Estos hechos deben ser programados para hacerlos lo más fácil posible. Cuando no ayunas sólo comes lo que normalmente harías. Idealmente esto debe presentar carnes y pescados de buena calidad con la mayoría fibrosa, no almidón o carbohidratos dulces, además de una gran cantidad de agua potable. No ayune más más de dos veces por semana o durante más de 24 horas a la vez.

El programa de ayuno intermitente puede ser muy eficaz, seguro y sostenible. Uno de los mejores beneficios de IF es que una vez que tengas el programa en su lugar puedes llevarlo de por vida. Usted no necesita alimentos especiales o para comprar suplementos especiales o un programa especial, puede comer lo que normalmente come sólo en un marco de tiempo programado.

A diferencia de una dieta de moda, que sólo funciona por un corto período de tiempo, el método de ayuno intermitente puede ser un estilo de vida. Usted puede comer alimentos de verdad y obtener todos los nutrientes que necesita. No hay restricciones. Una clave para recordar con cualquier programa es que no hay atajos verdaderos, todos los programas al principio serán difíciles porque te están obligando a cambiar. Pero con el método de ayuno intermitente si te apegas a él y lo conviertes en tu estilo de vida no tendrás el problema del efecto yo-yo (subir y bajar en peso).

Una cosa que recomiendo es que siempre consulte con un médico o nutricionista antes de comenzar este o cualquier programa que implique cambios en su nutrición o implique un cambio en su régimen de ejercicios.

Gracias por tomarse el tiempo para unirse a mí en este viaje de comprensión del ayuno intermitente. El ayuno puede hacer que las personas logren mucho en la vida. Así que conoce la esencia de tomar una buena suerte en todos tus esfuerzos de ayuno.

¡Gracias de nuevo por descargar este libro!

CPSIA information can be obtained
at www.ICGtesting.com
Printed in the USA
BVHW041157050120
568482BV00022B/412/P